ナーシング・プロフェッション・シリーズ

ストーマケアの実践

松原康美 編著

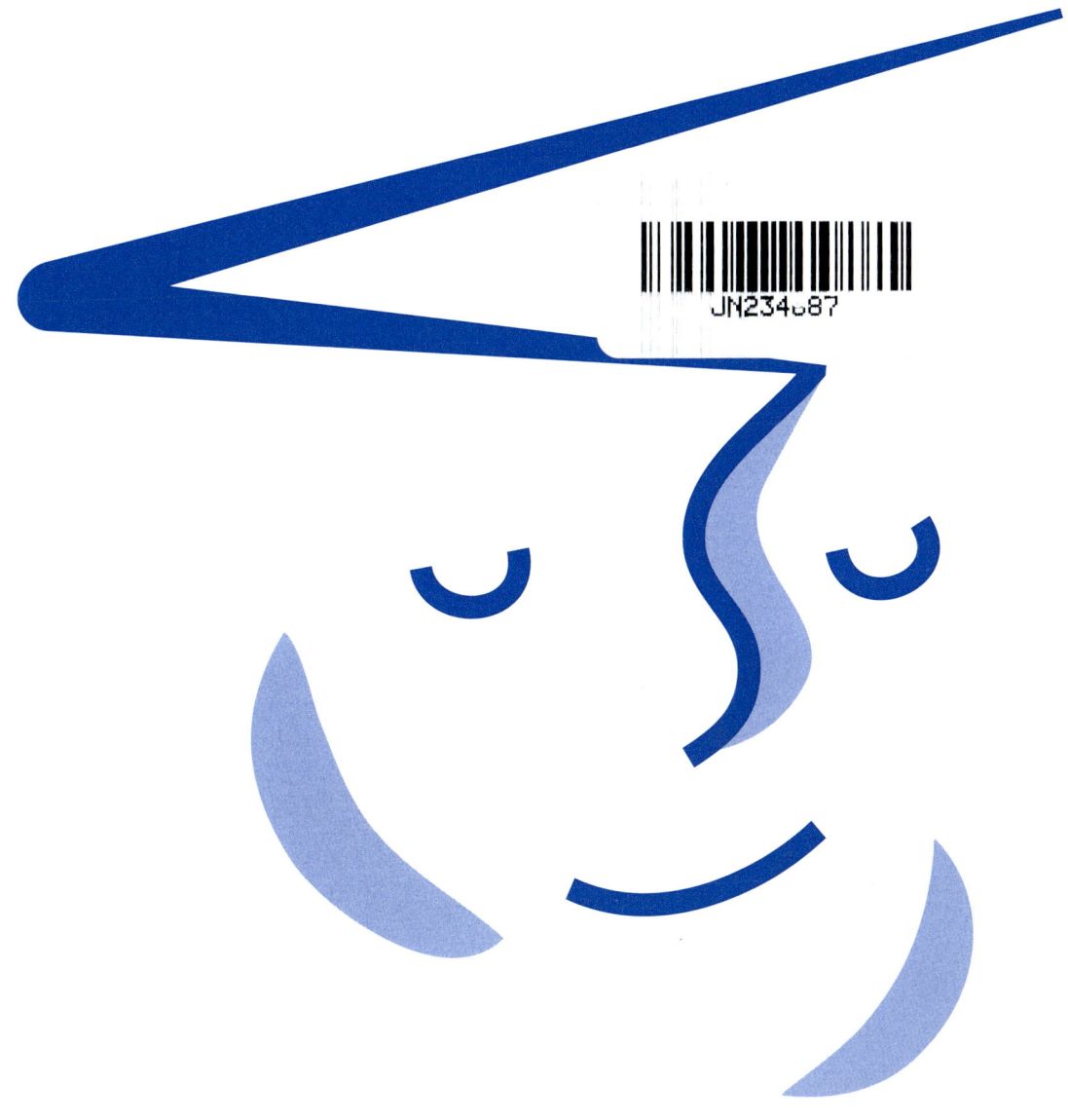

医歯薬出版株式会社

<執筆者一覧>

●編　集
松原　康美　北里大学病院看護部

●執　筆（五十音順）
井口美奈枝
片岡ひとみ　山形大学医学部看護学科
加藤　昌子　京都駅前武田透析クリニック
近藤　惠子　長野県看護大学看護学部基礎看護学講座
酒井　透江　金沢大学大学院医学系研究科保健学専攻看護科学領域
佐藤　美和　東邦大学医療センター佐倉病院看護部
田中　秀子　淑徳大学看護栄養学部看護学科
松原　康美　編集に同じ
山田　尚子　日本大学医学部附属板橋病院看護部

This book was originally published in Japanese
under the title of：

NÂSHINGU PUROFESSYON SHIRÎZU
STÔMA KEA-NO JISSEN

(Practice of Stoma Care)

Editor：

MATSUBARA, Yasumi
　Chief Nurse of Nursing Kitasato University Hospital

© 2007　1st ed.

ISHIYAKU PUBLISHERS, INC.
　7-10, Honkomagome 1 chome, Bunkyo-ku,
　Tokyo 113-8612, Japan

はじめに

　ストーマは，原疾患の根治的治療のほか，術後の縫合不全予防や症状緩和を目的としてつくられ，永久的に保有する場合もあれば一時的な場合もあります．ストーマの造設が必要になったときは，どのような状況下においても術前からのかかわりが重要です．それは，局所管理に限ることではなく，また入院中の一定期間で終わることでもありません．病名やストーマ造設の必要性を告げられたときは，病気そのものへの不安とともにストーマになることに大きなショックを受ける人もいます．そして，手術後に自分のお腹につくられたストーマのケアを行いながら様々な思い抱き，退院に向けての準備に取り組みます．さらに，退院してからの在宅生活では，予期せぬ出来事に悩んだり落ち込んだりすることもあります．また，長期的には，幼児期，学童期，青年期，成人期，老年期といった成長発達過程において遭遇する問題もあります．このようにストーマをもつ人は，いろいろな経験をしながら心身のリハビリテーションが進んでいきます．そして，その経過のなかでは，知らない情報を得たり，自身で解決できないことを誰かに相談したり，精神的な支えになる人の存在がとても重要です．

　看護師は，ストーマを造設した患者とその家族が，悩んだり困ったりしたときに相談される機会が多いと思います．このような場合は，まず患者や家族の気持ちを理解することが重要です．そして，必要な情報を提供し，よく相談しながら患者や家族にとって満足が得られるケア方法をアドバイスする必要があります．それゆえストーマケアにかかわる医療者として，局所のケア方法や装具の種類を知るだけではなく，合併症対策や個別性，在宅生活においても継続的なサポートが必要であることを踏まえた専門的な知識や技術をもつ必要があります．

　そこで本書では，臨床現場で働く看護師の皆様を対象として皮膚・排泄ケア認定看護師が，長年の実践経験から得た知識や技術，ちょっとしたケアのポイントをまとめました．ストーマのケアを初めて行うときやケアの方法でわからないことがあるとき，ストーマの合併症対策について知りたいときに役立つよう，実際のケアの方法や留意点などをカラー写真や図表を用いてわかりやすく解説しました．また，退院後の継続ケアとしてストーマ外来の役割や新たに設立するときのポイント，成長発達段階に応じたケア，ストーマ用品の種類と使い方なども含めました．そして，これからより専門的な知識や技術を習得したいと目指しておられる方のために皮膚・排泄ケア認定看護師の役割，資格取得から認定までのプロセスについて，また，現場で抱きやすい疑問のQ＆Aを盛り込んだ内容としたので，随時必要なページを開いてご参考にしていただければ幸いです．

　最後に，ご多忙な業務のなかで快くご執筆してくださいました皆様に心から感謝いたします．また，本書刊行にあたり終始きめ細やかな調整をしてくださいました医歯薬出版編集担当者の皆様に深謝いたします．

2007年8月

編著者　松原　康美

もくじ

1 ストーマとは 1（松原康美）
1) ストーマとは 1
2) ストーマの種類と特徴 1
消化管ストーマの種類 1／消化管ストーマの特徴 2／尿路ストーマの種類 3／尿路ストーマの特徴 4

まとめ 4

2 手術前の看護とストーマの位置決め 5（加藤昌子）
1) ストーマ造設の告知を受けた患者へのケア 5
ストーマリハビリテーションの概念 5／術前ケアの目標 5／術前の身体的準備 5／ストーマ造設を告知された患者の心理 5／術前ケアの進め方 6／術前オリエンテーションの内容 6

2) ストーマの位置決め（ストーマサイトマーキング） 6
ストーマサイトマーキングの目的 6／マーキングの準備 7／マーキングの基準 7／マーキングの実際 8／尿路ストーマの場合 10／ダブルストーマの場合 10／緊急時の場合 10

Q&A 小児でもマーキングは必要か？ 11／オストミービジターとはどのような制度か？ 11／術前に，手術に拒否的な患者にはどのように接したらよいか？ 11

3 ストーマのセルフケア 12（近藤惠子）
1) セルフケアとは 12
2) 羞恥心への配慮 12
3) ストーマ造設後のケア 13
ストーマケアのすべてが医療者に委ねられる時期 13／医療者から患者に移行する時期 15／患者をサポートする時期 17

4) セルフケア方法の実際 18
スキンケアの原則 18／装具交換方法 19／装具交換間隔の目安 24／対象に合わせたケア 24

Q&A カテーテルが入っている人のストーマケアで注意することは？ 25／カテーテルが少し出たり入ったりするのはいいのか？ 26

4 日常生活指導 27（酒井透江）
1) 食事 27
排ガスを予防するには 27／臭いを予防するには 27／下痢の対策 28／便秘の対策 28／回腸ストーマの注意点 28／尿路ストーマの場合 30

2) 入浴やシャワー 30
実際の入浴・シャワーの方法と注意点 30／公衆浴場での入浴方法 31

3）運 動　33
4）旅行や外出　33
　　外出 33／旅行 34
5）災害時の対応　35
6）性生活　38
7）衣 服　39
8）仕事への復帰　40
9）社会福祉制度　41
　　身体障害者手帳の交付 41／医療費の控除 44／医療費などの助成制度 44／障害年金の受給 45／特定疾患医療費助成制度 46／区市町村のストーマ用品助成制度 46／患者会 46

Q&A　ストーマ造設をしたら，日常生活の活動で何かしてはいけないことはあるのか？　47／使用済みのストーマ用品はどのように処理をしたらいいのか？　47／ストーマ用品はどこで購入できるのか？　47

5　灌注排便法（イリゲーション）　48（酒井透江）

1）灌注排便法とは　48
2）利点と欠点　48
3）適応と不適応　49
4）実際の方法　49
　　開始時期 49／必要物品 49／手順 50／灌注排便法実施時のトラブルとその対応 51
5）灌注排便法を中止するとき　52
　　体調不良のとき 52／化学療法や放射線治療を実施するとき 52／ストーマ合併症が出現した 52／患者の高齢化などで身体機能が低下したとき 52

まとめ　52

Q&A　灌注排便法は海外で実施できるか？　52

6　ストーマ外来における継続的サポート　53（松原康美）

はじめに　53
1）オストメイトが退院後に抱えている様々な思い　53
　　ストーマとともに生活することの実感 53／局所のケアやトラブルが生じたときの不安 53／今までの日常生活との違い"できること，できないこと" 54／仕事に復帰したときのこと 55／家族や周囲の人々との関係 55
2）ストーマ外来におけるケアの実際　56
　　ストーマリハビリテーションのサポート 56／セルフケアのサポート 56／目標のステップ

アップ 63／タイムリーなサポート 64／継続的サポート 65／オストメイトとのパートナーシップ 66／個別相談による専門的アドバイス 66／医療チームの連携 67

3）ストーマ外来開設までのステップ　68
名称・対象・実施日の設定 68／位置づけと構成メンバー 68／場所の確保 68／必要物品の準備 69／経済面の調整 73／ストーマ外来受診までの流れ 73／広報活動 74／ストーマ外来開設後の再調整 74

おわりに　74

Q&A ストーマ外来におけるフォローは，どのくらいの間隔で行えばよいのか？　75

7 ストーマ用品の種類と選択のポイント　76（佐藤美和）

はじめに　76

1）皮膚保護剤の特徴　76
皮膚保護剤の構造 76／皮膚保護剤の組成 77

2）ストーマ用品の種類　77
面板の種類 78／ストーマ袋の種類 79／フランジ（袋接合部）の種類 80／管理時期による分類と特徴 81／ストーマ用アクセサリー（付属品）81

3）装具選択・評価を行う時期　82
手術前 82／手術後 83／歩行時 83／退院直前 83／退院後 83

4）装具選択のポイント　84
手術直後 85／入院中 87／退院後 87／トラブル発生時 87／その他 88

5）装具変更後の評価　88

Q&A 装具を選択する際，パッチテストは必要か？　89／装具を選択するにあたって，原則的なことはあるか？　89／二品系装具では面板と袋の数が異なるが，意味があるのか？　89

8 成長・発達段階に合わせたストーマケア　90（山田尚子）

はじめに　90

1）新生児期・乳児期のストーマケア　91
手術前のストーマケア 91／手術後のストーマケア 92／装具選択上の留意点 94／退院に向けての家族への指導 95

2）幼児期・学童期のストーマケア　96
ストーマ閉鎖術を受ける場合のストーマケア 96／新たにストーマ造設術を受ける場合のストーマケア 97／ストーマを保有して幼児期・学童期を迎えた場合のストーマケア 98／装具選択上の留意点 100

3）思春期・青年期のストーマケア　100
新たにストーマ造設術を受ける場合のストーマケア 100／ストーマを保有して思春期・青年期を迎えた場合のストーマケア 101／装具選択上の留意点 102

4）成人期のストーマケア　103

成人期に新たにストーマ造設術を受ける場合のストーマケア 103 ／ストーマを保有して成人期を迎えた場合のストーマケア 106 ／妊娠時のストーマケア 107

5）老年期のストーマケア　107
老年期に新たにストーマ造設術を受ける場合のストーマケア 107 ／ストーマを保有して老年期を迎えた場合のストーマケア 109 ／装具選択上の留意点 110

Q&A　小児オストメイトが受けられる医療制度は，いつまで受けられるのか？ 110 ／灌注排便法はずっとできるのか？　何か中止しなければいけないことはあるのか？ 111

9　合併症のあるストーマのケア　112　（1）〜5）：片岡ひとみ／6）〜10）：井口美奈枝）

1）ストーマ周囲びらん　112
ストーマ周囲びらんとは 112 ／どのような状況で発生しやすいか 112 ／ケア上の問題点 113 ／ケアの実際 113 ／ケアの評価と観察 114

Q&A　びらん部への粉状皮膚保護剤の使用方法がわからない．114

2）ストーマ粘膜皮膚接合部離開　115
ストーマ粘膜皮膚接合部離開とは 115 ／どのような状況で発生しやすいか 115 ／ケア上の問題点 115 ／ケアの実際 115 ／ケアの評価と観察 117

Q&A　離開部をストーマ装具で覆うか，開放するかはどのように選択するのか？ 117

3）ストーマ周囲蜂窩織炎　118
ストーマ周囲蜂窩織炎とは 118 ／どのような状況で発生しやすいか 118 ／ケア上の問題点 118 ／ケアの実際 118 ／ケアの評価と観察 119

Q&A　ストーマ周囲蜂窩織炎を鑑別するのは難しい．119

4）ストーマ旁ヘルニア　120
ストーマ旁ヘルニアとは 120 ／どのような状況で発生しやすいか 120 ／ケア上の問題点 120 ／ケアの実際 120 ／ケアの評価と観察 121

Q&A　ストーマ装具の密着が悪い．122

5）ストーマ脱出　122
ストーマ脱出とは 122 ／どのような状況で発生しやすいか 123 ／ケア上の問題点 123 ／ケアの実際 124 ／ケアの評価と観察 124

Q&A　ストーマが脱出しているため，装具装着が難しい．125

6）陥凹型ストーマ　126
陥凹型ストーマとは 126 ／どのような状況で発生しやすいか 127 ／ケア上の問題点 127 ／ケアの実際 127 ／ケアの評価と観察 128

Q&A　陥凹型ストーマの場合で凸型と平面型の面板を選ぶにはどこで見分けるのか？ 129 ／凸型の面板を使用するうえで，凸面の深さは影響があるのか？ 129

7）ストーマ周囲の壊疽性膿皮症　129
壊疽性膿皮症とは 129 ／どのような状況で発生しやすいか 130 ／ケア上の問題点 130 ／ケアの実際 130 ／ケアの評価と観察 133

Q&A　壊疽性膿皮症はストーマ周囲のみに現れるのか？ 133

8) ストーマ静脈瘤　133
ストーマ静脈瘤とは 133 ／どのような状況で発生しやすいか 135 ／ケア上の問題点 135 ／ケアの実際 135 ／ケアの評価と観察 136

Q&A　ストーマ静脈瘤の硬化療法は1度だけで済むのか？ 137

9) ストーマ粘膜皮膚移植（ストーマ粘膜皮膚侵入）　137
ストーマ粘膜皮膚移植（ストーマ粘膜皮膚侵入）とは 137 ／どのような状況で発生しやすいか 138 ／ケア上の問題点 138 ／ケアの実際 139 ／ケアの評価と観察 139

Q&A　ストーマの周りがぎざぎざになってじわじわ出血するといわれた場合，どうしたらいいのか？ 140

10) ストーマ近接部瘻孔形成　140
ストーマ近接部瘻孔形成とは 140 ／どのような状況で発生しやすいか 140 ／ケア上の問題点 141 ／ケアの実際 141 ／ケアの評価と観察 142

Q&A　ストーマ装具と瘻孔をパウチングしたいが，2種類の装具を貼るにはスペースが十分にとれない場合どうしたらいいのか？ 142 ／仰臥位だと恥骨部の上縁に瘻孔がみえるが，座位になるとしわの中に隠れて全くみえなくなってしまう場合はどう管理するのか？ 142

10　疾患・治療・病状の変化に応じたストーマケア　144（松原康美）

はじめに　144

1) 炎症性腸疾患のストーマケア　144
ストーマを造設する炎症性腸疾患とその特徴 144 ／主なトラブル 144 ／ケアのポイントと留意点 146

2) 化学療法中のストーマケア　147
化学療法を受けるオストメイト 147 ／主なトラブル 147 ／ケアのポイントと留意点 148

3) がん終末期のストーマケア　150
がん終末期における患者の変化 150 ／主なトラブル 150 ／ケアのポイントと留意点 151

Q&A　ストーマからの出血にはどのような原因があるのか？　153

11　皮膚・排泄ケア認定看護師（WOC看護認定看護師）への道　154（田中秀子）

1) 認定看護師誕生まで　154
2) 皮膚・排泄ケア認定看護師（WOC看護認定看護師）の役割　154
WOC看護の3つの役割　155
3) 皮膚・排泄ケア認定看護師（WOC看護認定看護師）の活動　155
4) 資格取得のための要件　156
5) WOC看護の今後の展望　156

索　引　158

表紙／本文デザイン：小川さゆり

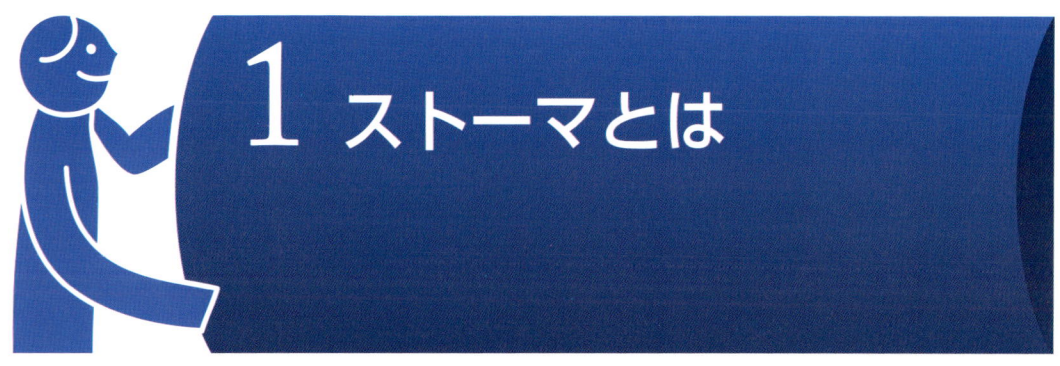

1 ストーマとは

1) ストーマとは

　ストーマ（stoma）とは，消化管や尿路を人為的に体外に誘導して造設した開放孔をいい，前者を消化管ストーマ，後者を尿路ストーマという[1]．広義では，胃瘻・腸瘻・腎瘻などの瘻孔や体内に便や尿を貯留するパウチ（pouch）を造設する禁制ストーマなども含まれるが，本書では，排便や排尿を制御することができないストーマを中心に述べる．

2) ストーマの種類と特徴

(1) 消化管ストーマの種類

　消化管ストーマは，造設部位，開口部の数，保有期間によって分類される（表1-1）．

■ 表1-1　消化管ストーマの分類

造設部位による分類	結腸ストーマ（colostomy） 回腸ストーマ（ileostomy）
開口部の数による分類	単孔式ストーマ 双孔式ストーマ
保有期間による分類	永久的ストーマ 一時的ストーマ

　造設部位は，大別すると，盲腸，上行結腸，横行結腸，下行結腸，S状結腸に造設されたものを結腸ストーマ（colostomy：コロストミー），回腸に造設されたものを回腸ストーマ（ileostomy：イレオストミー）という（図1-1）．
　開口部の数は，1つのものを単孔式ストーマという（図1-2）．また，2つのものを双孔式ストーマといい，一方は口側，もう一方は肛門側に通じている（図1-3）．
　保有期間では，一時的につくられたストーマの場合は，一時的ストーマといい，縫合不全発生時，縫合不全の予防，外傷，瘻孔形成などが適応となる．また，一生涯にわたり保有するストーマの場合は，永久的ストーマといい，肛門がんや直腸がんのほか，がん終末期にも造設される

ことがある．一時的ストーマは双孔式の場合が多く，永久的ストーマの場合は単孔式が多いが，例外もある．

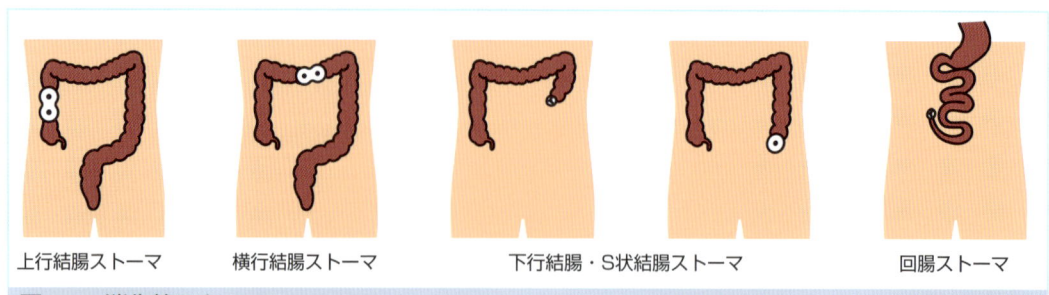

図1-1　消化管ストーマ

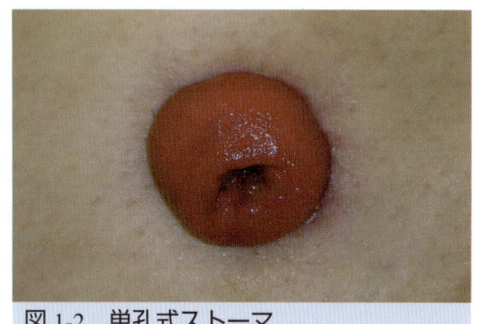

図1-2　単孔式ストーマ

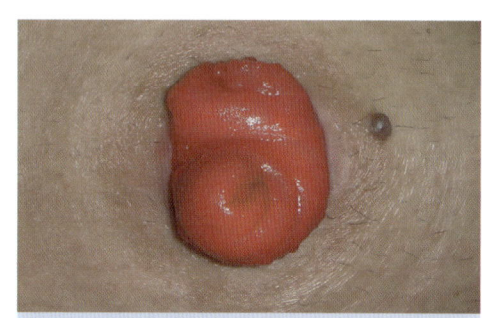

図1-3　双孔式ストーマ

（2）消化管ストーマの特徴

　消化管ストーマは，便だけではなく「ガス」が排泄されること，排泄物に特有の「臭い」があることが大きな特徴である．これらは，しばしばオストメイトの不安や悩みにもつながる．また，造設腸管によって排泄物の性状や量が異なり，ケアの方法，装具の種類や交換間隔などの管理方法に多少の違いがある（表1-2）．

■ 表1-2　消化管ストーマの特徴

1. 便の臭いがある
2. ガスが排泄される（ガスの音・臭い）
3. 造設腸管により，便性状や量が異なる
4. 食事の内容・量，体調，環境変化，薬剤などにより，便性状や量が変化する

❶ 結腸ストーマ（コロストミー）

　結腸ストーマは，回腸ストーマに比べると，便の量は少ない．便の性状は造設部位，食事摂取量，個人によって差はあるが，左側結腸（S状結腸，下行結腸）の場合はペースト状，右側結腸（横行結腸，上行結腸）の場合は粥状から泥状である．しかし，食事の内容や量，体調，環境の変化，薬剤などの影響により，量・性状は変化する．有形便の場合は，表面が腸粘液でコーティングさ

れた状態で排泄する．ガスや便の臭いも個人差はあるが，肛門から排泄されるものとほぼ同じで比較的便臭が強い．

❷ 回腸ストーマ（イレオストミー）

回腸ストーマから排泄する便は，大腸を通過しないので水分を多く含み，量が多い．手術直後は，1,000〜2,000ml以上に及ぶこともある．その後，残存小腸の代償機能が発達して栄養や水分の吸収能が回復し，排泄量は徐々に減少し，個人差はあるが術後約1〜2カ月で600〜800ml程度に安定する．しかし，風邪をひいて体調を崩したり，食事の内容や量，抗がん剤や抗生物質などの薬剤使用時には，急に排泄量が増加することもある．この場合は，十分な水分補給が行われないと脱水状態に陥りやすい．

便の排泄は，食事や飲水と関係し，食後30分から2時間くらいまでが最も多く，空腹時は全く排泄されないときもある．また，便の性状は，1日のなかで水様，粥状，泥状と変化し，アルカリ性で消化酵素の活性が高く[2]，結腸ストーマのような便特有の臭気は少ない．ガスの排泄は，個人差が大きいが日中は便とともに排泄され，夜間はガスのみが排泄されることが多い．

（3）尿路ストーマの種類（図1-4）

失禁性の尿路ストーマ（urostomy：ウロストミー）の代表としては，尿管皮膚瘻と回腸導管がある．尿管皮膚瘻は，左右どちらか一方，または両側の尿管を剝離して，腹壁のストーマ位置に固定する（図1-5, 6）．

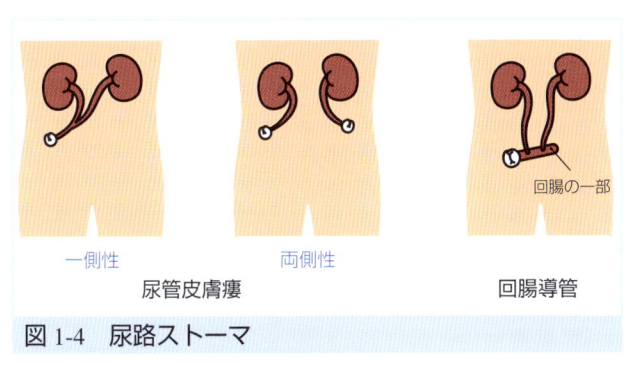

図1-4　尿路ストーマ

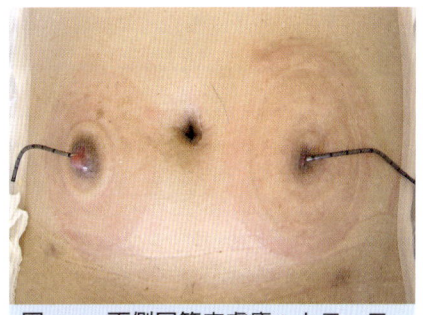

図1-6　両側尿管皮膚瘻：カテーテル留置中

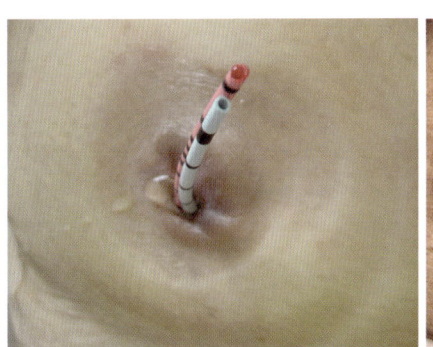
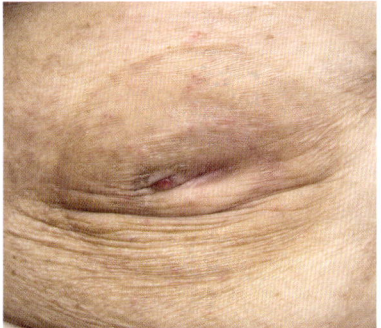

図1-5　一側尿管皮膚瘻（左：カテーテル留置中，右：カテーテル抜去）

また，回腸導管は，回腸末端から20cm程度の回腸を遊離し，回腸の導管部に尿管を吻合，回腸口側は閉鎖し，肛門側を腹壁のストーマ位置に固定する（図1-7）．

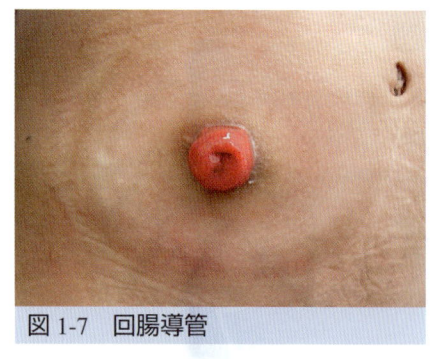

図1-7　回腸導管

(4) 尿路ストーマの特徴

回腸導管や尿管皮膚瘻は，術後にカテーテルが留置される．カテーテル留置の目的は，術後の浮腫による尿の通過障害の予防および吻合部の安静を保つことである．通常は，縫合不全，通過障害，水腎症，感染などがなければ抜去される．

尿路ストーマは，術直後から尿が流出する．尿の排泄は，食事や飲水の量，腎機能に関係し，個人差はあるが1日に1,000～1,500m*l*程度である．正常な尿は，水様で薄い黄色透明，酸性であり，回腸導管に限り，排泄物に白色の腸粘液が混入する．尿中に細菌が繁殖すると，アルカリ性に傾き，混濁する．また，排泄されてから長時間放置すると，特有の尿臭が強くなる（表1-3）．

■ 表1-3　尿路ストーマの特徴

1. 排泄物（尿）は水様で持続的に流出する
2. カテーテル管理が必要なことがある
3. 飲水量，食事の内容，体調，環境変化，薬剤などにより，量が変化する
4. 尿路感染を起こす可能性がある

まとめ

ストーマから出る便やガス，尿は，自分の意識とは関係なく失禁状態で排泄される．そのため，排泄物による臭い，スキントラブル，衣服の汚染を防ぐために専用の装具を装着しなければならない．このような排泄習慣の変化は，日常の排泄管理だけではなく，対人関係，社会生活，ボディイメージの変化など様々なことに影響を及ぼすことから全人的なケアが必要である．

■ 文献
1) 日本ストーマリハビリテーション学会 編：ストーマリハビリテーション学用語集．第2版，p66，金原出版，2003．
2) 松原康美，大谷剛正：潰瘍性大腸炎におけるイレオストミー皮膚障害の発生要因の検討―術後1ヶ月以内のびらんとETナースの介入．日本創傷・オストミー・失禁ケア研究会誌，4(2)：22-28，2000．

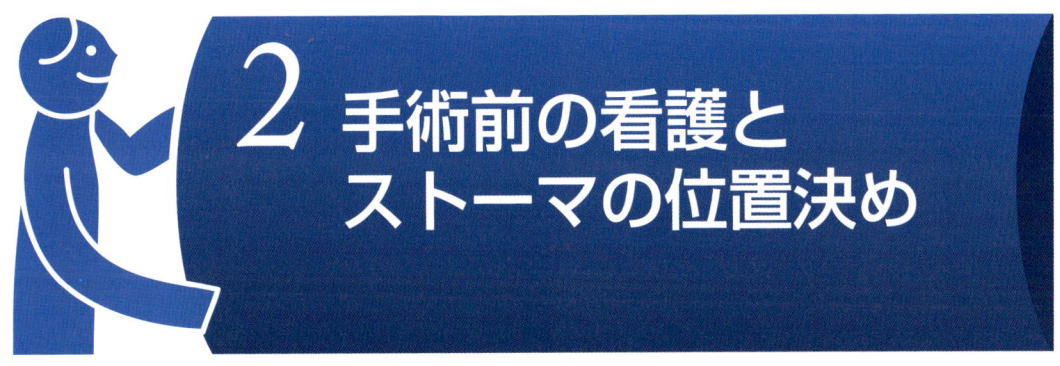

2 手術前の看護とストーマの位置決め

1) ストーマ造設の告知を受けた患者へのケア

(1) ストーマリハビリテーションの概念

「ストーマリハビリテーション」とは，ストーマ造設術を受ける患者がストーマを受容し，ストーマとともに生きていくことを自覚するまでの過程を意味する．ストーマの造設術によって，排泄経路の変更を余儀なくされることを，排泄機能の障害ととらえる．医療者は，患者が障害を乗り越え，精神的にも失われた機能を代償できる能力を身につけるための援助をしていく．

(2) 術前ケアの目標

術前ケアの目的は，「ストーマの受容と社会復帰への基礎をつくる」ことであり，看護師はストーマ造設に伴う，心理的援助や身体的準備などすべてに介入する．外来でストーマ造設の説明を受けた時点から，看護者の介入は始まる．医師からどのような説明を受け，どのような反応を示したか，記録に残し，入院後にも継続して働きかけていく．看護師は患者の心理を理解するとともに，身体的準備を進める．

(3) 術前の身体的準備

ストーマ造設術の前には，必要な諸検査以外に，腸管の清浄化のために絶食，下剤や浣腸，中心静脈栄養などの処置が行われる．また，ストーマの位置決めや臍処置など看護師が直接かかわる処置も多い．できればこのような機会を通じて，ストーマに関する情報を少しずつ患者に提供していくことが重要である．ただし，患者が拒否的な心理状態のときは控える．

(4) ストーマ造設を告知された患者の心理

ストーマ造設の患者の多くは，「がん」あるいは「悪いもの」といった病名の告知を受け，まず生命の危機に直面する．手術に伴う麻酔への不安，身体にメスを入れる恐怖など，直接生命にかかわることが優先され，次いでストーマ造設に関する身体の変化や，生活様式の変化に関する不安に見舞われる．

患者が入院，手術に関して不安に思うことは，①自分の訴えを十分聞いてくれないのではないか，②ひどい検査や処置をされるのではないか，③自分の生活の恒常性が失われるのではないか，

④自己の尊厳が冒されるのではないか，ということである．危機に直面した場合，拒否，退行，抑うつ，諦観，そして受容という一連の心理過程を通して，人間のバランス保持要因が働く．看護師はあくまでも無理強いはできないが，このような患者の心理プロセスを理解して，術前に必要な身体的準備を進めなければならない．

(5) 術前ケアの進め方

術前ケアを進めるポイントは，患者の準備状態（レディネス）に合わせた指導をすることである．まず，患者との十分な信頼関係を築くことが必要である．できれば担当看護師が医師からの告知時に同席し，患者と顔見知りになっておくと，その後のオリエンテーションの導入がしやすい．短期間で正しい知識を与えるためには，口頭の説明だけではなく，パンフレットを活用し，家に帰ってゆっくりした時間に読み返してもらうことも効果的である．また，視覚的な情報（ビデオや写真）は患者の受け入れの状況に応じて選択する．あまりにリアルな場面（手術や術直後のストーマの写真など）は，かえってショッキングで受け入れられないことがある．術前に，術後使用する装具や社会復帰後使用される予定の装具を準備して，患者に見てもらうこともあるが，あくまでも患者の受け入れ状態をみて判断する．患者のペースに合わせて進めることが基本である．

(6) 術前オリエンテーションの内容

- ・ストーマとは何か（解剖生理を含めて）
- ・術後のストーマには特別なケアが必要である
- ・ストーマ造設術の一般的な術後経過
- ・日常生活に関すること（食事，入浴，仕事，趣味など）
- ・ストーマサイトマーキングの説明
- ・必要に応じてオストミービジターや患者会の紹介
- ・排尿障害，性機能障害についての説明

術前オリエンテーションの内容は，まず解剖生理を含めてストーマとはどのようなものか，ということを説明する．そして，術式によっては排泄物の性状についても説明する．ここで重要なのは，ストーマは人工物を装着するのではなく，自分の身体の一部を利用して造設することを理解してもらい，社会復帰が十可能であることを強調する点である．患者に必要な情報はできるだけ正確に伝えるが，あまり負のイメージをもないように，社会生活に支障ないことを必ず付け加える．

2) ストーマの位置決め（ストーマサイトマーキング）

(1) ストーマサイトマーキングの目的

ストーマサイトマーキング（以下マーキング）の目的は，術後のストーマの合併症を予防するとともに，ストーマを患者が管理しやすい位置に造設して，術前の生活に戻ることを容易にすることである．同時に，自分の体にストーマの部位を決めることで，患者がストーマをイメー

ジしやすくなり，ストーマを現実的なものとして受け止める一助となる．ストーマを造設された患者にとって，局所管理しやすく日常生活に支障がないことは，QOL に大きくかかわる．いわゆる「よいストーマ」であれば，経済的な面だけではなく，身体的な苦痛がなく，精神的にもスムーズに社会復帰への意欲に結び付く．

　マーキングを実施する時期は，通常，手術前2～3日に行うとよい．手術前日は，手術室看護師の術前訪問や術前の処置などの多くのスケジュールが組まれており，患者自身も精神的に余裕がないため，ゆっくり説明を聞く心構えができにくい．2～3日前であれば，手術までの時間にゆとりがあり，ストーマを造設された自分を考える機会になり，受容へのワンステップとすることができる．

(2) マーキングの準備

　マーキングを実施する前に，以下の条件を満たしておく必要がある．

> ・患者がストーマの造設を告知されている．
> ・患者がストーマの造設に同意している．
> ・患者がマーキングを行うことに同意している．
> ・患者がマーキングによって術後の QOL を上げることを理解している．

　マーキングの前には，どのようなインフォームドコンセントがされているか，把握しておく必要がある．また，術式やストーマの造設予定部位，残存腸管（尿管）の長さや機能などの情報も記録しておく．

(3) マーキングの基準

　マーキングは，一般に以下に示す，米国クリーブランドクリニックで教育，実施されているマーキングの基準に基づいて行われる．

＜クリーブランドクリニックの基準＞

> 1. 臍より低い位置
> 2. 腹直筋を貫く位置
> 3. 腹部脂肪層の頂点
> 4. 皮膚のしわ，くぼみ，瘢痕，上前腸骨棘の近くを避けた位置
> 5. 本人が見ることができ，セルフケアしやすい位置

　この基準は，主に消化管ストーマに適応されるもので，尿管皮膚瘻などの尿路ストーマの場合は，この基準に則って行われないことがある．また，肥満者の場合，臍よりも低い位置では患者がストーマを直視できないため，臍よりも高く，かつ腹部脂肪層の頂点よりも上部にマーキングをする．マーキングの条件としては，①装具を装着できる安定した平面があり，②患者がストーマを直視し，セルフケアができる位置，を優先する必要がある．ほかに患者の日常生活を阻害しないことも考慮し，普段の服装や仕事のユニフォーム，姿勢などを情報として聞いておく．また，実際に持参してもらい，着用してもらうとよい．

（4）マーキングの実際

❶ 必要物品の準備
- マーキングディスク（小児用6cm，成人用7cm，肥満者用8cm）（図2-1）
- 水性ペン，油性ペン（またはスキンインク，ピオクタニンなどの色素と27Gの注射針）
- 酒精綿
- 記録用紙

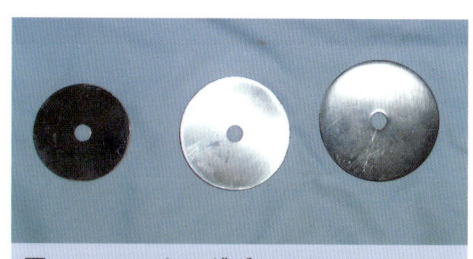

図2-1　マーキングディスク：左から小児用（6cm），成人用（7cm），肥満者用（8cm）

❷ マーキングの実施
a. 患者にマーキングの必要性を説明し，同意を得る．
b. 安静仰臥位にし，腹壁に基本線を引く（図2-2〜5）．

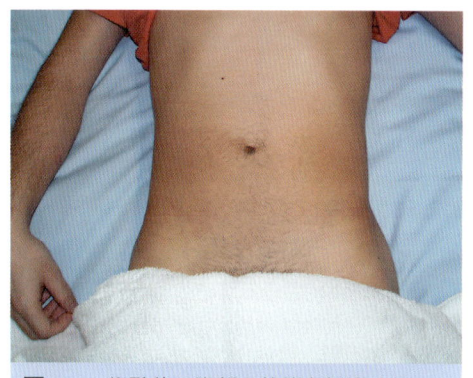

図2-2　仰臥位で腹部の状態を観察する．このとき，腹壁の軟らかさや，脂肪の厚さなどを観察する．

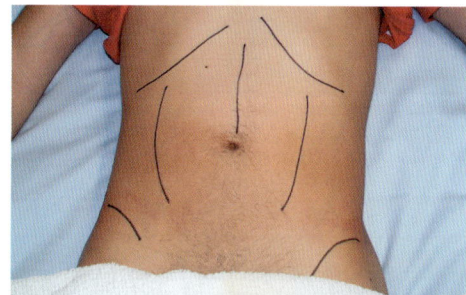

図2-5　腹壁に基本線を引いた状態．このほか，瘢痕やウエストラインを確認する．また，普段着ている衣服のベルト位置も聞いておく．実際に持ってきてもらうとよい．

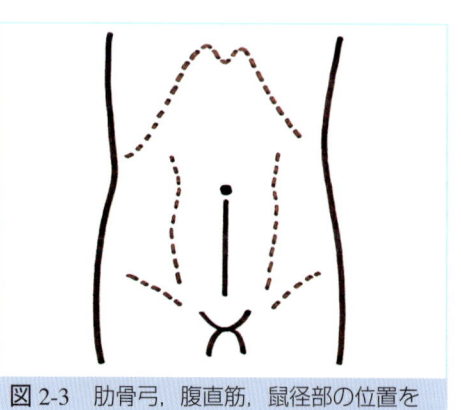

図2-3　肋骨弓，腹直筋，鼠径部の位置を確認する．

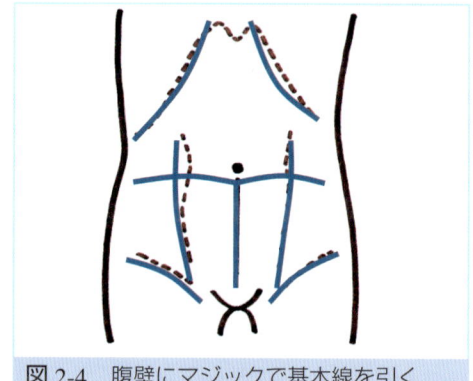

図2-4　腹壁にマジックで基本線を引く．

c. 患者に軽く頭部を持ち上げてもらい，足元を見るような体位をとって，腹直筋を手掌と指先で確認する．
d. 視線を横から水平にして，腹部脂肪層の頂点（マウンテントップ）を確認する．

e. マーキングディスクを腹壁の最も安定した位置に置き,水性ペンで印を付ける(図 2-6).
f. 座位,立位,前屈位など様々な体位で,腹壁のしわやくぼみ,瘢痕などの位置を確認する(図 2-7, 8).
g. 安定した平面で患者が指で触れることを確認して位置を決め,油性ペンで印を付ける(図 2-9).
h. 術者に位置の確認をし,マーキング部位を記録する(図 2-10).

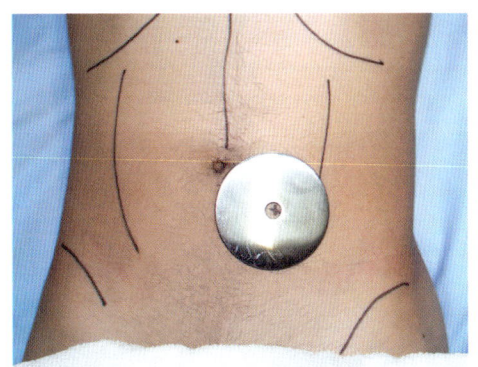

図 2-6 腹部脂肪層の頂点にマーキングディスクを置き,安定した位置を探す.

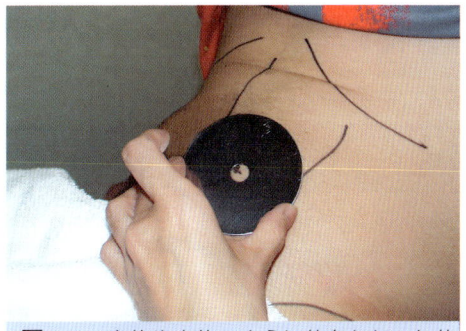

図 2-7 座位や立位,さらに体をねじった位置など様々な体位で,腹部のしわを確認する.マーキングディスクをあてて,安定した平面を探す.

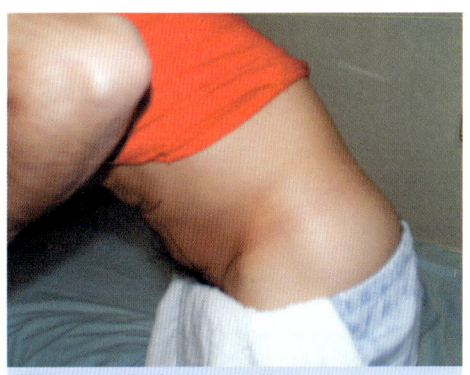

図 2-8 前屈位をとった状態.

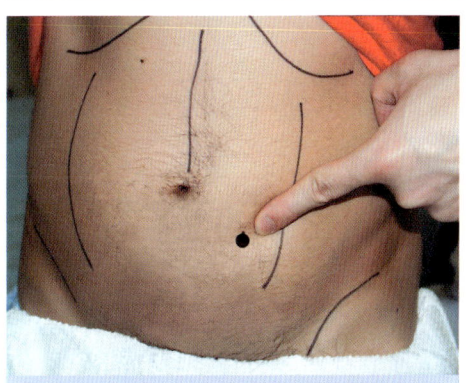

図 2-9 マジックで印を付けた位置を自分で指さして,見える位置か確認する.

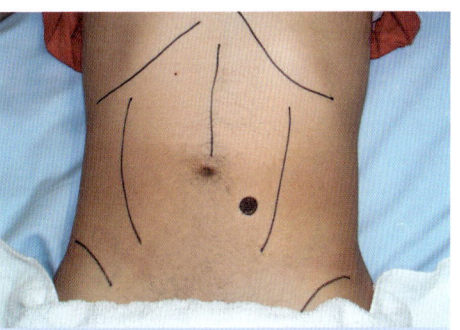

図 2-10 最終的にマーキングした位置を看護記録に残す.写真を添えるとよいが,無理なら,基本線からの距離を測って記録する.

　患者が普段どのような格好でいることが多いのか,例えば椅子に浅く座っているのか,ソファに深く座っているのか,胡座をかくことが多いか,などによって実際に体位をとってもらい,しわが入らないか確認する.高齢者の場合は図 2-11 を参照する.また,必要であれば普段よく着ている服を着用してもらい,支障がないか確認する.このような過程を通して患者は初めて,ストーマが日常生活に深くかかわることを自覚するのである.したがって,マーキングを実施する場所は,ベッドがあり,患者とゆっくり話せるプライバシーの保持できる環境が望ましい.

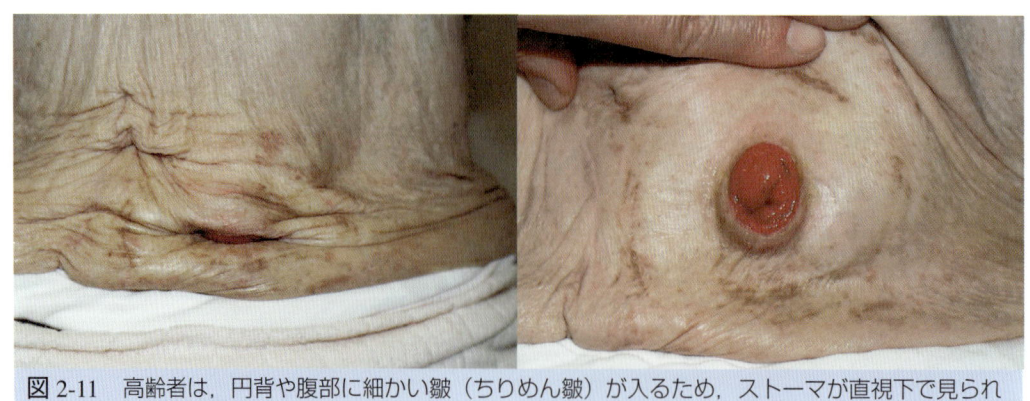

図2-11 高齢者は，円背や腹部に細かい皺（ちりめん皺）が入るため，ストーマが直視下で見られない場合がある．できるだけ，見える位置を探してマーキングを行う．

(5) 尿路ストーマの場合

　尿路ストーマはストーマの種類によって位置が異なる．回腸導管の場合は，右下腹部に造設されることが多い．尿管皮膚瘻は，尿管の長さによっては予定した位置に造設できない場合があるので，2～3カ所マーキングを行う．尿管皮膚瘻は直接尿管を腹部に持ち上げるため，腹直筋内に造設することは難しい．無理に引っ張ると虚血に陥ってしまい術後合併症の誘因となる．したがって，マーキングは腹直筋外縁に行う．

(6) ダブルストーマの場合

　ダブルストーマ（消化管ストーマと尿路ストーマが併存する状態）の場合は，解剖学的な制限を受けやすい尿路ストーマの位置を優先してマーキングをする．ベルトを使用することも考えて，尿路ストーマと消化管ストーマは同じ高さにはせず，双方のストーマを上下にずらす．また，双方のストーマ間の距離は2枚の面板が装着できることを考慮して9cm以上離す（図2-12）．

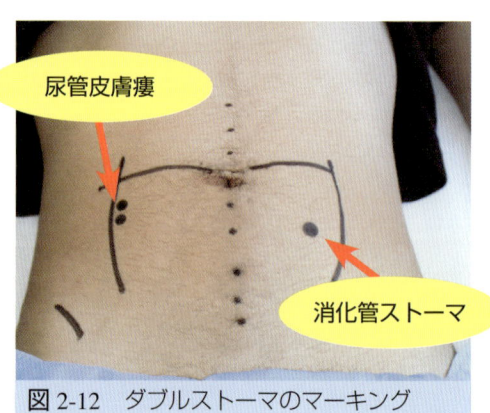

図2-12 ダブルストーマのマーキング

(7) 緊急手術の場合

　緊急時であっても可能なかぎり，マーキングを行う．意識があり，ある程度動ける患者の場合は，可能な限り前述したマーキングの基準に則って行う．外傷や疼痛などで体位がとれない場合は，麻酔をかけた後に手術台上で下肢を屈曲させ，しわやくぼみがないか確認する．どうしても体位がとれない場合でも，肋骨弓や上前腸骨棘から最低3cm離した位置に造設すると装具装着時に影響を受けにくい．

Q&A

Q：小児でもマーキングは必要か？

A：小児でもマーキングは必要である．小児の場合，成人とは違い，腹壁の範囲が狭く安定した位置が得られにくいので，クリーブランドクリニックの基準には当てはまらない．腹部に深いしわがはいるため，下腹部ではなく上腹部に造設することが多い．また，ハイハイや無意識の体動でストーマを傷つける可能性もあるので，注意を要する（p.92 参照）．

Q：オストミービジターとはどのような制度か？

A：オストミービジターは，ストーマ造設を受ける患者の不安や疑問を解消するために，すでにストーマを保有する人が患者を訪問する制度で，日本オストミー協会が行なっている．オストミービジターになるためには，特別な研修を受ける．特に，不必要な情報を与えない，個人情報を漏らさないなど，倫理的配慮に関する教育が必要である．オストミービジターは，日本オストミー協会に問い合わせると紹介してもらえる（p.46 参照）．

Q：術前に，手術に拒否的な患者にはどのように接したらよいか？

A：無理強いはかえって患者の態度をかたくなにするので，患者の気持ちを共感する態度で何が不安の原因かを聞くようにする．プライベートな空間をもち，できるだけ患者の訴えが聞ける環境で，日常生活にあまり支障がないことを説明し，看護師や医師が協力をしていくので，安心するように伝える．ただし，楽観的なことばかり話すと，術後信頼関係を損なうことがあるので，特別なケアを習得する必要性はきちんと説明する．

■ 文献
1) ストーマリハビリテーション講習会実行委員会 編：ストーマリハビリテーション 基礎と実際．金原出版，2006．
2) 穴澤貞夫 編：実践ストーマケア．へるす出版．2000．

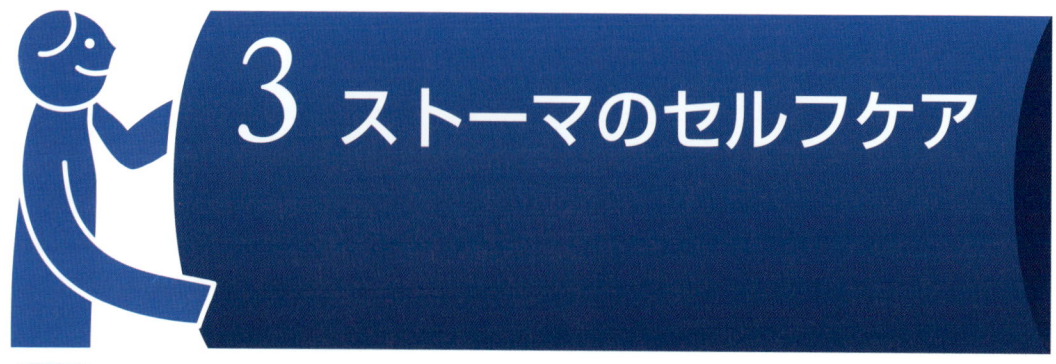
3 ストーマのセルフケア

1) セルフケアとは

　オレムは，セルフケア理論のなかでセルフケアは「自分のために」と「自分で行う」という二重の意味をもつと説明し，そのための思考，学習過程に目を向けている．そして，セルフケアは対人関係やコミュニケーションを通じて学習し，確立されていくものであると述べている[1]．看護師がストーマ保有者のセルフケア指導にかかわることは患者に大きく影響するといっても過言ではない．セルフケアは，すべて人の手助けを借りず自分で行うことをいうのではなく，できることとできないことを自分で判断することが含まれ，看護師は，ストーマ保有者が本来もっているセルフケア能力をアセスメントして，最大限にセルフケア能力が発揮できるように支援する役割を担う．看護の対象者のやる気を起こさせるような援助をすることが大切である．

2) 羞恥心への配慮

　ストーマ保有者は直腸や膀胱機能の喪失からボディイメージの変化をきたし，「人に迷惑をかけたくない」「こんな体になってしまって情けない，申し訳ない」などという思いが相まって自尊感情が低下すると考えられる．自尊心の低下は他人に対する気おくれや戸惑いが生じ，ストーマケアに身が入らずセルフケア確立に時間を要してしまう．気持ちの変化により，今までセルフケアができていたことができないというような変化が起こりうる．特に高齢者は「厄介者になってしまった」という気持ちが出てきてセルフケアが進まないということもあるかもしれない．自尊心の低下は，抑うつ状態を引き起こし，やがて社会的な孤立を引き起こすこともある．セルフケア指導のときはストーマ保有者が抱える羞恥心に十分配慮することが必要とされる．プライバシーの保護は当然であり，臭いに対する配慮も欠かすことはできない．

3）ストーマ造設後のケア

（1）ストーマケアのすべてが医療者に委ねられる時期

❶ 手術室でのストーマケア

　手術室では，ストーマ周囲皮膚の血液や消毒剤を生理食塩水で洗い流し，皮膚についた水分を乾いたガーゼで丁寧に拭き取り，術後用装具を装着する．この時期に使用するものとして，滅菌を施してある装具もある．一般に，手術直後のストーマは浮腫があるので傷つきやすい．装具の面板の穴あけは，皮膚保護剤の種類により，KG系のものならばストーマより3〜5mmくらい大きくし，CPB系など合成系のものは2〜3mmくらい大きくする．また，早期合併症として，出血，壊死などが出現する可能性があるので観察を確実に行わなければならない．これらを考慮した装具を選択する．

　腹部の手術創には感染などがなければ皮膚保護剤を直接貼付してかまわない．皮膚保護剤にはその特徴として静菌作用，吸収作用，緩衝作用があり期待できる．貼付することで，外部からの創への汚染を防ぐことができるので感染を予防することができ，湿潤環境をつくり，創の治癒を促進できる[2]．皮膚保護剤により膨潤性や吸水性，粘着性に違いがあるので性質を理解しておく必要がある．皮膚保護剤のガス滅菌は，皮膚保護剤の粘着性が損なわれる可能性があるので実施すべきでない[3]．

　双孔式ストーマの場合は，引き出した腸管を支持するためにネラトンカテーテルやストーマ支持棒（ロッド）が挿入されている（図3-1, 2）．装具はネラトンカテーテルやストーマ支持棒の下に装着するが，ネラトンカテーテルやストーマ支持棒が皮膚に縫合されている場合は下に皮膚保護剤を貼付することが困難である．過剰な隙間にならないよう面板の穴あけを行い，隙間を粉状皮膚保護剤や練状皮膚保護剤で埋める．

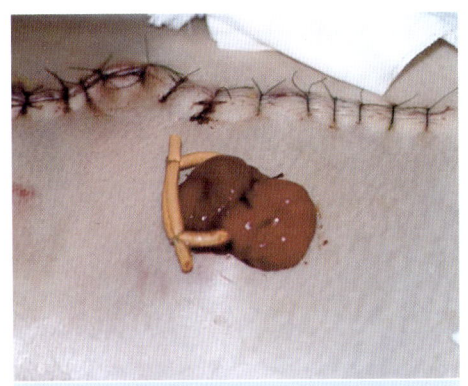

図3-1　回腸双孔式ストーマでネラトンカテーテル挿入中

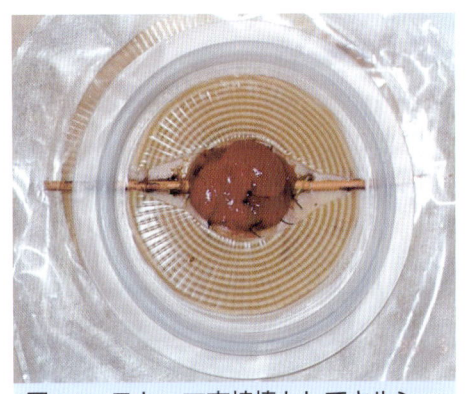

図3-2　ストーマ支持棒としてキルシュナー鋼線が代用されている

　尿路ストーマの場合は，カテーテルが挿入されているので尿路感染を起こしやすい．手術終了時は滅菌が施されている装具を装着することを勧める（図3-3）．操作はできるだけ清潔に行うが，無菌的操作は必要ない．装具に逆流防止弁がついている場合は逆流防止弁よりも上部にカテー

ルが入るようにする．

❷ 病室でのストーマケア

a. ストーマの観察

術後48時間は特にストーマの色や粘膜の浮腫の状態，出血，壊死の有無などを観察していく．早期合併症の予防および発見に努めることが重要である．この時期のストーマの大きさ・高さは変化するので，計測は欠かせない．ストーマがマッシュルーム型の場合は，ストーマ基部の大きさも計測する．ストーマの高さは排出口の高さと，ストーマ粘膜の最高位を計測する必要がある．ストーマ浮腫は術後

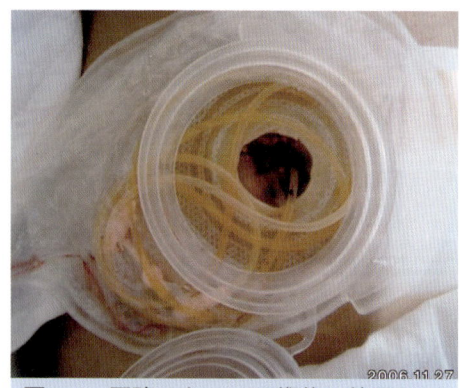

図 3-3 尿路ストーマで術後に使用している装具の一例

3〜4日に最大になる[4]ということを念頭におきながら，面板の穴あけを行う．浮腫はその後徐々に消退してくる．ストーマ粘膜皮膚接合部の皮膚の観察も大切である．皮膚の色や縫合糸の脱落の有無を確認する．排膿の有無を確認し，皮膚に硬結がないかどうか確認する．

b. 手術創の管理

手術直後から抜糸までの時期は腹部の手術創の管理も同時に行うようになる．創からの滲出液が多くなければ皮膚保護剤を直接貼付してよい．緊急手術であったり，感染創の場合は創からの滲出液が多くなることが予測されるので，慎重に観察をする．

ストーマ粘膜皮膚接合部の抜糸も創傷の治癒を促進するために行われるべきである．たとえ吸収糸であっても術後7〜10日くらいで抜糸をすることが大切で，患者の自己管理意識を高めるきっかけになる．

装具交換のときは腹部の手術創に張力をかけないように装具を除去することが必要で，慎重に愛護的に除去する．皮膚保護剤が容易に除去できない場合は，剥離剤を使用するなど，できるだけ機械的な刺激を与えないようにしていく．また，手術創に張力をかけないようにするために，排泄物やガスなどでストーマ袋が一杯になることを防ぐ．

会陰創の状況も把握しておく必要があり，座位が可能なのかどうか判断の一助にしていく．

c. 排泄物の観察

S状結腸ストーマ，下行結腸ストーマの場合はおよそ3〜4日後には排泄物が出てくる．上行結腸，横行結腸，回腸ストーマの場合は排泄物の流出は比較的早くにみられる．回腸ストーマの場合は，水様便となり，Naの排泄が多くなるので排泄量と電解質バランスをみていく必要がある．

尿路ストーマの場合は，尿流量の確保が重要で，カテーテル管理が強いられる．カテーテルは皮膚に固定されている場合や絹糸を用いてフランジ部分で固定する場合がある（図3-4）．いずれも尿量の増加を確認していく．尿路ストーマと消化管ストーマの大きな違いは，生成された排泄物が無菌か否かである．発熱など全身状態を併せて観察していく．

ストーマケアのすべてが医療者に委ねられるこの時期，ストーマ袋の排出口の向きについては，患者の体位で決めていく．仰臥位をとることが多い患者の場合は，体軸に垂直になるように装着し，ギャッチアップを行っている場合は体軸に対して斜め45度くらいにするとよい．特に

尿路ストーマや回腸ストーマの場合はドレナージをすることもあり，ストーマ袋やチューブにねじれがないか確認することが大切である．

d. ケアの留意点

看護師が中心となって行うストーマケアは手際よく行う必要がある．患者への声かけは，心配を招くような語句を用いない．どちらかというと良いイメージを与えるような言い回しをして，事実を伝える．術後の看護師の動作は，患者がストーマケアを行うための見本となり，ストーマを受け入れていくために大きく影響する．

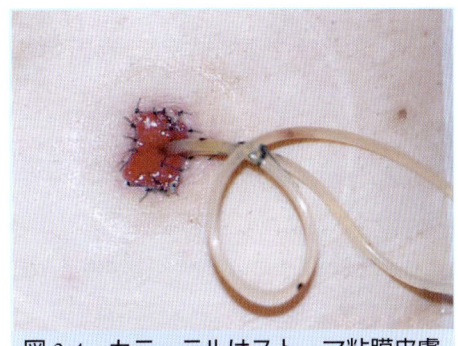

図 3-4　カテーテルはストーマ粘膜皮膚接合部に糸で固定されている

看護師はケアを行うタイミングとして，食事時間や面会時間に配慮し，排泄物の臭いに留意して患者が気をつかうであろうことを最小限にとどめる．患者への声かけについても「ストーマ」と呼ぶのか「人工肛門」と呼ぶのかあらかじめ患者と決めておくのがよい．「人工肛門」というと一般の人にわかりやすく，「ストーマ」というとわかりにくいというオストメイトの感想である．患者がより早くストーマを受容できるよう働きかけることが大切で，これは，直視することから始まる．「一緒に見てみましょうか」と促すことや「バッグ（ストーマ袋）の上から触ってみましょう」など現実と対面させる．患者はストーマケアに直接的な参加はしていないが，受容に向けて準備が始まっている．

(2) 医療者から患者に移行する時期

❶ 医療者から患者に移行するタイミング

患者へのセルフケア開始時期は正中創およびストーマ周囲縫合部の抜糸が済み，腹部が安定した状態になること[5]といわれていたが，在院日数の短縮から抜糸が完了しないころから開始している．患者の身体的な状況や精神状態により明確には決められないが，ストーマケアへの参加に同意があれば鏡を用いて見学から始めている．また，排ガスがみられるようになれば，ガス抜きはトイレで行うのが原則だがベッド上でも可能である．

看護師はストーマケアのモデルとして，患者の表情や言動に注目し，ゆっくり落ち着いて声かけをしながらケアを行う．手先が使えそうな患者に対しては装具に触ることを勧める．このころ，看護師は臥床している患者にギャッチアップを試みて，造設されたストーマによる周囲皮膚のしわや，陥凹の有無などを確認して，装具選択に向けて検討を開始する．

緊急手術の場合は，術前のオリエンテーションが十分できていない場合が多い．また，ストーマサイトマーキングが行われなかったり，行われたとしても適切な場所といえないことがある．一時的なストーマである場合も多いので患者の気持ちを受け止めることから開始し，医療者はセルフケアが押し付けにならないように焦らず対応していくようにする．

❷ セルフケアを促進する要件

a. 患者は歩行または座位保持ができる

ニード論から述べると患者の全身状態が安定し，創痛がなく，睡眠が得られ，食事が摂れるよ

うになってきたとき，つまり，生理的な欲求が満たされてきたときにセルフケアを促進していくことが好ましいと考える．具体的には，体力の回復に伴い行動範囲が拡大してきたときは率先してストーマのセルフケアを進めていく．座位への抵抗感や痛みが懸念される場合は，立位で行うとよい．患者に退院後のストーマケアを行う場所を聞き，同様の場所や姿勢を試してみるのもよい．

b. 手術創の抜糸とストーマ周囲の抜糸が終了している

セルフケア促進の支障にならないよう，ストーマ周囲の抜糸は7～10日で行うことが望ましい．これは，ストーマの成熟にも影響することである．縫合糸があることでケア時に痛みが発生したり，縫合糸がみえることでケアにたじろいでしまう場合がある．また，ストーマ支持棒などが挿入されている場合はケアが困難になる．ストーマ粘膜皮膚接合部離開などの合併症が起きた場合は看護師のケアが必要となるのでセルフケアを強く進められない．カテーテルが挿入されている場合は，カテーテルの長さを医師に調整してもらう必要がある（図 3-5）．

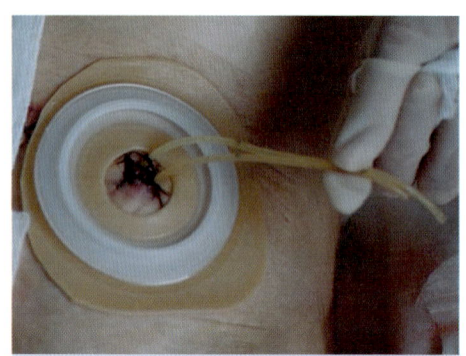

図 3-5　カテーテルはストーマ袋に簡単に納められるよう，長すぎるものは医師がカットする

❸ セルフケアが困難な場合

セルフケアは患者自身がケアの習得をすることが望ましい．しかし，患者によってはどうしてもストーマに触れられなかったり，精神的な疾患，認知症などがある場合は，セルフケアが十分できない．できるだけ，患者にとって協力の得られる人に早くからかかわってもらうことが大切である．場合によっては家族指導もこの時期から行う．医療者からみて，指導を行いやすい人でなく，あくまでも患者にとって指導をしておいた方がよい人を患者とともに選択することである．

小児の場合は両親への指導となる．ケア主体者側への指導の場合は，育児負担が偏ったり，ケア主体者が不在のときはケアが提供できない可能性がある[6]という．したがって，両親またはその支援者2人に指導する．できれば本人へは修学前にセルフケアの習得ができているように計画するとよいが，個人差があるので明確にはいえない．

患者がストーマを直視することを拒否する場合は，ファーラー位でのストーマケアを行い，患者の視線がどのようになるのか確認し，患者から感想を聞いていく．患者の言葉に対して寄り添うようにする．このとき，術前の患者のコーピングはどうであったのか確認しておくとよい．術後は術前に説明されたストーマに対してどのように思っているのか把握することで，遅延悲嘆を予測することができる．例えば，日本人に特有な「おまかせ」といっていた患者は「こんなはずでない」と思っていないかどうかである．岡谷[7]は胃がんの手術を受ける患者の術前術後のコーピングの分析を行い，コーピング様式の1つ「おまかせ」には3つのタイプ，信頼して任せるタイプ，いわれるとおりに任せるタイプ，諦めて任せるタイプがあるといい，術後も抑うつ状態が長く続いたり，不眠や夜間せん妄が出現したタイプは諦めて任せるタイプであったという．ストーマ保有者はボディイメージの変化をきたすためにいっそう複雑かもしれない．

最近は，医療政策上で在院日数の短縮が叫ばれているので，ストーマケアのセルフケア確立に向けて看護師は意識的にかかわらざるを得ない状況がある．

(3) 患者をサポートする時期

❶ セルフケア指導を本格的に行う

できないことを指摘するのではなく，できていることをきちんと言葉に出して認め，ほめていく．うまくいかない手技に関しては，「こうするともっとよい」「一緒に練習してみましょう」など前向きな言動で患者の意欲を損なわないようにする工夫が必要である．

大切なことは，患者を焦らせないこと，非難させないことである．ゆっくり，落ち着いてケアができる時間帯を選ぶことから始まる．入院中にすべてを完成させることが難しい今日，退院後も継続してかかわることができるような体制や態度が必要で，これは患者の安心感につながる．

セルフケアの習得に要する時間は患者によって違う．かかわる看護師も常に同じではないので，ある程度の指導段階を把握しておかねばならない．セルフケアのステップとして表3-1がある．看護師同士の判断が微妙に異なる場合があるので，第2段階ではできるだけ同じ看護師がかかわるとよい．

■ 表3-1　セルフケア指導

第1段階	看護師は装具交換について説明しながら行う （患者：見学，看護師：実演）
第2段階	患者が主として行い，看護師は介助して装具交換を行う （患者：参加，看護師：部分参加）
第3段階	患者がすべて行い，看護師は必要に応じてアドバイスを行う （患者：参加，看護師：助言）

❷ 患者の生活に合わせたケアを見つけ出す

日常生活を想定したかかわりを行い，社会生活のイメージを付ける．特に入浴体験は必要で，入浴後の装具交換では皮膚保護剤の熱による影響や，入浴中に排泄がみられるか否かが確認できる．

トイレでの排泄処理は，便器が和式か洋式かで大きく異なる．看護師は，患者の行いやすい方法を一緒に検討できるよう患者のトイレ環境に関する情報を得ておく．また，脚用蓄尿袋（レッグバッグ）の装着は，外出や仕事などでは便利な場合がある．希望者には可能な限り体験してもらう．

患者の心配事をできるだけ把握し，ストーマケアを安心して実施するためには，ストーマ用品のアクセサリーを知っておくとよい．特に，消臭剤に関することは社会的な孤立を防ぐので重要である．退院時は現在の使用装具が適切なのかどうか再確認をすることが必要で，購入数の確認をしておく．

4) セルフケア方法の実際

(1) スキンケアの原則

❶ 皮膚の清潔

　ストーマと周囲皮膚は微温湯と石鹸できれいにする．皮膚の汚れは石鹸を用いないと除去できないものがあるので必ず使用する．ストーマは創ではない．したがって，周囲皮膚は通常の石鹸でよく，脆弱な皮膚や，皮膚障害を起こしているような皮膚に対しては弱酸性の石鹸を勧めている．皮膚のきめは縦横無尽であるので，清拭時は円を描くように，ストーマの外側から中心部分に向かいマッサージをするように行う．

　清潔にすることを大事に受け止め，皮膚を擦り過ぎてしまう患者もいる．強く擦り過ぎた皮膚は表皮のバリア機能を損なうことがある．また，粘着剤が取れにくい場合も，擦り過ぎるということにつながり，必要に応じて剝離剤の使用を勧めたり，皮膚保護剤の検討をするのがよい．

　皮膚保護剤貼布部位の皮膚に体毛のある場合は，除毛が必要なので，はさみか除毛クリームでの処理をするとよい．除毛クリームは皮膚障害を招くことがあるので，あらかじめ他の皮膚で確認をしてから行う．

❷ 皮膚の保護

　ストーマは粘膜である．過度な乾燥はよくない．周囲皮膚を乾かすためにドライヤーを使用する患者がいるが，勧められない．周囲皮膚は乾いたガーゼなどで拭き取り，自然乾燥をする．特に尿路ストーマでは30分くらいの空気浴ができるような余裕のある時間のもち方が大切である．過度な皮膚の乾燥は耐久性を低下させるので，保湿にも注意する．特に高齢者の場合は，皮脂の分泌が低下するので乾燥肌になりやすい．アルコール含有の製品は慎重に使用した方がよい．

　機械的刺激から皮膚を保護するために，絆創膏や皮膚保護剤の剝離刺激は最小限にしていく必要がある．剝離刺激が極めて少なくて済むような手技と交換間隔を設定していく．

❸ 感染予防

　尿路ストーマ，特に尿管皮膚瘻でカテーテルが留置されている場合は尿路感染を起こしやすい．患者はストーマケアのときは手を洗ってから臨むとよい．

　消化管ストーマの場合，排泄物は特に不潔のものである．皮膚保護剤の貼付期間は装具により，また患者により違いがある．排泄物が漏れないからといっていつまでも貼付することは危険である．感染予防の観点から1週間以上は貼付しない方がよい．その患者にとって長期に貼付することは，皮膚の浸軟を引き起こす可能性がある．浸軟が起きると表皮内水分量の過度の上昇をきたし，皮膚細菌叢の増殖と皮膚のpHも上昇を引き起こし，結果として外界物質の皮膚内への透過性を高める[8]．これらのことから皮膚保護剤の貼付面に感染を引き起こすということになる．

(2) 装具交換方法

❶ 装具交換に必要な物品の準備をする

a. ストーマ装具
- 面板の穴あけ：(S状・下行)結腸ストーマではストーマ径より2〜3mm大きくする．
  回腸ストーマ，尿路ストーマでは1〜2mm大きくする．
- ストーマサイズが不明なときは面板の穴あけをしない．計測後に準備する．
- 既製孔の装具も多種ある．サイズが決定していれば使用可能である．

b. 石鹸，洗浄剤
- 皮膚障害が発生しやすい場合，皮膚が脆弱の場合は弱酸性のものが望ましい．

c. 微温湯と洗面器

d. 清拭用布
- ガーゼを使用することが多いが在宅でのケアを考え，慣れてきたらキッチンペーパーやウェットティッシュなどにしてもよい．
- 必要枚数のガーゼをあらかじめ温湯で濡らし準備してもよい．

e. ティッシュペーパー（消化管ストーマ）

f. ロールガーゼ（尿路ストーマ）

g. ごみ袋，はさみ

h. クリップ，鏡，ゲージ，ボールペン

❷ 装具は愛護的に除去する
- 頭側の方から除去をしていく．
- 除去方法は，最初，皮膚保護剤の隅を引き上げ，指で皮膚を面板から押し下げるようにする．
- CMC系の皮膚保護剤は2〜3日目に粘着力が強いものが多いので注意する．
- 剥離剤の使用方法は，皮膚と粘着剤の間に染み込ませるようにする．
- 予定より交換が早い場合は剥離剤を使

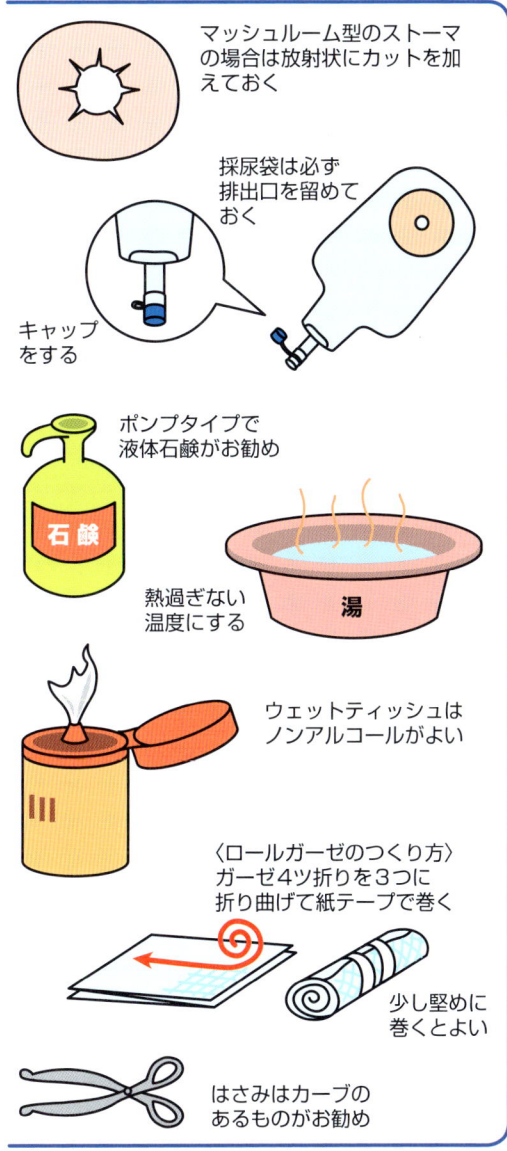

マッシュルーム型のストーマの場合は放射状にカットを加えておく

採尿袋は必ず排出口を留めておく

キャップをする

ポンプタイプで液体石鹸がお勧め

熱過ぎない温度にする

ウェットティッシュはノンアルコールがよい

〈ロールガーゼのつくり方〉
ガーゼ4ツ折りを3つに折り曲げて紙テープで巻く

少し堅めに巻くとよい

はさみはカーブのあるものがお勧め

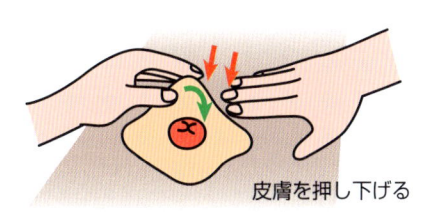

皮膚を押し下げる

〈剥がしたあとの面板をみて交換間隔を検討〉

用するとよい．
- 剥がしたあとの面板を観察し，皮膚保護剤の溶け具合などを確認する．溶けが1つの方向の場合は補正することも視野に入れる．
- 尿路ストーマの場合は尿の臭いの程度を通常と比較する．患者は自分の臭いに慣れてしまう場合があるが，看護師は確認できる．

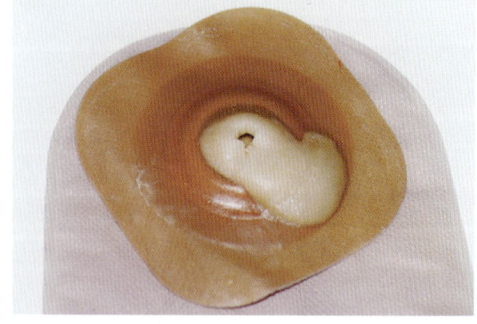

a．剥がしたあとの面板（SISが入っている保護剤）
　一方向のみにふやけている．

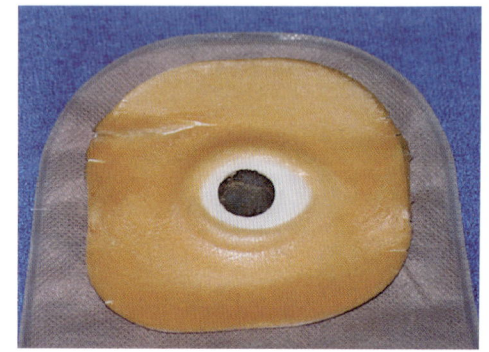

b．剥がしたあとの面板（CPB系保護剤）
　ほぼ全周に溶けている．

❸ ストーマと周囲皮膚をきれいにする
- 残留している粘着剤などは剥離剤を使用して除去する．
- ストーマ周囲皮膚に付着した粘着剤や皮膚保護剤は簡単に除去できる程度にとどめ，無理に落とさない．
- 消化管ストーマの場合は付着した便をティッシュペーパーで拭き取る．
- 尿路ストーマの場合はガーゼなどで付着物を拭き取る．同時に皮膚表面に塩類付着がないか確認する．
- 石鹸または洗浄剤を泡立てて汚れを浮かせる（洗浄剤のなかには泡立たないものもある）．
- 微温湯に浸したガーゼを絞り，石鹸分がなくなるまで清拭をする．

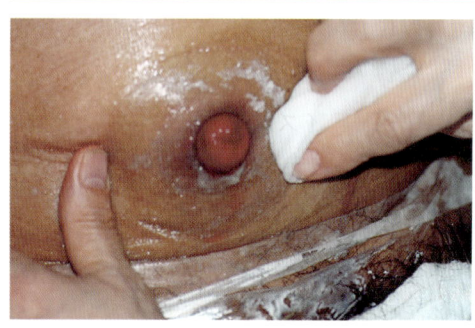

残留した粘着剤は剥離剤を使用して除去する

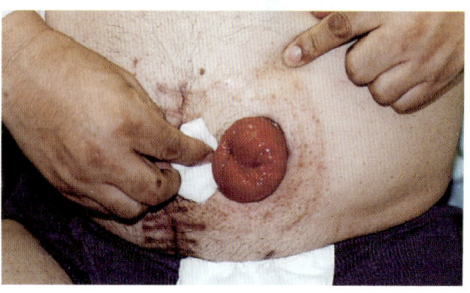

ストーマの尾側方向はみえないことがあるので，鏡をみたり，拭き方を工夫する

4）セルフケア方法の実際　21

- 清拭はストーマ周囲皮膚を円を描くようにマッサージするように行う．
- 排泄物の便は雑菌の塊である．大切なのは，排泄物を皮膚に付着させないことである．

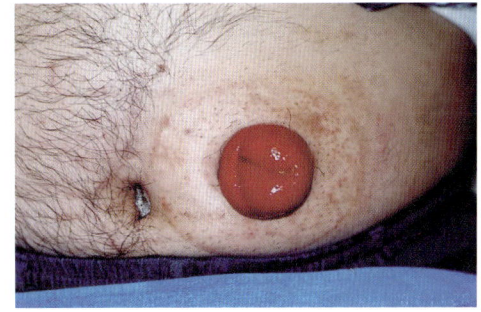
体毛は適宜カットする

〈清拭の方法〉
外側から内側に向かってきれいにする．

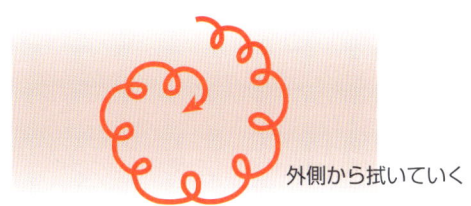
外側から拭いていく

❹ 皮膚の乾燥と面板の穴あけサイズを確認する
- 皮膚は自然乾燥をする．
- 尿路ストーマの場合はロールガーゼを利用するなどして，尿が皮膚に付着しないようにする．
- ストーマサイズが変化している時期は計測を行ってから，面板をカットする．
- 既製孔の場合はストーマサイズが合っているか確認する．

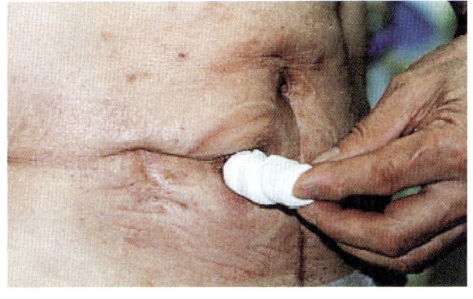
尿路ストーマの場合は空気浴を取り入れるとよりよい

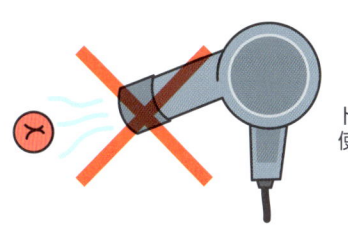
ドライヤーは使用しない

ストーマが皮膚の高さ以下の場合はストーマサイズより大きくする．ストーマと装具の隙間には練状皮膚保護剤を用いるとよい．

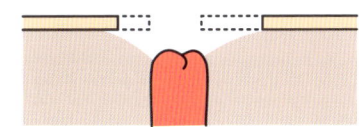
本来の大きさでカットすると便がもぐりやすい

❺ 装具装着をする

a. 装着しやすいポジションで行う
- 術後はベッドサイドで行うが，在宅でのケアを考えて体位を工夫する．
- 腹部にしわがある場合は伸展して装着しやすい体位を見つける．

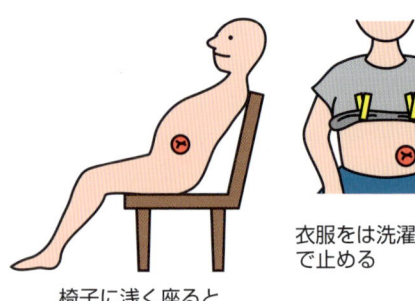

椅子に浅く座ると腹部が伸展しやすい

衣服をは洗濯ばさみで止める

b. ストーマに合わせやすい装着方法
- 適切な面板の穴あけをしても装着そのものがうまくいかなければストーマの粘膜を損傷したり，排泄物の漏れが発生してしまう．

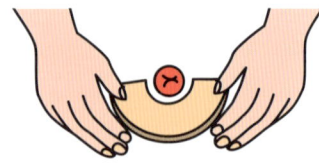

ストーマの中心と装具の中心を合わせると，装着時の位置不足が避けられる

c. 装具装着のタイミング
- 回腸導管の場合は尿の流出は腸蠕動によるので20〜30秒間隔である．導管部分を圧迫することで，たまった尿が排出でき，装具の装着が確実にできる．
- 尿路ストーマは絶えず尿が流出しているので，少しでも排泄量が少ない時期を見計らって行うのがよい．一般的に早朝が少なくなる．

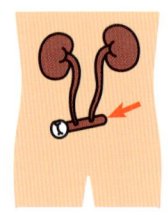

回腸導管の場合，導管（矢印の部分）を圧迫するとよい

d. 袋部の排出口の方向
- 手術直後，患者は臥床しているので，看護師が処置しやすい方向として体軸に対して垂直がよい．
- 患者がファーラー位になってきたときには，斜め45度くらいがよい．また，離床ができ，歩行が可能になってきたときには，体軸に平行にする．処置をする人がケアしやすいように工夫することが必要である．
  装具によっては排出口の方向が変えられないものがあるので確認しておく．

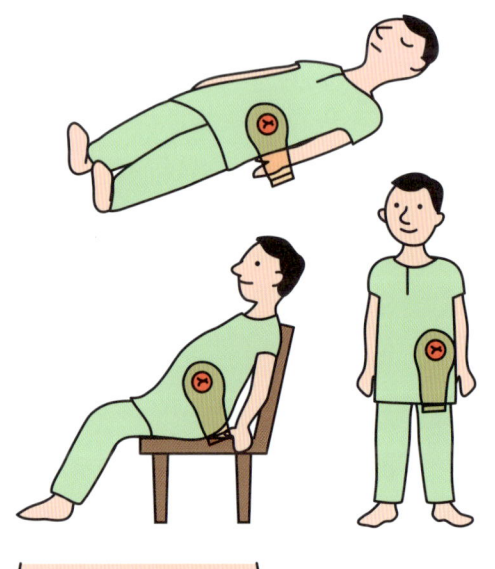

e. ベルトタブの位置
- ストーマ用ベルトを使用する場合はタブを考えて装着する．ベルトを斜めに装着すると装具の密着が損なわれる恐れがある．

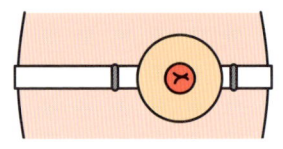

ベルトは体軸に垂直になるようにする

f. 面板の密着

- 装具を装着後30〜60秒くらい押さえて密着を高める．特に冬場の場合は初期粘着力が若干低下するので，夏場より長めに押さえるとよい．
- 尿路ストーマで，多品型装具を使用している場合はロールガーゼなどを利用しながら尿を吸収し，ストーマの周辺部を確実に押さえる．
- カテーテルが挿入されているストーマの場合はカテーテルによって密着が不良にならないように慎重に扱う．

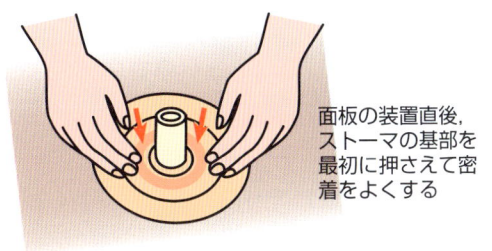

面板の装置直後，ストーマの基部を最初に押さえて密着をよくする

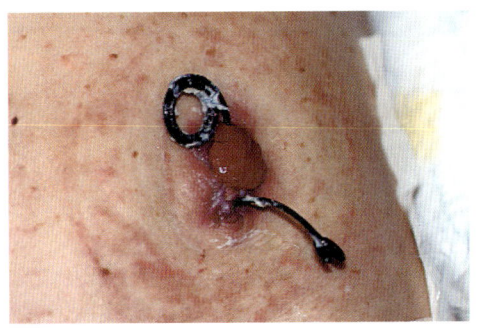

尿管皮膚瘻（カテーテルが2本入っている場合もある）

❻ 装具装着が確実にできたかの確認をする
- 二品系の場合は嵌合部の確認をする必要がある．再度手指で確認をする．
- 消化管用のストーマ袋の場合は袋部を膨らませてみるとわかりやすい．ただし，尿路用のストーマ袋の場合は当てはまらない．

❼ 必要なアクセサリーを使用する
- 消臭剤に関しては本人の好みや使用方法を検討する．
- ストーマ用ベルトを使用する際は装具と同じメーカーのものがよい．
- 皮膚皮膜剤にはアルコール含有のものとそうでないものがある．
- 皮膚障害があるときの皮膚被膜剤はノンアルコールで基本的に粘着テープ部分に用いる．

❽ 後片づけをする
- ストーマ袋内の排泄物をトイレに捨てる．
- 地域の自治体によりごみの分別方法が異なる．
- 新聞などで軽く包んでから捨てる．

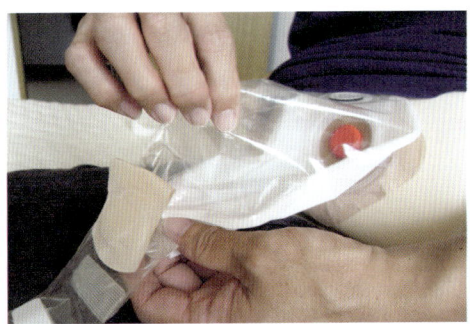

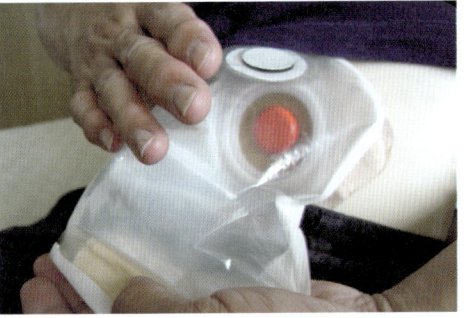

袋に空気を入れ膨らまして抜けなければ大丈夫（両手でつまむと簡単に空気が入る）

(3) 装具交換間隔の目安

❶ 皮膚保護剤の性質からみた目安

　交換間隔は皮膚保護剤の組成によりほぼ決まってくる．皮膚保護剤には粘着性がいちばん高まる時期があり，その特徴を考慮しなければ皮膚障害を招いてしまう．皮膚保護剤の粘着性は患者の皮膚の状態にも影響されるので，少なくとも発汗は多いのか，皮脂の分泌は多いのか把握しておく必要はある．高齢者になると汗腺，脂腺の機能低下により乾燥肌になりやすい．皮膚保護剤の吸収作用や粘着作用がどのくらい影響されるのかは使用してみなければわからない．皮膚保護剤の特徴を理解していることが第一条件である．

　装具には短期交換可能なものと長期交換対応のものとがある．詳しくは「7．ストーマ用品の種類と選択のポイント」の章を参照されたい（p.76）．

❷ 皮膚保護剤の溶け具合からみた目安

a. 皮膚保護剤が溶解するもの

　皮膚保護剤の溶け具合からみた交換間隔の目安は，面板ストーマ孔の辺縁から回腸ストーマは5mm以内，尿路ストーマと結腸ストーマは10mm以内を目安とする．大切なことは排泄物の性状を考慮することで，刺激の高いものか否か，排泄量はどのくらいなのか，ストーマ周囲皮膚の自覚症状はあるのか，他覚的にはどうであるのかをきちんとみてアセスメントすることである．10mmという数字にこだわる必要はないが，例えば，10mm以上溶解している場合は交換間隔を1日短くする．単に交換間隔を短くすると溶解していない部分の粘着力が高く，機械的な刺激を与えてしまうので注意が必要だ．以上を考慮して装具選択とストーマ用品の検討を行う．

b. 皮膚保護剤が膨潤するもの

　面板を貼布しているときは皮膚保護剤の溶けや膨潤を正確に評価することはできない．除去した面板をよく観察する習慣をつけるとよい．皮膚保護剤の膨潤部の皮膚のpHは正常の上限となっている，静菌作用の低下がある[9]ということから膨潤部は装具交換の目安になるといわれている．a．で述べたことと同様に，アセスメントして装具選択とストーマ用品の検討を行う．

(4) 対象に合わせたケア

❶ セルフケアの進め方

　患者に対して明確な目標を掲げて同意のもとに進めていく．具体的には，「○○までに排出口の始末ができる」など，簡単なことから複雑なことに進めていくのがよい．段階的なプログラムに沿う場合もある．1つひとつきちんと確実になってから次の目標に進むのではなく，できることは少しでも参加するように部分的に行うのもよい．最終目標としての装具交換ができればよい．

　人は，成功体験をする・賞賛を与えられる・他者の行動をみるなどで新たな行動を獲得したり，行動の変化をきたすことができるといわれている．患者個々の性格や価値観の違いから，どのようにかかわることがその患者に対して有効なのか考える必要がある．

❷ セルフケアができるということ

　セルフケアができるからといってストーマを受容したわけではない．梶原[10]はストーマ受容の概念には認知と行動の要素が含まれており，ストーマの受容はプロセスと述べている．セルフケアの確立をみてストーマの受容と決めつけてはいけない．社会復帰に向けて，一通りのストーマケアができたということで，ストーマとうまく付き合っていく能力を獲得したわけではない．セルフケアが確立できたので支援は終了とするのではなく，継続的なかかわりが必要である．ストーマは意思による排泄の調節ができない．そのために患者はストーマが現実になって初めて新たな問題に直面することがある．例えば，排ガスの音や臭い，皮膚障害発生の恐れなど悩みは多岐にわたっている．患者のつらい気持ちを理解し，患者を支援するためには看護師のコミュニケーション技術が大切である．

❸ セルフケアが進まない場合

　セルフケアが進まない場合として，ストーマの位置が不適切なときやストーマ脱出などストーマ自体に何らかの問題がある場合，患者の視力障害や認知機能の低下があるなど患者に問題がある場合がある．また，適切なスキンケア指導や装具選択ができず皮膚障害を発生させてしまった場合は患者のモチベーションが低下する．

　セルフケアが進まない患者に対して，看護師が最初から家族にストーマケア方法を指導してしまうと，患者は「やってもらうもの」と依存的になりやすくなる．また，回診車や鑷子など医療物品を持参することで，いつまでも手術創のつもりでいる．このように医療者側の原因や患者本人に原因がある場合と様々である．

　看護師は患者の理解度やペースに合わせてかかわるようにする．先にも述べたようにサポート体制を強化しておくことが大切で，医師，看護師，患者の支援者と連絡を密にし，ストーマケア方法の統一をしておく必要がある．

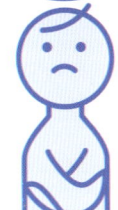

Q：カテーテルが入っている人のストーマケアで注意することは？

A：1）カテーテルの閉塞の原因は塩類の付着
　　　　対策は水分摂取で，具体的に摂取量を提示する．
　　　　カテーテル交換は一律でなく患者ごとに定期的に行う．
　　2）カテーテルの抜去
　　　　できるだけ早く再挿入を行う．
　　3）雑菌の侵入
　　　　何種類もの菌が定着しており，腎盂腎炎などを起こしやすい．皮膚に常在しており，薬物による根絶は難しい．したがって全身感染症にならなければ抗菌剤を使用しない．
　　　　慢性の尿路感染症は無症状で苦痛がない．定期検査で経過をみていく．

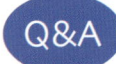
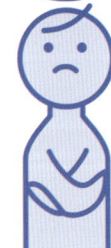

Q：カテーテルが少し出たり入ったりするのはいいのか？

A：腎臓は呼吸性に移動する．多少出てくるのは心配ないが，念のため，医師に確認をしておく．

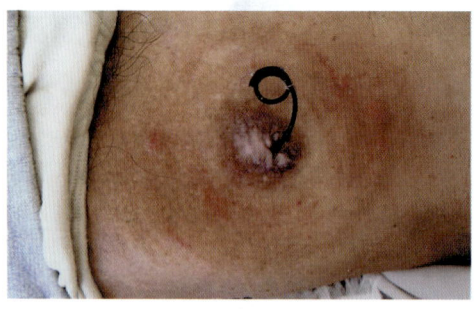

カテーテルが2〜3cm出てきてしまうことがある．医師に確認して，ゆっくり押し込んでもよい．

■ 文献

1) 清水安子：看護管理に活かす看護理論のエッセンス オレム—求められる看護が提供できるようにすること．看護管理，14(2)：167-171，2004．
2) 安田智美：ストーマ手術創の術直後ケア．臨床看護，26(11)：1631-1638，2000．
3) 徳永恵子：皮膚保護剤のストーマ別標準的使用方法．皮膚保護剤とストーマスキンケア，田澤賢次 監修，pp78-84，金原出版，1998．
4) 井口美奈枝：早期合併症．ストーマケア，伊藤美智子 編，pp164-165，学習研究社，2003．
5) 大村裕子：予防的スキンケア．ストーマケア基礎と実際，ストーマリハビリテーション講習会 編，第2版，pp161-170，金原出版，1993．
6) 平林紀江：小児のストーマケアの実際．ストーマケア，伊藤美智子 編，pp141-150，学習研究社，2003．
7) 岡谷恵子：手術を受ける患者の手術前後のコーピングの分析．看護研究，21(3)：53-60，1988．
8) 穴澤貞夫：創傷のドレッシング：その目的と新たな展開．ドレッシング新しい創傷管理，穴澤貞夫 監修，pp3-6，へるす出版，1995．
9) 田澤賢次，安田智美：皮膚保護剤の薬理作用．皮膚保護剤とストーマスキンケア，田澤賢次 監修，pp51-62，金原出版，1998．
10) 梶原睦子：「ストーマの受容」という概念の再考．山梨医大紀要，18：55-60，2001．

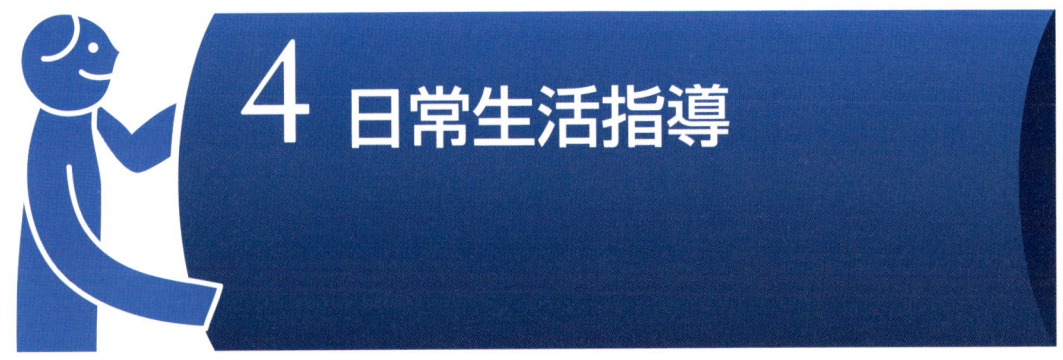

4 日常生活指導

1) 食 事

　ストーマの造設をしたからといって，食事の制限はない．基本的には，暴飲暴食を避け，バランスよく食べることを指導する．糖尿病や心疾患，腎疾患などの食事療法をしている場合は，術前と同じように継続することができる．

　消化管ストーマでは摂取する食物の内容により，便の量，形状，臭いや，排ガスなどが影響を受ける．以下に，排泄に影響を与える食品を例示する．術式や体質により個人差があるため，術前に下痢や便秘の原因となっていた食品や，例示されている食品を摂取したあとの排便状況を観察するとよい．摂取することによってガスが多くなったり，下痢をしたりした食品類は，排ガス音や排便を控えたい状況のときには摂取を控えるなど，排泄のコントロールとして取り入れるとよい．

(1) 排ガスを予防するには

- ガスの主な原因は，食事をするときに食べ物や唾液と一緒に口の中に入ってしまった空気，消化されなかった炭水化物で腸内細菌が活動することによって発生したガスである．飲み込んだ空気が問題になるのは小腸に造設されたストーマで，腸内細菌が関与するガスが問題になるのは結腸に造設されたストーマである．
- 空気を多く飲み込まないようにするには，ストローを使用しない，話しながら食事をしない，食事はゆっくりとよくかむようにする，ガムをかむのは控える，喫煙を控えるようにするなどの対応をする．
- 腸内細菌が関与するガスは，ガスの発生を促進するような食品を避ける．

> ガスの発生が促進される食品
> アルコール，炭酸飲料，キャベツ，チューインガム，にら類，いも類　など

(2) 臭いを予防するには

- 昨今のストーマ袋は防臭性が向上し，ストーマ袋内に便があってもほとんど臭いは漏れない．

- 患者が臭いを気にする場合は，臭いの原因を探り対応する必要がある．
- ガスや便の臭いが気になるときは，臭いを強くするような食品を避ける．
- ガスや便の臭いを和らげるような食品を摂取する．
- ストーマ袋内に消臭剤などを使用する．
- 経口摂取の消臭効果があるサプリメントなどを摂取する．

> 臭いを強くする食品
> にんにく，ねぎ類，にら類，アスパラガス，卵，魚　など
> 臭いを和らげる食品
> セロリ，パセリ，ヨーグルト　など

(3) 下痢の対策

- 下痢の原因は食事内容だけでなく，体調不良，運動不足，治療の影響など多方面にわたる．
- 下痢になりやすい食品は，個人の体質により異なる．患者自身で，食事摂取の内容による排便の影響を観察して，下痢をするような食品は避けるようにするとよい．
- 下痢をしたときは，水分と電解質の喪失により脱水症状を引き起こすリスクが高い．水分と電解質補給用の飲料水を摂取するとよい．

(4) 便秘の対策

- 便秘の原因は，活動量の低下，水分不足，食物繊維の摂取不足，薬物治療などがある．
- 便秘にならないためには，適度な運動，水分摂取，便を軟らかくする食品を摂取するなどの対応をする．
- 運動や経口摂取を工夫しても便秘が改善しない場合は，主治医に相談する．

> 便が軟らかくなりやすい食品
> ドライフルーツ，チョコレート，生のフルーツ，生の野菜，辛い食品，プルーン，オレンジジュース，レタス，ブロッコリー，ほうれん草　など
> 便を硬くする食品
> バナナ，ごはん，パン，じゃがいも，ピーナッツバター，アップルソース，チーズ，タピオカ，ヨーグルト，マッシュルーム，パスタ　など

(5) 回腸ストーマの注意点

- 回腸ストーマでは1日に約800ml の電解質を含んだ水分を喪失するため，電解質の不均衡(特にナトリウムとカリウム)や脱水に注意する必要がある．

❶ 水分・電解質バランスの補正

- 水分や電解質を含んだ清涼飲料水や栄養補助食品などで補給をする．
- 水分は約1日1.5〜2l を目標に摂取する．水分は水のほかに，清涼飲料水，スープ，水分を

多く含んだ野菜や果物からも摂取できる．
- コーヒー，紅茶，お茶などのカフェインを含んだものは利尿効果があるため，摂取を控えるか，水と一緒に飲む．
- 食事の際には，塩分を摂るようにする．
- 1日の排便量が 1ℓ 以上ある場合や脱水症状が改善しない場合は受診する．

> カリウムを多く含んだ食品
> バナナ，野菜スープ，ブイヨン，魚，肉，牛乳，チーズ，ヨーグルト，醤油，食塩　など
> ナトリウムを多く含んだ食品
> 野菜スープ，インスタントスープ，ブイヨン，トマトジュース，ハム，ウィンナー，スナック菓子類　など

❷ フードブロッケージの予防

- フードブロッケージとは，小腸では大腸より腸管が狭いため，食物残渣の塊が腸管に停滞し消化液や便の流れを阻害している状態のことである．
- 症状は，痙性腹痛，悪臭を伴った水様性の排液，腹部膨満，ストーマの浮腫などがある．完全に閉塞した場合は，排液量は減少または停止し，前記症状の悪化や，吐き気，嘔吐が出現する．
- 食物繊維を多く含んだ食品類は食物残渣や排便量が多くなりやすく，過剰な摂取によりフードブロッケージになりやすい．
- 食物繊維を多く含んだ食品類は，一度に大量に摂取しない，食品を細かく刻む，よくかんで食べるよう指導する．
- 排便が少しずつ認められ症状が軽減すれば自宅にて様子をみてよい．24時間以上完全に排泄が認められない場合は医師や看護師に相談する．

> 食物繊維を多く含んだ食品
> インゲン豆，コーン，ポップコーン，フライドポテト，マッシュポテト，ドライフルーツ，ナッツ類，果物の種や皮，穀類，きのこ類，海藻　など

❸ 内服薬の注意

- 内服薬には，小腸や大腸の全体で徐々に溶解し効果を得ている薬剤（腸溶剤，徐放剤など）がある．
- 回腸ストーマの場合は，腸溶剤や形状の大きな錠剤などは，腸内の停滞時間が短くなることにより溶解せずにストーマから排泄されることがある．
- 内服薬を服用後，薬剤の断片などがストーマから排泄されていないか観察するよう指導する．排便の中に内服薬が混入している場合は主治医に相談して，散剤や水剤を処方してもらうなどの対応を検討する．

- 病院を受診する際には，回腸ストーマを保有していることを医師に説明するよう指導する．
- 重篤な水分や電解質の不均衡を引き起こすことがあるため，下剤は服用してはならないことを説明する．

(6) 尿路ストーマの場合

- 尿路ストーマ造設による食事の制限はない．内臓などの疾患により食事療法が必要な場合は，術前と同じように食事療法などを継続できる．
- 内服薬や食事摂取の内容によっては，尿の色や臭いに影響を与える．
- 尿量の低下は，腎機能の低下や，尿路に存在する細菌数の増加，尿臭の悪化につながるため十分な水分摂取が必要になる．水のほかに，スープや果物・野菜などから計画的に水分摂取をするよう指導する．
- 一般的に尿のpHは弱酸性である．尿路ストーマでは尿路感染により尿がアルカリ性に傾きやすい．特に回腸導管では腸粘液が混入して尿がアルカリ性に傾きやすい．尿がアルカリ性に傾くことにより，尿臭が強くなったり，皮膚障害を引き起こす可能性があるため，尿のpHを酸性に保つことが必要である．
- クランベリージュースやビタミンCを含んだ食品は，尿の酸性を保つ働きがある．1日の水分摂取の計画に取り入れるとよい．

2) 入浴やシャワー

「ストーマになったら，温泉にも行けなくなるな…」ストーマ造設術を説明された患者からたびたび聞かれる言葉である．日本人は大のお風呂好きである．

ストーマを造設したからといって温泉に行けないことはない．患者がストーマを保有した場合の入浴方法を習得することにより，自宅でも公衆浴場でもスムーズに入浴することができる．看護師は，具体的な入浴方法を指導する必要がある．退院前には，ストーマ装具を装着した状態と，外した場合での入浴を体験できるようにする．その体験により，患者は退院後も自信をもって入浴することができる．

(1) 実際の入浴・シャワーの方法と注意点

❶ 消化管ストーマの場合
- 装具を装着したままでも，外しても入浴できる（図4-1）．
- 入浴中に排便がみられる場合もあるため，対応できる準備をしておく．

<ストーマ装具を外して入浴する場合の注意点>
- 入浴時間は，食直後〜2時間くらいは避ける．結腸ストーマの場合は，術後1年くらい経過すると排便パターンが出てくるため，排便する時間帯は避けるようにする．回腸ストーマの場合は，食前は便がないため安心して入浴できる．

- 湯に浸かっているときに排便がみられる場合がある．不意の排便が心配な場合は，お椀状の容器などをストーマにあてたり，ビニール袋を準備しておくと安心である．

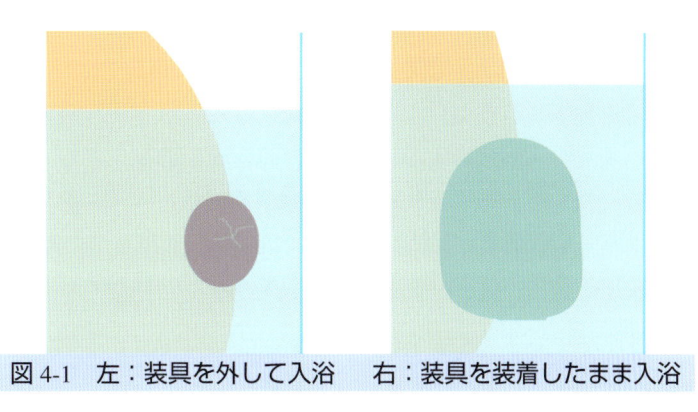

図4-1　左：装具を外して入浴　右：装具を装着したまま入浴

- 湯の温度が高過ぎるとストーマ粘膜が軽度の熱傷を引き起こす場合がある．湯の温度は40℃前後にする．

＜ストーマ装具を装着したまま入浴する場合の注意点＞
- 入浴前にストーマ袋内の便を捨てておく．
- ストーマ袋に脱臭フィルターがある場合は，脱臭フィルターから湯が入りフィルターの機能を低下させてしまう場合があるため，ストーマ袋購入時の箱の中に入っているシールを脱臭フィルターの切り込み部に貼る．
- 湯船に浸かったときにストーマ袋が浮いてしまう．気になる場合には，ストーマ袋をコンパクトに畳んでテープなどで止めておくとよい（図4-2）．
- 湯に長く浸かる場合は面板の外周部がふやけたり溶けたりする．気になる場合は，入浴前に防水性のテープを面板外周部に貼る．

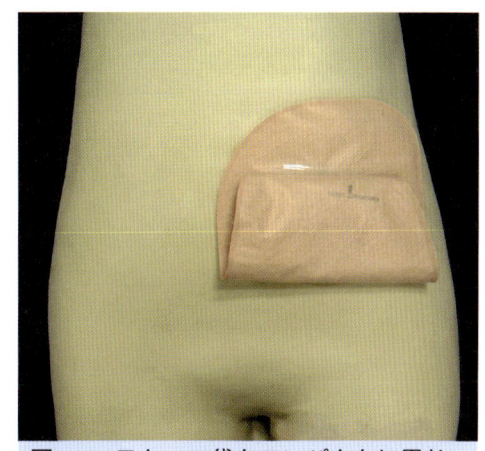

図4-2　ストーマ袋をコンパクトに畳む

- 入浴後は，ストーマ袋が濡れていたり，不織布などの裏張りに水が溜まったりしているため，水分を乾いたタオルで拭き取る．

❷ 尿路ストーマの場合
- 尿路ストーマの場合は，尿がストーマから絶えず流れているため基本的に装具を装着して入浴する．
- カテーテルを挿入している場合は，上行感染やカテーテルトラブルを予防するため必ずストーマ装具を装着して入浴する．
- 回腸導管の場合は，装具を外してシャワー浴をすることは可能である．浴槽に浸かる場合は，尿が湯に混入しないようにお椀型の容器などをストーマにあてるとよい．

(2) 公衆浴場での入浴方法

　ストーマを保有していても，銭湯や宿泊施設の大浴場などの公衆浴場を利用することはできる．医療者から「温泉に行けますよ」といわれても，ストーマ保有者にとっては，ストーマ袋を

ジロジロ見られるのではないか，ストーマ袋を装着していることを他の利用者がどのように思うかなど他人の目が気になり躊躇してしまう．ストーマ袋が気になる場合の対応方法を指導し，公衆浴場での入浴に対する不安や心配の軽減を図る．

　また，たくさんの人が使用する公衆浴場では，ルールを守って入浴することも大切である．1人のストーマ保有者が排泄物を浴室や脱衣場に放置し臭いや衛生上の問題を起こしては，ストーマ保有者全体のイメージを悪くしてしまう．ルールとマナーを守り入浴することを指導する．

＜利用のマナー＞
- 公衆浴場では，消化管ストーマも尿路ストーマも装具を付けて入浴する．
- 浴室のゴミ箱などに排泄物の入ったストーマ袋を捨てない．自分の部屋に持ち帰り処理をする．
- 内風呂でも，浴室内の排水溝に排泄物を流してはいけない．

＜人目が気になるときの工夫＞
- 公衆浴場では自宅とは違う環境であるため，いつも行っていることでも戸惑ってしまうものである．入浴をする前に，トイレの位置や脱衣場内の洗面台などの配置をチェックしてから，入浴に必要なものを部屋などで準備するとよい．
- ストーマ袋内の排泄物はトイレに捨てておく．入浴により腸蠕動が促進され排便があったときに，ストーマ袋が満杯にならないためである．
- ストーマ袋が目立つのではないかと気になる場合はコンパクトなストーマ袋（ミニパウチ）や肌色のストーマ袋を使用する（図 4-3, 4）．
- 浴室内では，腹部にさりげなくタオルをあてて，ストーマ袋をカバーする．
- ストーマのある腹部が壁側にくる位置に座る．

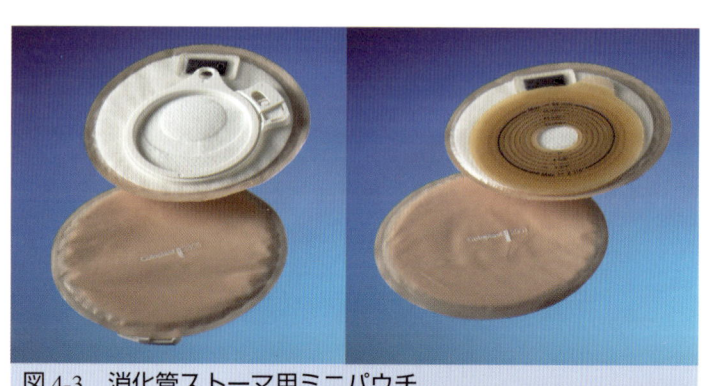

図 4-3　消化管ストーマ用ミニパウチ

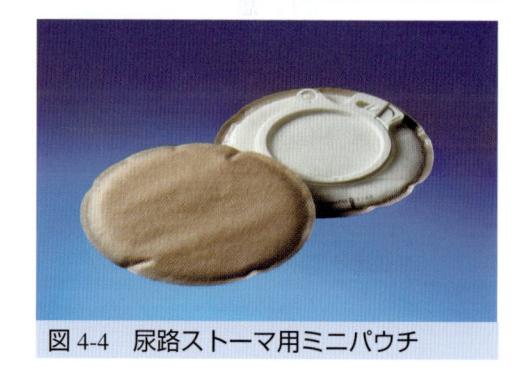

図 4-4　尿路ストーマ用ミニパウチ

3）運　動

　ストーマを造設したからといって活動に制限はない．スキューバダイビング，ジョギング，釣り，サーフィンなど様々なスポーツや趣味を楽しんでいる人はたくさんいる．また，毎日の適度な運動は，身体機能を高めたりストレス解消となるため，オストメイトが積極的に運動に参加できるよう注意点などを指導する．

　看護師は，患者とストーマ造設前に行っていた運動や活動について話し合いをする．その活動で，ストーマを保有したことによる不安な点や，変更や修正をした方がいいことを患者とともに探索し，新しい方法を提案する．また，その活動をいつごろから行っていいのかなどの注意点を説明するなど，個々の状況への対応が必要である．一般的な運動の注意事項をまとめる．

＜運動の注意点＞
- 過度に腹圧がかかる運動は，ストーマ傍ヘルニア発生の可能性があるため避けた方がよい．
- ストーマ粘膜を損傷する可能性のあるスポーツ（格闘技など）は注意が必要である．
- 運動中は腸蠕動が活発になり排便が促進されるため，運動前にはストーマ袋内の便を処理しておくとよい．
- 運動により大量に発汗することで，皮膚保護剤のふやけが進んでしまう場合がある．発汗の程度により，装具交換を1日早める必要がある．
- 激しい運動をする場合は，ストーマ用ベルトや，補強用の腹帯などを使用すると装具の安定性が増す．
- 水泳などの水中のスポーツをする場合は，面板外周部に防水性のテープを貼ると面板のふやけを予防できる．

4）旅行や外出

　ストーマを造設したからといって活動を制限することはない．国内・海外旅行に積極的に参加しているストーマ保有者も多い．患者の術後の身体機能が回復するころに，積極的に外出や旅行を楽しむように促す．患者が外に出ることをためらう場合は，外出による不安や心配の内容を明確にして，不測の状況に対する準備や対応方法を説明し，心配や不安の軽減に努める．

(1) 外　出
- 不意の排泄物の漏れなどに対応できるように，装具を1セット持参する．
- 外出先の公衆トイレやデパート，公共施設，コンビニエンスストアなどの利用できるトイレをチェックしておくとよい（図4-6）．
- 「誰でもトイレ（多機能トイレ）」はストーマ保有者が排泄したり，装具を交換したりしや

すいようなつくりになっている（図 4-7）．最近では，公共施設への設置が広がっている．外出先などにあれば利用できることを説明する．

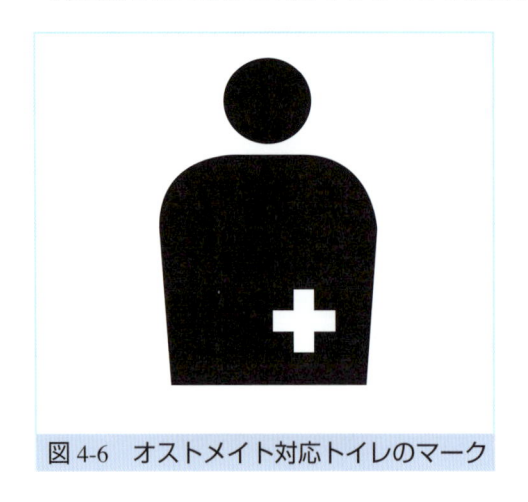

図 4-6　オストメイト対応トイレのマーク

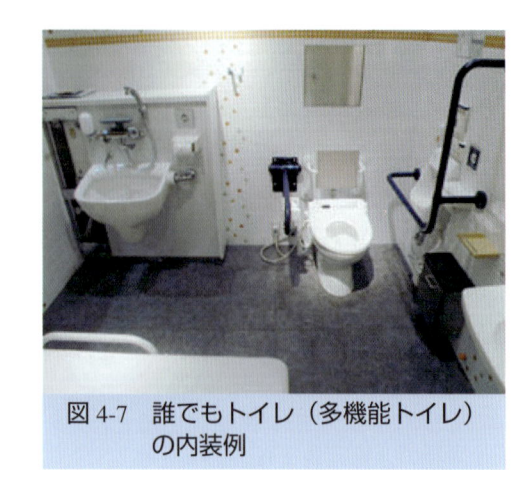

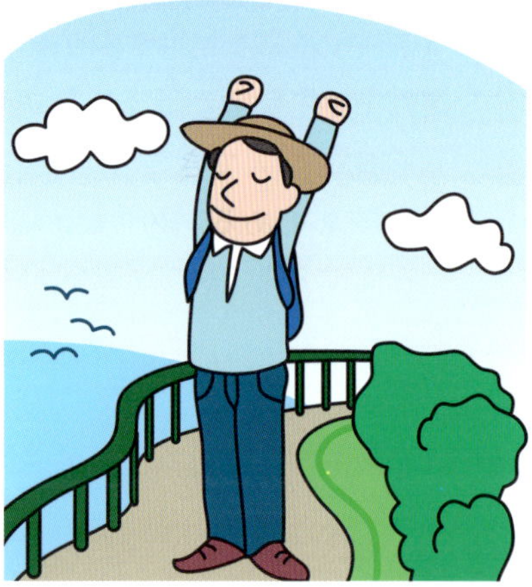

図 4-7　誰でもトイレ（多機能トイレ）の内装例

(2) 旅　行

- 宿泊日数のなかで装具を交換する予定枚数より 1 セット多めに持参する．慣れない場所での装具交換や体調の変化で使用枚数が増える可能性があるためである．
- 旅行先で装具を入手できるところを事前に確認すると安心である．日本オストミー協会（p.46）や，装具メーカーに問い合わせるとよい．

＜飛行機に乗るときの注意＞

- 機内にはさみは持ち込めない．初孔式の面板を使用している場合は，あらかじめ面板の穴あけをしておく．
- 荷物を預ける場合には，機内持ち込みの手荷物に装具を 1 セット入れておく．
- 上空では，機内の気圧が少し低くなるためストーマ袋内の空気が膨張する．

> 対策
> ・搭乗前に排泄物は捨てておく
> ・消化管ストーマは脱臭フィルターの付いたストーマ袋を使用する
> ・脱臭フィルターの付いていない製品は，後付脱臭フィルターをあらかじめ装着しておく．
> ・機内でガスの発生しやすい食品や飲料水は過度に摂取しないようにする．

＜海外旅行での注意＞

- 海外では日本とトイレ事情が違うことがある．トイレに紙が設置されていないことや紙を便器に流してはいけないこともある．旅行の前に現地のトイレ事情を調べて，事前に準備をしておくとよい．

263-00837

・海外旅行ではスーツケースが紛失するトラブルもよく聞かれる．そのため，装具の保管はスーツケースの1カ所にまとめず，数カ所に分散しておく．可能ならば，同伴者の荷物にも入れてもらうとよい．
・海外では，時差や食事内容の違いから，体調を崩してしまうこともある．病院などにかかる際には，英語や渡航先の言語で書かれた診断書や，簡単な会話文を用意しておくと便利である（図 4-10）．
・海外で灌注排便法をするときは，飲料水を使用する．しかし，現地で灌注排便法が実施できない状況があるかもしれないため，自然排便法に切り替えられるようにしておく．
・渡航先では日本で販売している装具が販売されていないこともある．また，装具が不足した場合も考えて，渡航先で購入できる場所を調べておくと安心である．メーカーなどに問い合わせるとよい．

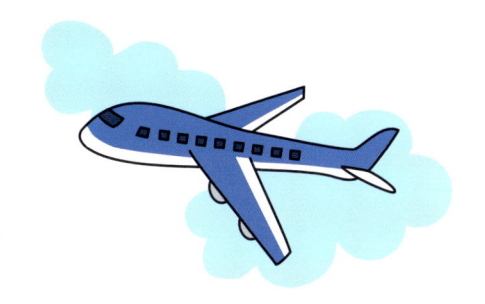

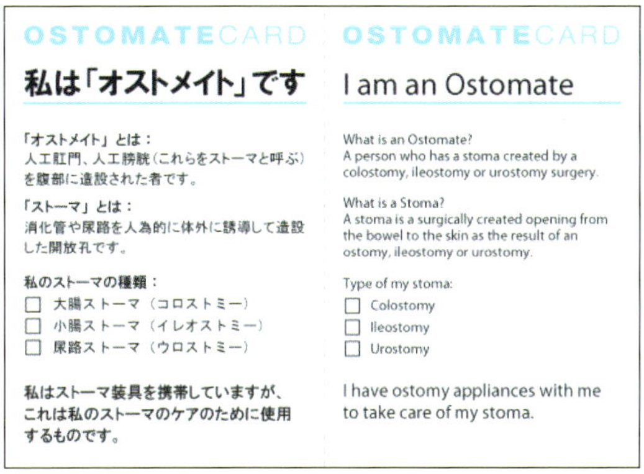

OSTOMATECARD

私は「オストメイト」です

「オストメイト」とは：
人工肛門、人工膀胱（これらをストーマと呼ぶ）を腹部に造設された者です。

「ストーマ」とは：
消化管や尿路を人為的に体外に誘導して造設した開放孔です。

私のストーマの種類：
□ 大腸ストーマ（コロストミー）
□ 小腸ストーマ（イレオストミー）
□ 尿路ストーマ（ウロストミー）

私はストーマ装具を携帯していますが、これは私のストーマのケアのために使用するものです。

OSTOMATECARD

I am an Ostomate

What is an Ostomate?
A person who has a stoma created by a colostomy, ileostomy or urostomy surgery.

What is a Stoma?
A stoma is a surgically created opening from the bowel to the skin as the result of an ostomy, ileostomy or urostomy.

Type of my stoma:
□ Colostomy
□ Ileostomy
□ Urostomy

I have ostomy appliances with me to take care of my stoma.

図 4-10　海外旅行用の携帯カード例

（コロプラスト㈱ホームページより）

5）災害時の対応

災害はいつ起こるかわからない．いざというときにストーマ保有者が困らないように，災害に対する心構えや準備を指導する必要がある（図 4-11）．

＜災害時の備え＞

・災害用として約10日分のストーマ装具と，装具交換に使用する物品を非常持ち出し袋などに入れて備蓄する．
・災害の状況によっては，備蓄していたものを持ち出せないこともある．可能ならば身内などの家に数枚保管してもらうとよい．
・灌注排便法をしている場合は，実施するための場所と水の確保が難しく継続できない状況がある．自然排便法に切り替えられるように準備をする．
・ストーマ装具は，いつも使用しているものが支給されるとは限らない．既製孔式の面板を使用している場合は，面板の穴あけができるように練習をしておくとよい．
・使用しているストーマ用品名をストーマ保有者がいえるようにする．それが難しい場合は，ストーマ装具の箱（p.38 図 4-12）の製品名や製品番号が記載されている部分を切り取り手帳などに貼付して携帯し，いざというときに提示するとよい．
・オストメイト非常用携帯カード（p.37 図 4-11）に記入して携帯すると便利である．

いざという時に頼りになる ストーマ手帳

製作者

井口美奈枝　片岡ひとみ　加藤昌子
近藤恵子　　酒井透江　　佐藤美和
松原康美　　山田尚子　　（五十音順）

目次

1. 災害 …………………… 2
2. 不慮の事故など ………… 4
3. 入院、旅行、転居など …… 5
4. 日本オストミー協会連絡先 ‥ 7

添付
　非常用携帯カード

1

---

1. 災害

災害時には！

1）支援物資が届くようになっても、ストーマ装具を入手するには時間がかかります。
2）ご自分が使用している装具が手に入るとは限りません。
3）装具の他に使用している物品も手に入るとは限りません。
4）洗腸（灌注排便法）を行っている人は、実施できなくなります。
5）ケアをする場所の確保が難しくなります。
6）水は飲水用として優先されます。
7）トイレの回数を気にして飲水を制限し、体調を崩された例がありました。つとめて水分を摂るようにしましょう。

災害時に備えて！

1）過去の震災の例から、10日分のストーマ装具および物品をそろえ、<u>非常時持ち出し袋</u>に入れておきましょう。
3）ご自分が使用している装具とより近い装具を入手するために「非常用携帯カード」に必要事項を記入して携帯しましょう。

2

3）洗腸（灌注排便法）をしている人も、装具を貼る練習をしておく必要があります。装具を<u>非常時持ち出し袋</u>に入れておきましょう。

必要物品／（10日分）

1. ストーマ装具　（＿＿＿＿＿＿枚）
2. その他の物品　（ペースト、ベルトなど）
3. ごみ袋　　　　（＿＿＿＿＿＿枚）
4. ウェットティッシュ
　　（ストーマケア用、　手拭用）
5. はさみ
6. ばんそうこう

＜ご注意＞

① 供給される装具は、ご自身で穴を開ける必要が生じることがありますので、はさみを準備しておきましょう。
② 非常用に用意した装具などは6ヶ月を目安に定期的な交換をしましょう。
③ 水や石鹸を使用できない時はウェットティッシュで代用しましょう。

3

---

2. 不慮の事故など

不慮の事故の時には！

不慮の事故にあい、意識がなくなった場合には、ご自分でストーマを保有していることを伝えることができません。

不慮の事故に備えて！

1）いち早く適切な治療を受けるために、「非常用携帯カード」に必要事項を記入して携帯しましょう。
2）通院している病院に問い合わせてもらえるよう、病院名と診察券番号、病院の電話番号を記入しておきましょう。

4

---

3. 入院、旅行、転居など

入院した場合には！

入院された病院に現在使用している装具が必ずあるとは限りませんので、ご自分で準備しておきましょう。

旅行の際には！

1）盗難、紛失、置き忘れに備え、装具は1ヶ所にまとめず、分散して持ち歩きましょう。
2）はさみ類は飛行機の手荷物としては持ち込めません。
3）環境の変化や体調の変化により装具の使用枚数が増えることがあります。装具は余裕をもって準備しましょう。
4）装具は1回交換毎にそろえておくと便利です。
5）旅行先で装具を入手できる所を事前に確認しておくと安心です。

問い合わせ先：
　装具メーカー、または
　日本オストミー協会（JOA、7ページ参照）

5

転居の際には！

1）他の市町村に転居した場合には、転居先の福祉課で手続きが必要となります。
2）身体障害者の交付券を使用している場合には、同じ代理店で引き続き購入することができなくなることがあります。
3）装具購入先は、市町村の福祉課、装具メーカーや日本オストミー協会（JOA）に問い合わせて聞いてみましょう。（7ページ参照）

4. 日本オストミー協会（JOA）

社団法人　日本オストミー協会は、オストメイト（人工肛門、人工膀胱保有者）が安心して暮らせる社会を目指しているオストメイトによるオストメイトのための障害者団体です。

6

オストメイトの社会復帰と福祉向上のために幅広い活動をしています。
国・地方自治体や地域社会に対してオストメイトの福祉増進を求めています。

社団法人　日本オストミー協会本部
〒124-0023
東京都葛飾区東新小岩1-1-1
トラスト新小岩901号室
TEL：03-5670-7681
FAX：03-5670-7682
E-mail：ostomy@joa-net.org

社団法人　日本オストミー協会
Copyright(C) JAPN OSTOMY ASSOCIATION, INC.
All Rights Reserved.

日本オストミー協会支部名

7

5）災害時の対応　　37

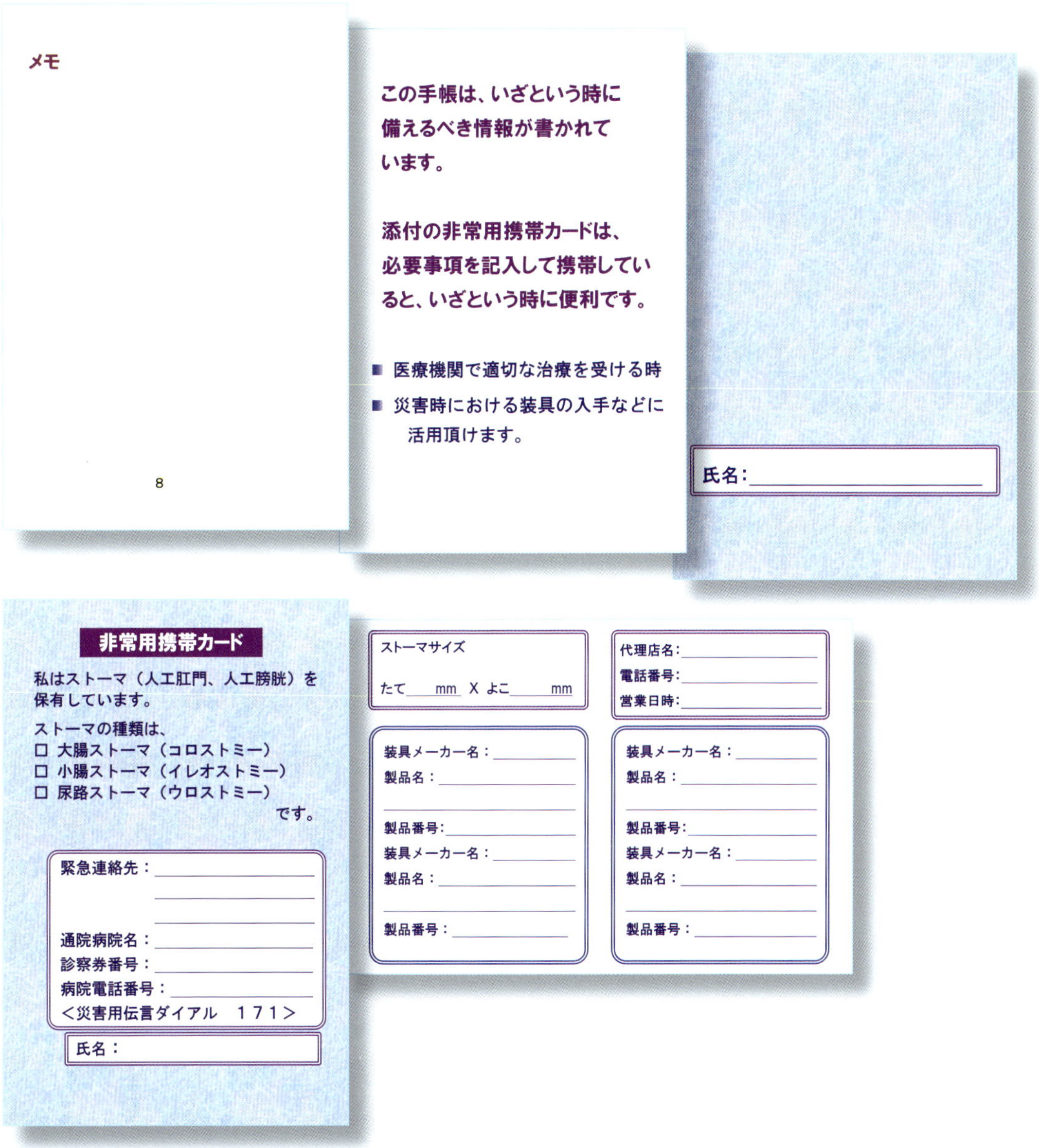

メモ

8

この手帳は、いざという時に備えるべき情報が書かれています。

添付の非常用携帯カードは、必要事項を記入して携帯していると、いざという時に便利です。

■ 医療機関で適切な治療を受ける時
■ 災害時における装具の入手などに活用頂けます。

氏名：＿＿＿＿＿＿＿＿＿＿＿＿＿

非常用携帯カード

私はストーマ（人工肛門、人工膀胱）を保有しています。

ストーマの種類は、
☐ 大腸ストーマ（コロストミー）
☐ 小腸ストーマ（イレオストミー）
☐ 尿路ストーマ（ウロストミー）
　　　　　　　　　　　　　　です。

緊急連絡先：＿＿＿＿＿＿＿＿＿
　　　　　　＿＿＿＿＿＿＿＿＿
通院病院名：＿＿＿＿＿＿＿＿＿
診察券番号：＿＿＿＿＿＿＿＿＿
病院電話番号：＿＿＿＿＿＿＿＿
＜災害用伝言ダイアル　１７１＞

氏名：＿＿＿＿＿＿＿＿

ストーマサイズ
たて＿＿＿mm X よこ＿＿＿mm

装具メーカー名：＿＿＿＿＿
製品名：＿＿＿＿＿＿＿＿＿

製品番号：＿＿＿＿＿＿＿＿
装具メーカー名：＿＿＿＿＿
製品名：＿＿＿＿＿＿＿＿＿

製品番号：＿＿＿＿＿＿＿＿

代理店名：＿＿＿＿＿＿＿
電話番号：＿＿＿＿＿＿＿
営業日時：＿＿＿＿＿＿＿

装具メーカー名：＿＿＿＿＿
製品名：＿＿＿＿＿＿＿＿＿

製品番号：＿＿＿＿＿＿＿＿
装具メーカー名：＿＿＿＿＿
製品名：＿＿＿＿＿＿＿＿＿

製品番号：＿＿＿＿＿＿＿＿

図 4-11　非常時に役立つストーマ手帳と非常用携帯カード

図 4-12 ストーマ装具の外箱

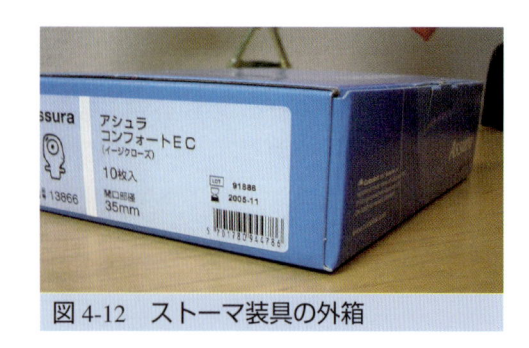

> 備蓄をする物品リスト
> ・ストーマ装具（面板は穴あけをしておく）10 日分
> ・ほかに使用しているストーマ用品（練状皮膚保護剤，粉状皮膚保護剤など）
> ・はさみ
> ・ウェットティッシュ，ティッシュペーパー，ゴミ袋　など

6）性生活

　性生活について他者に話すことはタブー視される傾向にあり，何かしらの問題を抱えていても患者から話し出せない状況が多い．そのため，誰にも相談できずに悩んでいる患者もいる．術後体力が回復し，手術前とほぼ変わらない日常生活を送り出したころより，性生活に問題はないか，それとなく患者に声かけをする．

　ストーマがあることによって，性交渉ができないことはない．手術後の性行為は，身体的に回復が得られ，心理的にも準備ができたら開始してもよい．体調に合わせ徐々に開始していくとよい．

　しかし，術式によって一時的または永久的な性機能障害が合併する場合がある．性障害の問題がある場合はその原因を見極めて対応する必要がある．性機能障害が認められる場合は，医師に相談するよう促す．また，性機能外来などの専門外来の役割や機能について情報提供し，受診をすることを提案する．

　ストーマ袋や排泄物が気になるときは，排泄物を捨てる，目立たない装具を使用するなど，事前に準備すると安心である．

　看護師は患者とパートナーの関係がスムーズになるように介入していく役割がある．患者が抱えている性の問題について，パートナーと話すように提案する．パートナーもストーマ保有者が抱えている身体的問題について知らないことを不安に思うこともある．互いに抱える不安や心配，相手に望むことなどを話し合い共有することで，関係が円滑に進むこともある．

　＜性行為をスムーズにするためのアドバイス＞
　・ストーマ袋内の排泄物はトイレに捨てておく．
　・ストーマ袋が気になる場合は，入浴用のミニパウチやコンシールプラグ®のような目立た

ない装具を利用するとよい（p32 図4-3, 4）．
- ストーマ袋カバーを利用する．
- 入浴を済ませておく．
- 患者とパートナーで互いの不安や要望などを話し合い良好なコミュニケーションを図るよう促す．
- 性機能障害を合併している場合は医師に相談したり，専門外来を受診するよう促す．

7）衣　服

　ストーマを造設しても患者の好みの衣服を着用することができる．しかし，ウェストのベルトなどが直接ストーマを締め付けるとストーマが傷つくことがある．ベルトがストーマの上に直接乗らないようにする．

　ストーマ袋が気になる場合や，ストーマの位置によっては，ちょっとした工夫により衣服の心配は軽減する．

　ストーマ袋の下部は下着のパンツの中に入れても排泄を疎外することはない．ストーマ袋が直接皮膚にあたるのが気になる場合は，下着にストーマ袋を出すための穴を開けるとよい．また，ストーマ袋カバーなどを利用する方法もある（図4-13）．

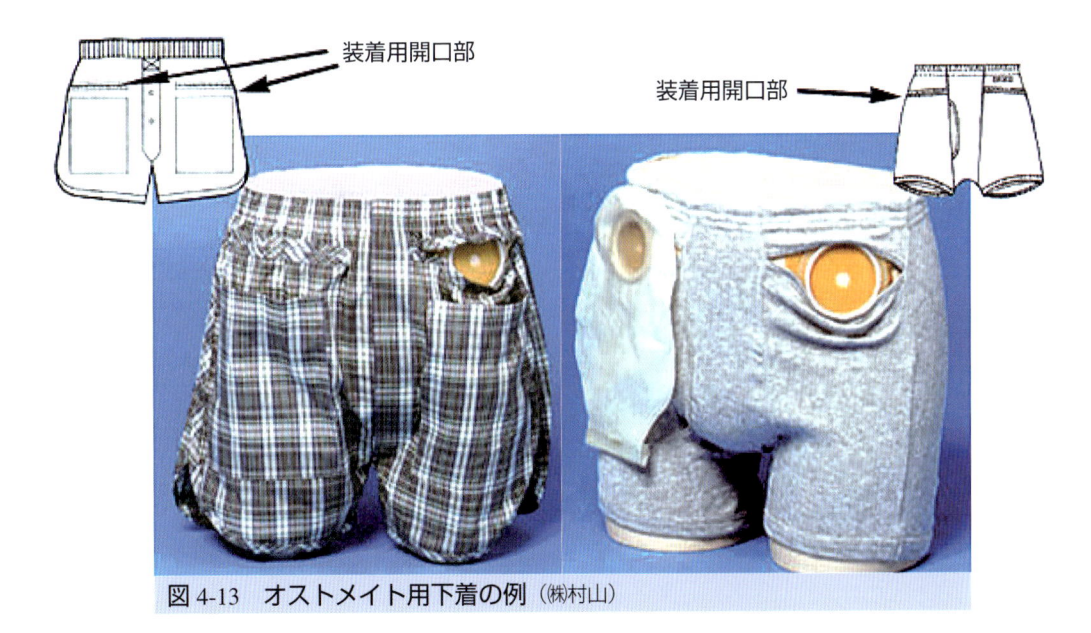

図4-13　オストメイト用下着の例（㈱村山）

＜工夫するとよいこと＞
- ストーマの上にズボンのゴムやベルトがあたってしまう場合は，サスペンダーを利用したり，ストーマの位置により衣服のウエストラインを調節する（図4-14）．
- ゆったりしたウエストラインの服を着用する（図4-14）．

- 下着にストーマ袋が出せるように穴を開ける．
- ストーマ袋カバーなどを利用する．

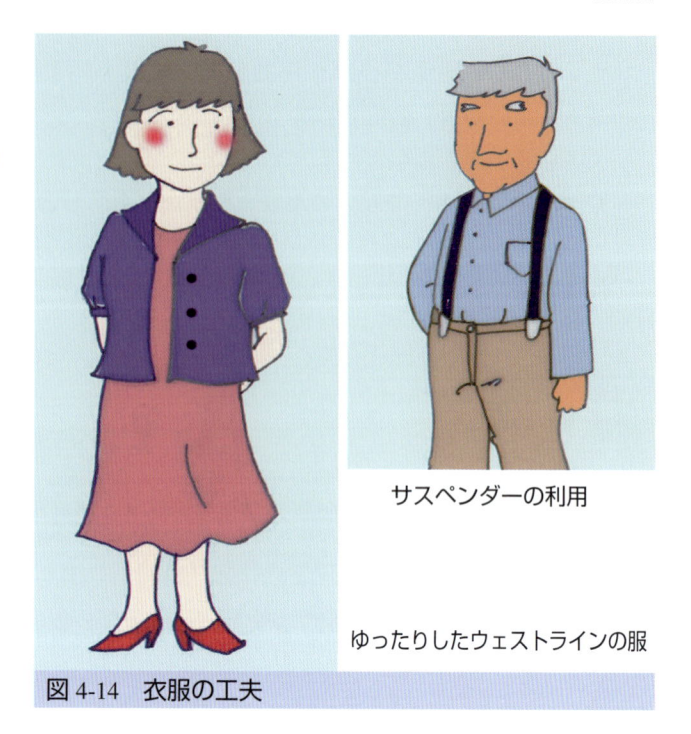

サスペンダーの利用

ゆったりしたウェストラインの服

図 4-14　衣服の工夫

8) 仕事への復帰

　術後の身体的な回復が図れたら仕事に復帰できる．職場には不意の装具交換を想定して，ストーマ装具や装具交換に使用する物品を置いておくと安心である．職場のトイレは多数の人が利用するため，排泄の際の臭いが心配となることがある．その場合は，ルームデオドラントや消臭剤を利用するとよい．

　職場でストーマを保有していることは全員にいわなくてもよい．上司や親しい同僚などの限られた人には，急なトラブルや業務上でのサポートが必要な場合があるため，ストーマを保有したことを告げるとよい．

　ストーマを保有してもたいていの仕事は行うことができるが，過酷な労働や重いものを持ち上げるような仕事は，ストーマ傍ヘルニアなどの合併症を発生することがあるため主治医に相談をする．または，あらかじめ仕事のときにはサポートベルトを着用するなどの対応が必要となる．

<仕事復帰の注意>
- 職場にはストーマ装具や交換に必要な物品を置いておく．
- 臭いが気になる場合は，消臭剤を利用する．
- 上司や親しい同僚にはストーマを保有したことを告げた方がよい．
- 重い荷物を持つような業務は，ストーマ傍ヘルニアのリスクが高い．

5) ストーマ脱出

9）社会福祉制度

　ストーマを保有して生活することは，予期せぬ困難なことが多々あり社会的な負担を抱えている．特に，患者はストーマ装具を購入しなければならず，経済的な負担となることもある．看護師は，少しでもストーマ保有者の社会的・経済的負担を軽減するために社会資源を活用できるよう，情報提供をする役割がある．どのようなサービスがあるのか，おおまかに説明できるようにする．

（1）身体障害者手帳の交付

　身体障害者手帳は，身体障害者福祉法の定める障害程度に該当すると認定された者に対して交付されるものであり，各種の福祉サービスを受けるために必要となる．永久ストーマを造設した場合は，障害の程度により1級，3級，4級の認定が受けられる．申請から手帳交付までは1カ月ほどかかるため，手術後早期に必要な書類を記載できるように，入院前に必要な書類を居住区の社会福祉事務所などに取りに行くよう説明する．また，手帳交付により受けられるサービスについては，居住区の社会福祉事務所または社会福祉担当課で説明を受けるようにする．サービスを受けるためには申請をしなければならないことを指導する．

❶ 手帳申請の流れ

手順1：社会福祉事務所や社会福祉担当課に行く．
　　　　・身体障害者診断書・意見書を市町村で受け取る．
　　　　・入院前に受け取る（本人でなくてもよい）．
　　　　・申請には顔写真（縦4cm×横3cm）が必要になるので準備しておく．

手順2：指定医のいる病院に行く．
　　　　・指定医に診断書・意見書を作成してもらう．
　　　　・指定医は社会福祉事務所や社会福祉担当課で確認する．

➡ 皆さんの病院に指定医はいますか？
　・手術後に診断書・意見書の記入を主治医に依頼する．
　・退院時には診断書・意見書を受け取っているか患者に確認する．

手順3：社会福祉事務所や社会福祉担当課に行く（本人でなくてもよい）．
　　　　・手帳の申請をする．
　　　　・身体障害者診断書・意見書（作成済みのもの），写真，印鑑を持参する．
　　　　・審査は1カ月ほどかかる．

手順4：社会福祉事務所や社会福祉担当課から交付される．
　　　　・手帳は郵送されてくる．

❷ ストーマ保有者が受けられるサービス

　障害者手帳の交付により様々なサービスが受けられる．一般的にストーマ保有者が受けられるサービスについて述べる．

263-00837

a. ストーマ装具（ストーマ用品・洗腸用具）の給付

障害者自立支援法が平成18年10月1日に全面施行になり，ストーマ装具は「補装具」から「日常生活用具」に見直された（表4-1）．これによりストーマ装具の給付制度が変わった．平成19年3月までは移行期間ということで補装具に準じて実施されていたが，平成19年4月より完全に事業は移行した．

■ 表4-1　障害者自立支援法　日常生活用具例（ストーマ用品の場合）

種目	品目	対象要件
排泄管理支援用具	ストーマ装具 （ストーマ用品、洗腸用具） 紙おむつなど （紙おむつ，サラシ・ガーゼ等衛生用品） 収尿器	ストーマ造設 高度の排便機能障害，脳原性運動機能障害かつ意思表示困難 高度の排尿機能障害

障害者自立支援法日常生活用具給付事業（ストーマ用品に関して）

- ストーマ用品は日常生活用具と定義され，日常生活用具給付事業となる．
- 給付を受けるには，社会福祉事務所または社会福祉担当課に申請する．
- 申請が認められると，「日常生活用具給付券」が発行される（図4-15）．
- 具体的な制度は区市町村の裁量に任されている．定率1割負担や応能負担（所得により負担額が決まる）のところもある．
- 給付基準額（人工肛門8,600円/月，人工膀胱11,300円/月）を目安に，給付上限額は区市町村で独自に設定している．
- 障害者自立支援法では，利用者（ストーマ保有者）の負担額を徴収強化している．
- 利用者は必ず自己負担額を支払わなければならない．

日常生活用具給付券

給付券番号		支給決定日	平成○年○月○日
氏　名		生年月日	
住　所			
保護者氏名			
日常生活用具の名称	ストマ（蓄便袋） 平成○年○月分～平成○年○月分		
日常生活用具事業者　名　称			
日常生活用具事業者　所在地			
日常生活用具事業者　電　話		FAX番号	

基準額	見積額	申請者又はその扶養義務者が支払うべき金額	規定による負担額
17,716　円	17,716　円		550　円
公費負担額			超過利用者負担額
17,166　円			0　円

上記のとおり決定する．

平成○年○月○日

○○区長　○○○○

納入業者　印	納入年月日　年　月　日
利用者より受領した額　円	左の受領者及び年月日　年　月　日
納付物件受領者　印　（本人との続柄　）	
その他の特記事項	
給付確認年月日　○年○月○日	確認者氏名

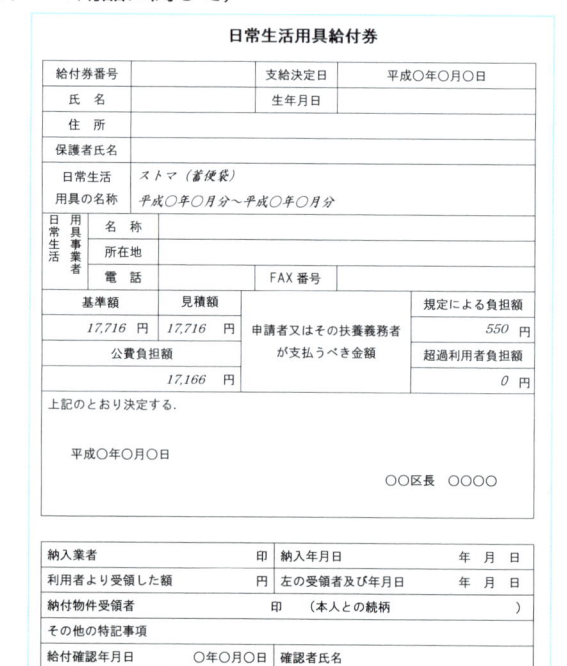

図4-15　日常生活用具給付券（参考例）

ストーマ装具（ストーマ用品，洗腸用具）と定義されているストーマ用品に含まれるもの

①蓄便・蓄尿袋，②面板，③皮膚保護剤（練状皮膚保護剤，粉状皮膚保護剤，板状皮膚保護剤），④固定用ベルト，⑤サージカルテープ，⑥コンベックスインサート，⑦剥離剤，⑧皮膚被膜剤，⑨レッグバック，⑩夜間蓄尿袋，⑪パウチカバー，⑫ストーマ用はさみ，⑬消臭剤

洗腸をしている場合

洗腸用具とストーマ装具が給付対象となる．市町村により給付に差があるため，社会福祉事務所や社会福祉担当課に問い合わせる．

ストーマ装具購入の手順

手順1：社会福祉事務所や社会福祉担当課へ行く．
　　　・身体障害者手帳を提示し給付券交付の申請をする．
手順2：ストーマ装具を販売している業者（指定業者）に行く．
　　　・用具購入の見積書を作成してもらう．
手順3：社会福祉事務所や社会福祉担当課へ行く．
　　　・見積書を提出し審査を受ける（数日かかる）．
手順4：日常生活用具給付券が交付される．
手順5：ストーマ装具を販売している業者（指定業者）に行く．
　　　・給付券を提出し，自己負担金を支払い装具を購入する．

b. 税金の控除・免除

障害者手帳の等級により受けられる内容や金額が違ってくる．詳細は担当窓口に問い合わせる（表4-2）．

■ 表4-2　税金の控除・免除のある制度とその窓口

制度	窓口
自動車税・自動車取得税の減免	都道府県の税事担当課
軽自動車税の減免	区市町村税務担当課
相続税	税務署
住民税の障害者控除・非課税	区市町村の住民税担当課
所得税の障害者控除	税務署

c. 交通機関の優遇措置

- 優遇措置は，第1種身体障害者：1級および3級，第2種身体障害者：4級が対象となる．
- サービスを利用するには，事前申請や購入窓口で身体障害者手帳の提示が必要である．
- サービスを利用するときは身体障害者手帳を携帯する．
- JR線の運賃割引（表4-3）
- 航空旅客運賃の割引：各航空運送事業者が設定する．
- 私鉄旅客運賃，バス運賃：割引率50％，JRに準ずる．
- 旅客船・フェリーの割引：割引率は50％．
- 有料道路割引：割引率は50％．
　　　　※社会福祉事務所または社会福祉担当課で身体障害者手帳に証明印と割引証の交付が必要である．

- 駐車禁止規則の適用除外
    - 対象：1級，3級．
    - 窓口：居住地管轄の警察署に申請．
    - 内容：障害者が自分で運転する場合または介護者の運転する車に同乗した場合，ステッカーを車の全面に提出することで公安委員会指定の駐車禁止所などの規制対象からも原則として除外される．
- タクシー：割引率は10%．乗車時に障害者手帳を提示．

■ 表4-3　JR線の運賃割引

対象	割引対象乗車券類	割引率	記事
第1種障害者とその介護者	普通乗車券 回数乗車券 普通急行券	50%	私鉄等他鉄道会社とまたがる場合を含みます．ただし回数乗車券は，JR線区間単独の発売となります．
第1種障害者とその介護者又は12歳未満の障害者とその介護	定期乗車券 （小児定期乗車券を除きます．）	50%	私鉄等他鉄道会社線とまたがる場合を含みます．小児定期旅客運賃については割引を適用しません．
第1種，第2種障害者が単独でご利用になる場合	普通乗車券	50%	片道の営業キロが100キロを超える場合 （私鉄線等他鉄道会社線にまたがる場合を含みます．）

（JR東日本）

d. 公共料金の減免

- NHK受信料の減免または免除
- 携帯電話の割引　　など

（2）医療費の控除

対象：ストーマ造設術を受けた人で，一時的なストーマも申請できる．
手続き：
- 医師に「ストーマ装具使用証明書」を記入してもらう．
- ストーマ装具の領収書と証明書を添えて確定申告する．
    ※ストーマ装具購入の領収書は必ず保管するよう患者に指導する．
    ※「ストーマ装具使用証明書」は社会福祉担当課などで入手するか区市町村のホームページからダウンロードできる．

窓口：所得税は税務署，住民税は区市町村の住民税担当課．

（3）医療費などの助成制度

❶ 更正医療

対象：
- 身体障害者手帳の交付を受けている18歳以上の人．

- 手術を行うことなどにより，障害を軽減あるいは機能の維持が保たれるなどの効果を期待できる場合に，医療費の一部が給付される．
- 障害者自立支援法が平成18年10月1日に全面施行になり，自立支援医療として，原則は定額1割負担となる．所得の低い人などへは，負担軽減の対応がある．

窓口：市町村の福祉担当課または社会福祉事務所へ問い合わせる．

❷ 育成医療

対象：身体障害者手帳の交付を受けている18歳未満の児童．

- 手術などの治療により身体上の障害が軽くなり，日常生活が容易にできるようになる児童が，指定育成医療機関において治療などを受ける場合に，その治療に要する医療費が公費により負担される．
- 障害者自立支援法が平成18年10月1日に全面施行になり，自立支援医療として，原則は定額1割負担となる．所得の低い人などへは，負担軽減の対応がある．

窓口：保健・福祉担当課または保健所に問い合わせる．

❸ 老人保健法

対象：医療保険に加入している75歳以上の人，65歳以上75歳未満の人で，政令で定める程度の障害状態（身体障害者手帳1～3級，4級の一部など）にある人．

窓口：区市町村の保健・年金担当課．

(4) 障害年金の受給

- 障害年金は，①障害基礎年金，②障害厚生年金，③障害共済年金がある．
- 障害年金は，障害認定基準により1級，2級，3級に認定され，受けられる年金や額が違ってくる．
- ストーマ保有者の場合は，障害の程度によるが以下の障害認定基準となる．
    - 人工肛門造設：3級．
    - 新膀胱の造設または尿路変更術の施行：3級．
    - 人工肛門の造設，かつ，新膀胱の造設または尿路変更術の施行：2級．

❶ 障害基礎年金

対象：国民年金に加入中に初診日がある病気・けがが原因で障害者になった人．

- 60歳以上65歳未満で日本に住んでいれば，加入をやめたあとの病気・けがによるものでも受けられる．
- 加入期間のうち3分の1以上滞納がない．
- 平成18（2006）年4月1日前に初診日のある傷病による障害の場合は直近の1年間に保険料の滞納がない．
- なお，20歳前に初診日がある場合は，20歳に達した日またはその後に障害認定日が到来するときはその日において障害があれば障害基礎年金が支給される．

内容：障害の程度に応じて障害認定基準1級と2級があり，1級の方が，障害が重く年金額は2級の1.25倍になっている．

窓口：年金担当課または社会保険事務所．

❷ 障害厚生年金

対象：厚生年金に加入している人が，在職中の病気やけがで障害になった人．

・障害厚生年金を受けるためには，障害基礎年金の保険料納付要件を満たしている必要がある．

内容：1級・2級の場合は障害基礎年金と障害厚生年金が，さらに程度の軽い障害の場合は，3級の障害厚生年金だけが支給される．

窓口：社会保険事務所．

❸ 障害共済年金

対象：共済に加入している人で，在職中の病気やけがで障害になった人．

内容：1級・2級の場合は，障害基礎年金と障害共済年金が，さらに程度の軽い障害の場合は3級の障害共済年金だけが受けられる．

(5) 特定疾患医療費助成制度

対象：国の認めた45疾患（平成18年現在）で認定基準を満たした者．クローン病，潰瘍性大腸炎が国指定対象疾患である．

窓口：保健所．

内容：保険診療では治療費の自己負担分は3割相当であるが，その自己負担分の一部を国と都道府県が公費負担として助成する．

(6) 区市町村のストーマ用品助成制度

・区市町村が独自で，ストーマ保有者に対し助成制度を設けているところがある．

・区市町村の福祉事務所または福祉担当課に問い合わせる．

(7) 患者会

ストーマ保有者が結成し運営している会である．患者会に参加することで，ストーマを保有したことによる不安や悩みなどを共有し心理的負担の軽減や，抱えている問題を話し合うことで問題解決の方法を見いだしたり，心理的なサポートを得ることができる．

患者が興味のあるときに参加できるように，患者会について情報提供する．

＜日本オストミー協会（JOA）＞

日本でいちばん大きな患者会である．

組織の趣旨は，①ストーマのセルフケアに関する知識と技術の啓蒙，②オストメイトの社会福祉向上を図る諸活動，③オストメイトの社会的認知拡大である．

事業として，社会適応訓練，オストメイト用トイレの普及，社会福祉関連行政への働き掛けなどを行っている．

連絡先：社団法人 日本オストミー協会本部
　　　　〒124-0023 東京都葛飾区東新小岩1-1-1 トラスト新小岩901／電話 03-5670-7681

Q&A

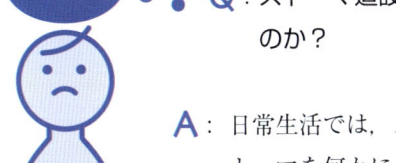

Q：ストーマ造設をしたら，日常生活の活動で何かしてはいけないことはあるのか？

A：日常生活では，ストーマを保有したことによる活動の制限はない．しかし，ストーマを何かにぶつけたり擦れたりしないように注意する必要がある．術後の回復の状況をみて，徐々に活動の範囲を広げていくとよい．

Q：使用済みのストーマ用品はどのように処理をしたらいいのか？

A：ストーマ袋内の排泄物はトイレに排出し，地方自治体の分別方法に従い廃棄する．
廃棄するときは，プラスチック袋などで密封し空気を抜いて廃棄する．

Q：ストーマ用品はどこで購入できるのか？

A：身体障害者手帳が交付され給付券を使用する場合，地方自治体の指定業者（ストーマ用品販売店など）で給付券の手続きをし，給付券と引き換えに自己負担額を販売業者に支払いストーマ用品を購入する．指定業者は，自治体の福祉担当窓口へ問い合わせる．
一時的ストーマで給付券がない場合，ストーマ用品を取り扱っている販売店で購入できる．

■ 文献

1) 日本ストーマリハビリテーション講習会実行委員会 編：ストーマリハビリテーション 実践と理論．金原出版，2006．
2) 伊藤美智子 編：ナーシングムック 15 ストーマケア．学習研究社，2003．
3) 工藤礼子：消化器ナースのお助けクリニック．消化器外科ナーシング，12(2)，2007．
4) 身体障害者福祉制度研究会 監修：身体障害者福祉関係法令通知集 平成16年度版．第一法規，2004．
5) 東京都社会福祉協議会 編：障害者自立支援法資料集 第13集．東京都社会福祉協議会，2006．
6) Hampton BG, Bryan RA：Ostomies and continents diversions：nursing management, Mosby, 1992.

5 灌注排便法（イリゲーション）

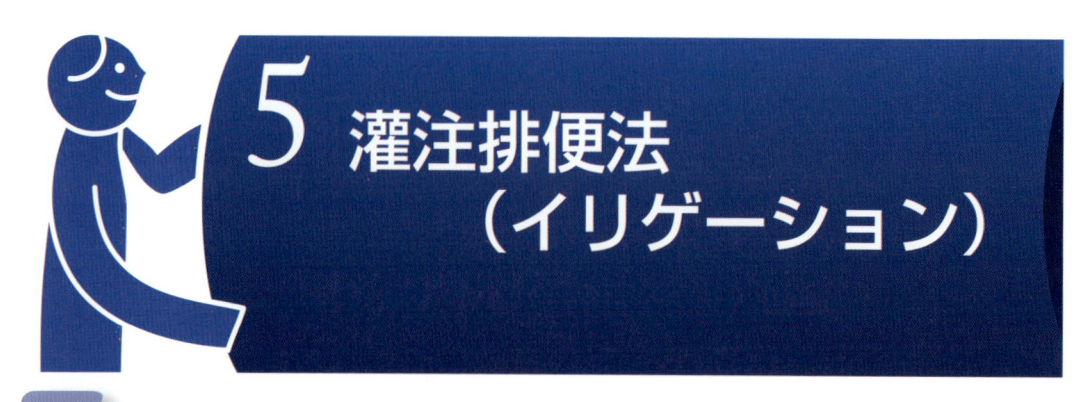

1）灌注排便法とは

　消化管ストーマの排泄管理には，自然排便法と灌注排便法の2つの方法がある．自然排便法とは，ストーマから排泄される便を，腹部に装着したストーマ袋にためてコントロールする．灌注排便法（イリゲーション）は，ストーマから微温湯などを注入し結腸を刺激して排便を促進させる方法である．

2）利点と欠点

＜利点＞
① 排便のコントロールができる：灌注排便後は不随意に排便がないため，患者は排便を気にすることなく過ごすことができる．
② 経済的負担の軽減：排便のコントロールができれば，ストーマ装具を装着しない場合や簡単な装具で済む．
③ 皮膚障害が軽減する：排泄物が皮膚に付着しないこと，面板貼用による刺激から解放されるためスキントラブルが少ない．

＜欠点＞
① 時間と場所の確保が必要：灌注排便法は1時間程度の時間を要するため，時間の確保と占拠する場所の確保が難しい場合がある．
② 手技が複雑である．
③ 灌注排便法を実施できない状況がある．災害などで水が使用できなかったり，場所の確保ができなかったりすることがある．
④ 灌注排便法を継続できない状況がある．
　自然排便法の習得ができていることが必要．灌注排便法ができない状況になったらいつでも自然排便法に切り替えられるように指導する必要がある．

3）適応と不適応

灌注排便法はすべてのストーマ保有者が適応になるわけではないため，適応と不適応をしっかり見極める必要がある．

＜適応＞
・医師の許可がある．
・下行結腸以下にストーマを造設している．
・残存結腸にがんや潰瘍などの病変がない．
・ストーマの位置不良などで皮膚障害が改善しない．

＜不適応＞
・回腸と右側結腸にストーマを造設している．
・残存結腸に穿孔のリスクがある（がん，憩室，炎症，狭窄など）．
・ストーマ合併症がある．
・心不全や腎不全がある．
・体力がない．
・手技の習得や実施が難しい．
・精神的に不安定である．
・時間的に余裕がない．
・家族や同居人の理解が得られない．

4）実際の方法

（1）開始時期

ストーマ造設術後，全身状態が落ち着き，1時間程度の座位が保持できるようになったら可能である．

（2）必要物品（図5-1）

①洗腸用スリーブ，②固定ベルト，③フェースプレート，④洗腸液注入アダプター，⑤洗腸液バッグ．

> **その他に必要なもの**
> 微温湯（38〜40℃），閉鎖具，洗濯ばさみ，手袋，タオル，ビニール袋，潤滑剤

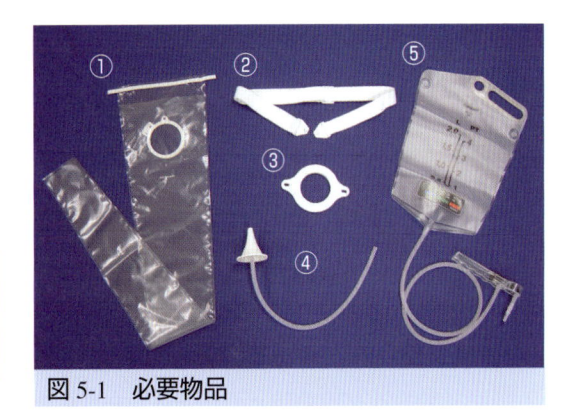

図5-1　必要物品

(3) 手　順

① 微温湯（38～40℃）を洗腸液バッグに入れる．洗腸チップまで空気を抜きながら微温湯で満たす．量は 600～800ml くらいで 1,000ml 以上は注入しない．
② 洗腸液バッグがストーマ孔から 60～80cm の高さになるようにフックなどで吊るす．
③ フェースプレートに洗腸用スリーブを装着し，ストーマベルトで腹部に固定する（図 5-2）．二品系を使用している場合は，洗腸用スリーブをフランジに嵌合する．
④ トイレに腰掛け，洗腸用スリーブの裾は便器に入れる．
⑤ 利き手に手袋をはめ，第 2 指に潤滑剤を付けストーマにゆっくりと挿入し腸の走行を確認する．
⑥ 腸の走行に沿って，潤滑剤を塗布した洗腸液注入アダプターの先端をストーマ内に挿入する（図 5-3）．この際乱暴に挿入すると，腸管を損傷することがあるため，丁寧にゆっくり挿入する．

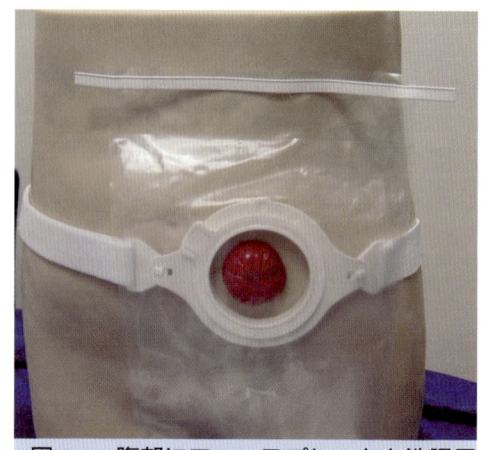

図 5-2　腹部にフェースプレートと洗腸用スリーブを装着

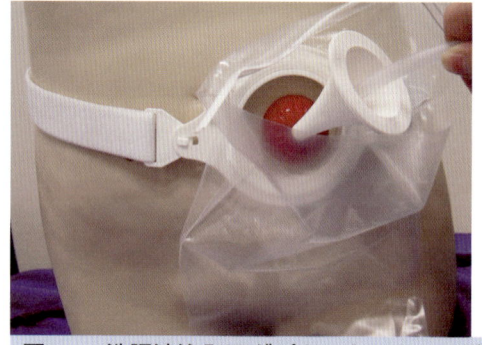

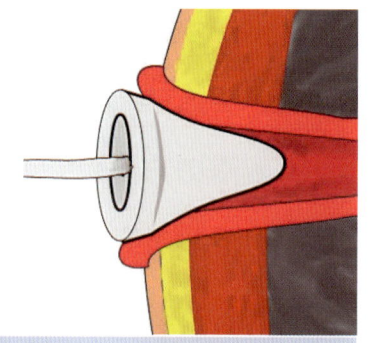

図 5-3　洗腸液注入アダプターをストーマ孔に挿入

⑦ 洗腸液を注入する．注入速度は 100ml/ 分とする（図 5-4）．
⑧ 必要量の注入が終了したら，水流調節器を閉じ，洗腸液注入アダプターをストーマに挿入したまま 5 分くらい置く．
⑨ 5 分くらい置いたら，スリーブ上部を閉鎖する．10～15 分くらいで排ガスや排便が勢いよくみられる．その後，20 分くらいの休止時間がある（図 5-5）．スリーブ裾を閉鎖具で閉じ，数回折り返し上端に固定しておく．この間は簡単な作業ができる．その後，後便（うすい黄色の液体状の便）が排泄され，排便は終了する．腸の走行に沿って腹部をマッサージしたり体を捻ったりすると排便が促進される．
⑩ 洗腸液バッグ内の残りの湯でスリーブ内を洗浄する．
⑪ ストーマ周囲を洗浄し，必要ならストーマ装具を装着する．

⑫ 注入量，排便量，症状などを記載する．また，実施終了から次回実施までの排便の有無を記載すると実施方法の参考になる．

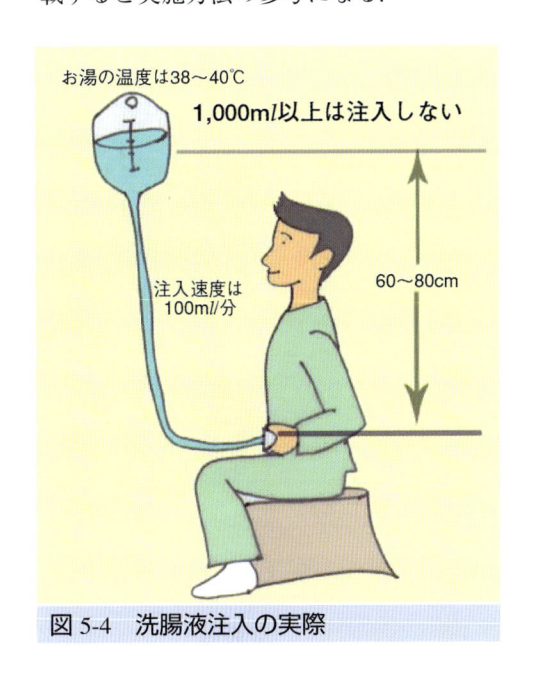

図 5-4　洗腸液注入の実際

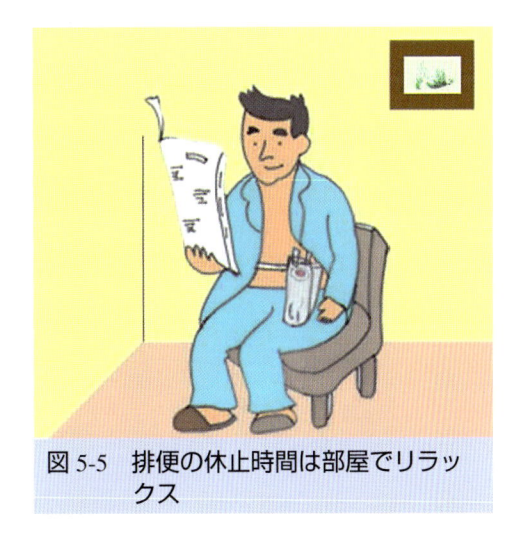

図 5-5　排便の休止時間は部屋でリラックス

（4）灌注排便法実施時のトラブルとその対応

＜洗腸液がチップ周囲から漏れてくる，または注入できない＞

原因	対応
① チップの先端が腸壁にあたっている．	① チップの先端の位置や角度をゆっくり変える．
② ストーマ孔近くに便がある．	② 指の届く範囲で摘便をする．
③ 過度の緊張により腹部に力が入っている．	③ 深呼吸してリラックスする．

＜注入時に吐き気，腹痛，気分不快が生じる＞

原因	対応
① 注入速度が速い．	① 注入速度を遅くする．
② 注入量が多い．	② 医師の指示どおりの注入量を守る．
③ 注入液が冷たい．	③ 注入液の温度を 38～40℃にする．
④ 過度に緊張している．	④ 深呼吸してリラックスする．

＜注入後に排便がない＞

原因	対応
腸の蠕動が弱い．	腹部をやさしくマッサージする．

5) 灌注排便法を中止するとき

(1) 体調不良のとき

無理をしない．特に，下痢をしているときは灌注排便をしてもすぐに排便がみられるため，実施しても意味をなさない．

(2) 化学療法や放射線治療を実施するとき

体力の消耗や下痢を引き起こすため中止する．特に放射線治療では，腸管の粘膜に炎症をきたすことがあるため中止する．

(3) ストーマ合併症が出現した

ストーマ旁ヘルニア，ストーマ脱出，ストーマ狭窄などのストーマ合併症が認められた場合は，洗腸液の注入困難や腸管内停滞など灌注排便が効果的に行えない，腸管穿孔などのリスクがある．ストーマ静脈瘤では大量出血を起こすため中止する．

(4) 患者の高齢化などで身体機能が低下したとき

灌注排便法の実施が苦痛になる．

まとめ

現在は，自然排便法がスタンダードな方法として指導されている．場合によっては，灌注排便法により生活の質が向上することがある．灌注排便法が適応になる症例には，情報提供をすることも考慮したい．しかし，灌注排便法は継続できない状況があるため，自然排便法を習得することが必須である．それぞれの利点と欠点を理解し臨機応変に対応していくことが必要である．

Q&A

Q：灌注排便法は海外で実施できるか？

A：日本と海外では，水道水の性質が違う場合がある．灌注排便法に使用する水は基本的に飲料水が適している．海外渡航先の水道水の状況を確認して対応をする必要がある．

■ 文献
1) 前田耕太郎・他：灌注排便および灌注排便患者の実態に関する検討．日本大腸肛門病会誌，53(4)：231-236，2000．
2) ストーマリハビリテーション講習会実行委員会 編：ストーマリハビリテーション 実践と理論．金原出版，2006．

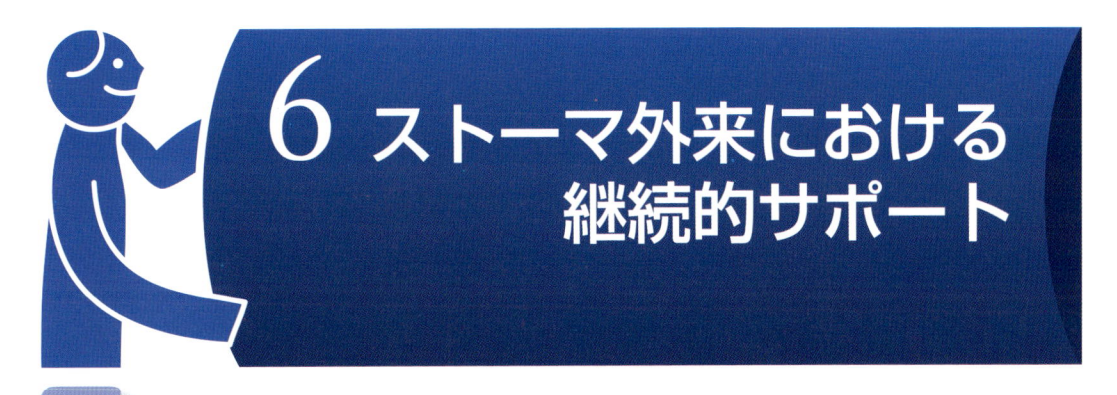

6 ストーマ外来における継続的サポート

はじめに

　ストーマ外来を有する施設は，増えつつある．しかし，まだその数は少なく，退院後，トラブルが生じたときに専門的なアドバイスを求めているオストメイトは多い．そこでこの項では，オストメイトが退院時に抱いている様々な思い，ストーマ外来におけるケアの実際，そして新たにストーマ外来を開設する際のポイントについて述べる．

1) オストメイトが退院時に抱いている様々な思い

(1) ストーマとともに生活することの実感

　50歳代の男性は，医師から直腸がんであることと同時に永久的なストーマになることを告げられた．がんを治して生きたいという思いから自ら手術を決心した．術後は，早期退院を目指して積極的にストーマのケアを行い，10日目で退院となった．彼のケアにかかわった病棟看護師たちは，前向きに淡々とケアを行う彼をみて「ストーマの受け入れはとても良い」と思っていた．しかし，退院して2週間後，彼は深いため息をつきながら「これからこのストーマと一生付き合っていかなくてはならないなんて……」と語った．彼は，入院中にビデオを見たり，小冊子や装具のパンフレットを熱心に読み，退院したらすぐに元の生活に戻れると思っていた．ところが，実際の生活は，今までとは異なる部分が多々あることを実感した．職場や外出先のトイレで便を処理するときの不便さ，臭いやガスによる袋の膨らみ，スーツを着たときにストーマが他人に気づかれるのではないかという不安など，予期していなかったことを体験した．
　このようにオストメイトは，現実の生活に直面し，ストーマから自分の意思とは関係なく便やガス，尿が排泄されることや，身体の一部にストーマがあるということを改めて実感する．そして，漠然とした不安や心配をもちながら，これからストーマとともに生活していかなければならないということを自覚し始める．

(2) 局所のケアやトラブルが生じたときの不安

　ストーマ造設後は，合併症やほかの治療がなければ，10日～2週間で退院することが多い．

オストメイトまたはその家族は，限られた期間に「面板を剝がす，スキンケアができる，装具を装着できる」という一連の手技を習得する必要がある（図6-1, 2）．

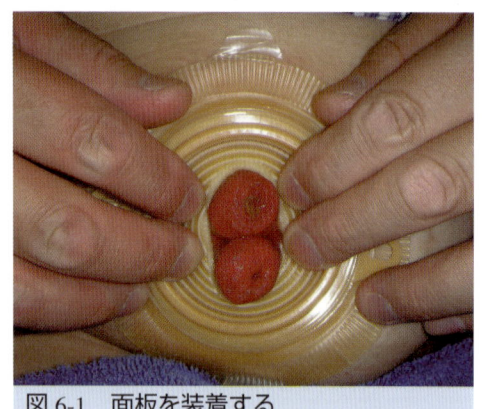

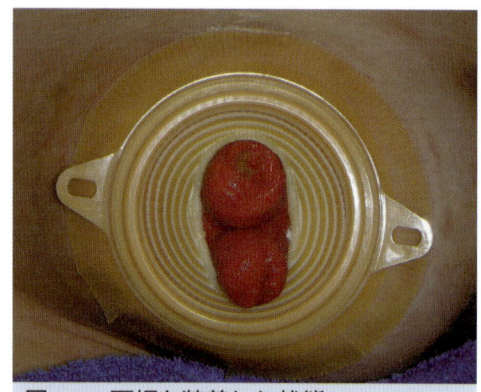

図6-1　面板を装着する

図6-2　面板を装着した状態

オストメイトや家族は，初めて行うストーマケアに一所懸命に取り組み，ようやくケアが習得できたとしても，不慣れなケアに自信がもてないまま退院となることもある．入院中は，いつも近くに看護師がいて，わからないことや困ったことがあれば，その場で何でも聞くことができる．しかし，退院後はそういうわけにはいかない．また，ストーマや周囲の皮膚にトラブルが生じたときの不安もある．「ストーマの大きさや色は，まだ変わるのか？」「皮膚がただれたらどうすればよいのか？」「ただれたときに塗る薬はあるのか？」「何か異常があったらどこに相談すればよいのか？」といった，応急処置の方法や相談窓口を尋ねてくることがあるかもしれない．このように退院して間もない時期は，局所ケアやトラブルに関することへの不安や心配をもつことが多い．

（3）今までの日常生活との違い"できること，できないこと"

「ストーマさえなければ，老後は夫婦で全国温泉巡りをしようと思っていたのに……」と楽しみにしていた希望を諦めたり，「山登りが趣味だったけれどもう無理かな」とストーマになったことで"あれもできない，これもできない"と否定的に考えてしまう人もいる．しかし，心のなかではスポーツでも旅行でも「できることならやりたい」と思っているかもしれない．

退院後，オストメイトは日常生活のなかでごく自然に行っていた食事や排泄，衣服の着用，自宅や職場の環境のなかでストーマがなかったときとの違いを実感する．そして，ストーマがあることによる不自由さから，「ストーマがあることによって制限される，できなくなる」という思いを抱き，やりたいことを諦めてしまうことがある．例えば，入院中に看護師から「入浴やシャワーは，装具を付けたままでも剝がして入ってもかまわない」と説明される．しかし，一度も体験することがないまま退院すると，装具が剝がれるのではないかという心配が先立つこともある．そして，少しでも水気に触れないようにとビニール袋とテープで強固に覆ったり，ストーマになってからは1回も浴槽に浸かっていないという人もいる．

一方，元の生活を取り戻そうと様々なことにチャレンジする人もいる．退院して1カ月も経た

ないうちに，ハワイ旅行に行って家族と楽しむことができた，プールで1,000m泳げたと，ストーマがあってもできることを体験のなかから実感して喜び，自信をつけて積極的に活動を広げていく人もいる．

(4) 仕事に復帰したときのこと

会社の管理職をしていた人は「会議中にガスの音がしたら恥ずかしい．こればかりは抑えられないから」と心配していた．また，飲食店で接客業務をしていた人は「とにかく臭いのことが心配．お客さんに気づかれないか」ということをいちばん気にしていた．バスの運転手は「運転中に漏れたらどうしよう，途中でバスは止められない」と語り，この仕事を継続していくか否かを悩んでいた．

オストメイトは仕事に復帰するにあたり，家庭での生活以上に様々な事態を想像している．医療者が「ストーマになってもできます」と伝えても，それぞれの生活，環境，人々との関係，考え方は個人によって異なる．

(5) 家族や周囲の人々との関係

70歳代の女性は「家に帰ったら，夫がお米を研いでいたの．びっくりしたわ」と語った．結婚してから数十年来，一度も台所に立ったことがなかった夫は，彼女が入院している間，炊事，洗濯，掃除などすべての家事をこなしていた．そして，彼女が退院した日，夫は「何もしなくていいから．ただ居てくれるだけでいい」といった．夫からこのような優しい言葉を聞いたのは初めてのことだった．

60歳代の男性は「自分がこの病気を告げられたとき，娘がインターネットでいろいろと調べて山ほど資料を持ってきてくれた．すごくうれしかった」と語った．彼は仕事一筋で娘とはろくに会話をしたこともなかった．しかし，がんになってストーマの手術を受けてからは家族で食事をしたり，会話をする機会が増えた．そして彼は，こんなに自分のことを心配してくれていた家族の存在を尊く思うようになった．

40歳代の独身男性は，永久的なストーマを造設した．彼には半年前から交際中の女性がいた．いろいろ悩み考えた末，退院後に勇気を出してプロポーズをした．返事はOKだった．彼は「僕がこんな体でもいいって言ってくれた．本当にありがたい」と心から感謝した．

このように退院後は，ストーマになったことを心から親身になって考え励ましてくれた家族や身近な人々の優しさや思いやりに初めて気づくことがある．そして，自分にとってかけがえのない大切な人の存在に心から感謝し，より深い関係になることもある．しかし，家族や周囲の人々との関係には個人差があり，夫婦や親子であっても遠慮や羞恥心，気づかいがあることも忘れてはならない．

2) ストーマ外来におけるケアの実際

(1) ストーマリハビリテーションのサポート

　ストーマリハビリテーションとは「ストーマと合併症の障害を克服して自立するだけでなく，ストーマ保有者の心身および社会生活の機能を回復させること，また，それを促進する技術と方法のこと」をいう[1]．

　ストーマを造設してから順調に回復し，局所のケアがひととおりできるようになっても，退院後に予期せぬ出来事に遭遇することがある．例えば，入院中は全くトラブルがなく経過した人が，退院してから毎日便が漏れて何度も装具の交換をする状況になる．すると「何で漏れるのだろう」という思いだけではなく，「何でこんなになってしまったのだろう」とストーマがあることへの嫌悪感を抱き，スタートしたばかりのセルフケアにすっかり自信を失ってしまう．また，不安ばかりが先走り，食事や外出を控えてしまったり，「もう，どうしてよいかわからない」と戸惑い嘆き，回復の見通しがもてなくなってしまうこともある．

　このような状況に直面したオストメイトにかかわるときは，まず，オストメイトがどのような事態に遭遇し，何に困っているのか，悩んでいるのかを知る必要がある．そして患者の現在の立場やありようを理解し，少し先を見据えながら，患者にとってふさわしいサポートの方法を考えていく．例えば，漏れへの対策として，装具の変更や工夫が必要であれば，その方法をアドバイスする．また，実生活に直面して漠然とした不安に困惑しているのであればそっと寄り添い，不安や自信をなくした気持ちを傾聴することが大切である．さらに，かかわりの過程で絶えず変化していく患者の気持ちや期待，考え，行動をキャッチし，自立をサポートしていくことである．

　リハビリテーション看護の目標は，オストメイトの自立，すなわちセルフケアを高めながらQOLを向上させていくことにある．したがって，リハビリテーションのサポートにおいては，患者がやろうとしていることやできそうなところまで手を出し過ぎないということにも留意する．

(2) セルフケアのサポート

　在宅生活へのスムーズな移行のためには，短期間でより効率的なケアをオストメイトとともに計画していく必要がある．ビデオや小冊子（図6-3）などの視聴覚教材を用いたり，患者と医療者が共有のプロセスと目標をもって取り組む一手段として「ストーマリハビリテーションクリニカルパス」を活用するのもよい（表6-1, 2, 3）．また，「ストーマケア総括」（p.62 表6-4）は，ストーマ外来との情報共有および継続的なサポートに活かせる．

　しかし，入院中にすべてのケアが計画どおりに遂行できるとは限らない．医療者から説明された

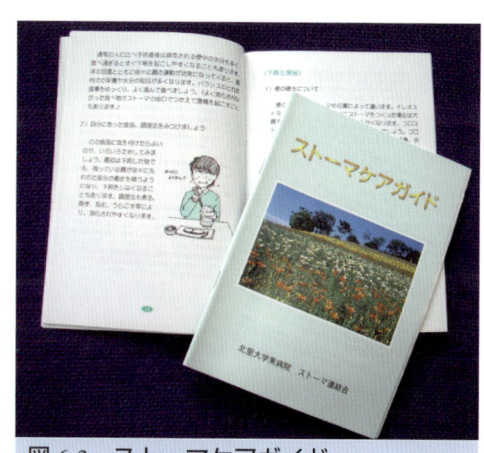

図6-3　ストーマケアガイド
（北里大学東病院）

2) ストーマ外来におけるケアの実際　57

■ 表6-1　ストーマリハビリテーションクリニカルパス

6. ストーマ外来における継続的サポート

2）ストーマ外来におけるケアの実際

ストーマリハビリテーションクリニカルパス No.3

《ストーマリハビリテーションパス使用の約束》
① 便漏れがあった場合
　バス使用中
　　↓
　便漏れあり
　　↓
　No.3使用
　※「装具交換予定日までに便漏れ」欄を記入

② 術後15日目までに退院にならなかった場合
　バス使用中
　　↓
　術後15日目までに退院にならなかった
　　↓
　No.3へ移行（バリアンスパスの継続）
　※アウトカムが確立できない
　その都度No.1かNo.2のアウトカムにサインする

③ No.3までに退院にならなかった場合
　バス使用中
　　↓
　No.3まで終了
　　↓
　ストーマケア記録用紙の使用を開始し
　個別にケア・指導を行う
　　↓
　退院の判定

④ 逸脱基準に当てはまる場合
　バス使用中
　　↓
　逸脱基準に当てはまる
　　↓
　WOC Ns・医師に診察依頼
　　↓
　ストーマケア記録用紙の使用を開始し
　個別にケア・指導を行う
　　↓
　退院の判定

	術後　日目	術後　日目	術後　日目	術後　日目
教育・説明				
処置				
実施日時	年 月 日 時	年 月 日 時	年 月 日 時	年 月 日 時
S ケア時の反応				
O 観察 写 真（大きさ・高さ記入）				
ストーマサイズ	長（ ）×短（ ）×高さ（ ） 中（ ） □なし □あり	長（ ）×短（ ）×高さ（ ） 中（ ） □なし □あり	長（ ）×短（ ）×高さ（ ） 中（ ） □なし □あり	長（ ）×短（ ）×高さ（ ） 中（ ） □なし □あり
装具交換間隔	( )日	( )日	( )日	( )日
皮膚保護剤の溶解	最高( )cm 最低( )時方向	最高( )cm 最低( )時方向	最高( )cm 最低( )時方向	最高( )cm 最低( )時方向
粘膜の色	□淡赤 □赤 □暗赤 □他（ ）	□淡赤 □赤 □暗赤 □他（ ）	□淡赤 □赤 □暗赤 □他（ ）	□淡赤 □赤 □暗赤 □他（ ）
粘膜浮腫	□なし □あり	□なし □あり	□なし □あり	□なし □あり
排泄物の性状	□水様 □泥状 □軟状 □兼状 □軟便 □硬便	□水様 □泥状 □軟状 □兼状 □軟便 □硬便	□水様 □泥状 □軟状 □兼状 □軟便 □硬便	□水様 □泥状 □軟状 □兼状 □軟便 □硬便
排泄物の量	( )／日	( )／日	( )／日	( )／日
粘膜皮膚接合部	□正常 □離開　　　時方向 □他（ ）	□正常 □離開　　　時方向 □他（ ）	□正常 □離開　　　時方向 □他（ ）	□正常 □離開　　　時方向 □他（ ）
周囲皮膚	□正常 □発赤 □膿疱 □熱感 □紫斑 □接疹 □びらん □潰瘍 □圧痕 □他（ ） □ワンピース □ツーピース	□正常 □発赤 □膿疱 □熱感 □紫斑 □接疹 □びらん □潰瘍 □圧痕 □他（ ） □ワンピース □ツーピース	□正常 □発赤 □膿疱 □熱感 □紫斑 □接疹 □びらん □潰瘍 □圧痕 □他（ ） □ワンピース □ツーピース	□正常 □発赤 □膿疱 □熱感 □紫斑 □接疹 □びらん □潰瘍 □圧痕 □他（ ） □ワンピース □ツーピース
使用装具	パウダー □無 □有 ペースト □無 □有 付属品 □無 □有 （ ）	パウダー □無 □有 ペースト □無 □有 付属品 □無 □有 （ ）	パウダー □無 □有 ペースト □無 □有 付属品 □無 □有 （ ）	パウダー □無 □有 ペースト □無 □有 付属品 □無 □有 （ ）
ケア実施者	□看護師 □患者 □他 内容：	□看護師 □患者 □他 内容：	□看護師 □患者 □他 内容：	□看護師 □患者 □他 内容：
A 患者状態 アウトカム				
知識・教育				
合併症	□粘膜血流障害がない □肉芽腫炎がない □粘膜皮膚接合部離開がない □潰瘍がない	□粘膜血流障害がない □肉芽腫炎がない □粘膜皮膚接合部離開がない □潰瘍がない	□粘膜血流障害がない □肉芽腫炎がない □粘膜皮膚接合部離開がない □潰瘍がない	□粘膜血流障害がない □肉芽腫炎がない □粘膜皮膚接合部離開がない □潰瘍がない
P スキンケア・使用装具・セルフケアなどのカルテ通りの指導について				
使用装具	バリアンス □無 □有 （内容　　　　　　　） パス □継続 □逸脱	バリアンス □無 □有 （内容　　　　　　　） パス □継続 □逸脱	バリアンス □無 □有 （内容　　　　　　　） パス □継続 □逸脱	バリアンス □無 □有 （内容　　　　　　　） パス □継続 □逸脱
特殊なスキンケア	□継続 □変更 □無 □有	□継続 □変更 □無 □有	□継続 □変更 □無 □有	□継続 □変更 □無 □有
その他のケア	□無 □有	□無 □有	□無 □有	□無 □有
次回装具交換予定日	年 月 日	年 月 日	年 月 日	年 月 日
看護師サイン	□看護師 □患者 □他	□看護師 □患者 □他	□看護師 □患者 □他	□看護師 □患者 □他

主治医
受持医
担当看護師

カルテ織り込みパス（病室委員会00057-002）北里大学東病院

6. ストーマ外来における継続的サポート

■ 表6-2 ストーマリハビリテーションクリニカルパス（記録用紙）

2) ストーマ外来におけるケアの実際

表6-3 ストーマリハビリテーションクリニカルパス（患者用）

ストーマを造設される方へ

日時	入院日～手術前日	手術当日	術後1日目	術後2～3日目	術後4～6日目	術後7～9日目	術後10～12日目	術後13日～15日目
時期								
目標	①手術・ストーマ造設について理解されていますか？ ②ストーマについて不安はありませんか？ ③わからないことは遠慮なく聞いてください。			ステップ1 ①ストーマを見てみましょう。 ②看護師と一緒にストーマケアをしてみましょう。	ステップ2 ③看護師と一緒にストーマケアができるようになりましょう。 ④ガス抜き・排泄物の処理が行えていますか？	⑤説明を受けながらストーマケアができるようになりましょう。 ⑥ガス抜き・便排出ができるようになりましょう。	ステップ3 ⑦装具交換ができるようになりましょう。 ⑧ストーマや周囲の皮膚に異常はありませんか？ ⑨退院後の装具が決定しています。 ⑩退院後の日常生活に心配なことはないですか？
処置		装具の交換をします。	装具を交換します。		装具を交換します。 退院後の生活や患者様の肌に合わせて、装具を選んでいきます。 WOC（創傷・オストミー・失禁）認定看護師が様察します。	装具を交換します。	装具を交換します。	装具を交換します。
説明・指導	・ストーマケアガイドを渡して、ストーマについて説明します。希望があれば、ストーマケアビデオを看護師と一緒に視聴します。 ・手術前までに造設位置を決めます。手術後に必要な物品を次の3つです。 ＊弱酸性石鹸 　ハイガーゼ 　ビニール袋			・看護師が手順を説明しながら装具交換を説明します。できるところから一緒に行っていきましょう。また、ストーマ周囲の皮膚を一緒に観察してみましょう。	・看護師が手順を説明しながら装具交換を行います。できるところから一緒に行っていきましょう。また、ストーマ周囲の皮膚を一緒に観察してみましょう。ガス抜き、便排出の方法とタイミングについて説明します。	・患者様（または支援者）が実際に装具交換を行っている際に、看護師が説明を行います。面板の容器から、次回の装具交換の目安についてお話しします。	・患者様（または支援者）が中心となって、装具交換ができるよう、看護師が説明します。装具交換後に、外出先の処分方法を行います。ある方は、社会資源が活用できる自信をつけられるよう、看護師が退院後の生活について説明します。 ・退院後に社会資源が活用できる患者様には、医療ソーシャルワーカーが説明します。 ・スキンケア外来と退院後の生活についても説明します。	
使用装具				使用した装具の名前を書いてもらいましょう。				
ストーマについての記録				何か気づいたことがあれば書いておきましょう。				
次回交換予定日と時間を書いておきましょう。	月　日　時	月　日　時	月　日　時	月　日　時	月　日　時	月　日　時	月　日　時	月　日　時

※ご自身、または看護師と一緒にチェックしてみましょう。

ストーマケアチェックリスト	確認日
①装具交換に必要な物品の準備ができる	
②皮膚を保護しながら面板剥離ができる	
③ストーマ周囲の皮膚洗浄・清拭ができる	
④ストーマと周囲皮膚の観察ができる	
⑤ストーマの型取りができる	
⑥型に合わせて面板カットができる	
⑦ストーマに合わせて面板を貼ることができる	
⑧面板に染み取り付けられる（ツーピース）	
⑨装具交換時期の判断ができる	
⑩スキントラブルへの対処ができる	

※ご自身、または看護師と一緒にチェックしてみましょう。

退院前チェックリスト	確認日
①自宅でのストーマケアが何通可能ですか？	
②社会復帰用装具の購入・保管・破棄方法を知っていますか？	
③ストーマ用品の購入窓口について説明を受けていますか？	
④日常生活の注意点について知っていますか？	
⑤緊急時の相談窓口について知っていますか？	
⑥ストーマ合併症はありませんか？ 合併症がある場合、ケア方法について理解されていますか？	
⑦スキンケア外来について知っていますか？	

退院時の使用物品	
スキンケア外来受診日	年　月　日（　）　時　分
購入先	

スキンケア外来で来院の際は、交換予定日がスキンケア外来日となるよう調整してください。また、使用している物品を忘れずにお持ちください。

*術後の経過により個人差があります。ご不明な点は医師・看護師にお尋ねください。

北里大学東病院

6. ストーマ外来における継続的サポート

■ 表6-4 ストーマケア総括

ストーマケア総括

主治医：
担当看護師：

記載日	年　月　日
写真または図	

基本情報	主病名		□直腸がん　□S状結腸がん　□潰瘍性大腸炎　□クローン病　□その他（　　　　　　　）
	手術日		年　月　日
	術式		
	退院日		年　月　日
	保有期間		□永久的　□一時的　□不明
	ストーマの種類	消化管ストーマ	□下行・S状結腸ストーマ（□単孔式　□双孔式） □横行結腸ストーマ（□単孔式　□双孔式） □回腸ストーマ（□単孔式　□双孔式）
		尿路ストーマ	□回腸導管 □尿管皮膚瘻（□一側　□両側）
	放射線療法		□なし　□あり（期間：　　年　月　日～　　年　月　日）
	化学療法		□なし　□あり（期間：　　年　月　日～　　年　月　日）
	ステロイド投与		□なし　□あり（期間：　　年　月　日～　　年　月　日）
	身障者手帳申請		□なし　□あり
ストーマの状態	ストーマサイズ		長径（　　）cm×短径（　　）cm×排泄口の高さ（　　）cm
	ストーマ自体		□正常　□びらん　□潰瘍　□脱出　□陥没　□その他（　　　　）
	粘膜皮膚接合部		□正常　□離開（　　）時方向　□その他（　　　　　　）
	周囲皮膚のトラブル		□正常　□発赤　□びらん　□潰瘍　□発疹　□紫斑　□潰瘍　□硬結 □色素沈着　□色素脱失　□その他（　　　　　　　） ※トラブルの部位は写真・図に明記
	排泄物の量		□約（　　）ml/日　□不明
	排泄物の性状		□水様　□泥状　□粥状　□軟便　□硬便
ケア状況	使用装具		□一品系（製品名：　　　　　　　　　　　　　　） □二品系（製品名：　　　　　　　　　　　　　　）
	パウダー		□なし　□あり（製品名：　　　　　　　　　　　　）
	ペースト		□なし　□あり（製品名：　　　　　　　　　　　　）
	ベルト		□なし　□あり（製品名：　　　　　　　　　　　　）
	附属品		□なし　□あり（製品名：　　　　　　　　　　　　）
	面板交換間隔		（　　）日に1回
	もれ		□なし　□あり（頻度：　　　　　　部位：　　　　）
	ケアを行う人		□本人　□配偶者　□子供　□その他（　　　　　　）
継続ケア	治療、病名、ストーマなどに関する医師からの説明		
	ケア上の問題点		
	記載者氏名		

北里大学東病院　1996年10月作成
2007年5月改訂

ことは，その場では理解できても，時間が経つと忘れてしまうことがある．また，手順はわかっていても手先が震えて面板がカットできなかったり，視力障害があるために面板をうまく貼れないといったハンディをもっていることもある．このような場合は，その人自身の実生活に見合ったセルフケアの工夫が必要である．うまくできない部分を工夫したり，他者のサポートを得ることなどを考慮する．ストーマの局所ケアを進めていくうえでは，身体状況，精神面，年齢や発達状態，健康状態，社会文化的な背景の影響など，多方面から対象者の特性を踏まえたセルフケア能力のアセスメントが必要である．

　ストーマのセルフケアは局所ケアに限るものではない．その1つは「ストーマという障害をもちながら生活するためのセルフケア」である．これには，ストーマ装具の交換やスキンケアのほかに，入浴，仕事，旅行，外出などの面において，工夫や変更をしていくことも含まれる．2つ目は「医療者からの助言を入れながらの健康管理に伴うセルフケア」である．例えば，禁煙や禁酒，肉食や高脂肪食などに偏った食生活を改善して自分の健康を維持することがある．また，ストーマがあっても趣味や楽しみを見つけて心の健康を維持していくことなどである．そして3つ目は「自分らしく生きていくためのセルフケア」である．それは，ストーマを造設したあとは，少なからずボディイメージの変化があるが，そのなかでこれからどう生きていくかを考え，希望や目標をもって自分自身や家族を大切にしていくことである（表6-5）[2]．

■ 表6-5　ストーマケアにおけるセルフケア

| 1. ストーマという障害をもちながら生活するためのセルフケア |
| 2. 医療者からの助言を入れながらの健康管理に伴うセルフケア |
| 3. 自分らしく生きていくためのセルフケア |

(3) 目標のステップアップ

　60歳代の女性は，手術をしてから，体重が減少し，すっかり体力が落ちてしまった．術前は，20年前来ジムに通い，エアロビクスやスカッシュなどで汗をかくことが日常の楽しみであった．しかし，ストーマを造設してから3カ月経ち，身体的には回復したものの，ジムにはなかなか行く気になれなかった．行きたい気持ちはあったが「運動中に便が漏れたらどうしよう」「汗で装具が剝がれたらどうしよう」「シャワーでストーマのことを他人に気づかれないか」という心配があった．ストーマ外来では，彼女の心配を聴いて「目立たない装具，安全な装具」への変更を考えた．小さくて肌色の目立たないストーマ袋に変更した．また，シャワーのときにはストーマ袋を小さく折り畳んでみてはどうかとアドバイスした．1カ月後，彼女は勇気を出してジムに行った．「思ったより平気だったわ．これなら動きやすいし，Tシャツの上からも目立たないので安心」と笑顔で語った．その後，彼女は自らオストメイトの会に参加した．そして，自分と同じようなストーマをもつ人がとても明るく前向きに生活を楽しんでいるのをみて，励まされ，勇気と希望が湧いてきた．それから彼女は「なったものは仕方がない．工夫しながら生きていかなきゃ」と語り，積極的に外出するようになった．

　人は何かを行うときに，そのことを自分ではやり遂げられそうだと思えばやってみようとす

る.このやれそうだと思える自信を「自己効力（self efficacy）」という.自己効力は,実際に行ってみた「成功体験」,他者がうまくやれていることを観察する「代理的体験（モデリング）」,努力やできたことに対してポジティブにフィードバックする言語的説得,行動したことによって生理的や情意的に良好な反応が起こりそれを自覚することや,できないという思い込みから解放されるなどの「生理的・情動的状態」の4つの情報によって高められるといわれている.人の「やる気」を理解するためには,やろうとする気持ちだけではなく,失敗したくない気持ちが存在することを理解しておく必要がある[3]．

心からやりたいと思っていることはあっても「便が漏れて人前で恥をかきたくない」「人目が気になる」などという気持ちから,今一歩というところで行動に結び付かないことがある.看護師は安易に「できますよ」と説明するだけではなく,まず「相手の立場に立って考える」ことから始める.そして,どのような情報やアドバイスがあれば,それを実現できるかをオストメイトとともに考えていく.

オストメイト自身が目指す目標が達成できたとき,達成感とともに自信がついて次の目標が生まれてくる.新たなチャレンジを繰り返しながら,生活や行動だけではなく,視野や考え方も広がってくるであろう.それゆえ,オストメイト自身がもつ目標や希望は,他人からみればどんなに小さいことでも大切にしていく必要がある.そして,自ら意思決定し,勇気を出して行動に移すプロセスをサポートしていくことである.

(4) タイムリーなサポート

60歳代の女性は「もう,どうしていいかわからない.ノイローゼになりそう」とすっかり困り果て,夫に付き添われてストーマ外来に来た.彼女は服の上からストーマ部を押さえ,眉間にしわを寄せながら「ここが痛い.何回やっても漏れてしまうの.入院中はこんなこと一度もなかったのに……」と語った.退院してまだ1週間も経っていなかった.そのとき,すでに面板は,半分剝がれて便が滲み出していた.面板の周りに何重にもテープを貼りタオルで覆っていた.面板を剝がすと広範囲にびらんが生じ,漏れる方向を指差しては「いつも決まってこの下の方から漏れるの」といった（図6-4）．

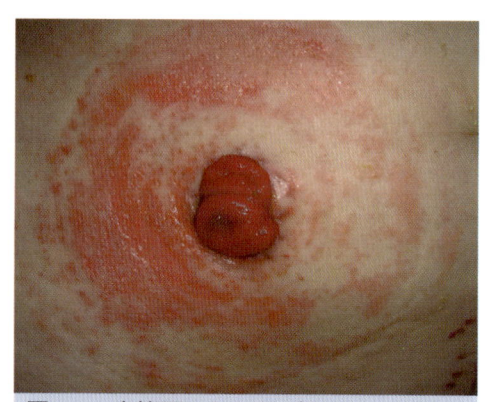

図6-4　広範囲にわたるびらん

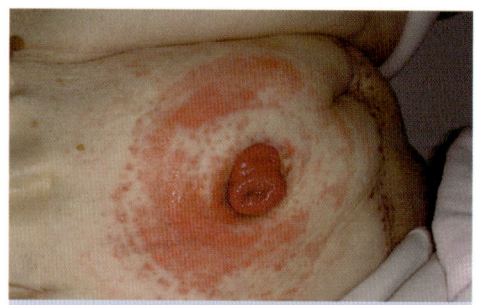

ストーマは,退院したときよりもかなり小さくなっていた.そして,座位になるとストーマは,腹部のたるみに埋もれ,排泄口は下を向き,ストーマの4時と8時方向には深いしわがあった（図6-5）．退院後,彼女は日中ほとんど横になること

図6-5　座位になると腹部のたるみがみられる

はなく，洗濯や掃除，アイロンがけなど入院中にできなかった家事をこなしていた．ストーマ外来では，食事や生活行動を控える必要は全くないことを伝えた．そして，今まで使っていた軟らかい平面型面板から凸型面板のワンピースに変更した．

1週間後，彼女は見違えるようにきれいにお化粧をしておしゃれな服装でストーマ外来に来た．そして「本当に助かった．あのままだったら生きた心地がしなかったわ」と語り，便漏れとスキントラブルによる痛みが全くなくなり，安心して生活できることに感謝した（図6-6）．

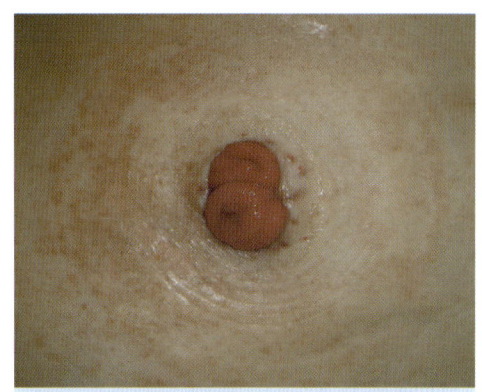

図6-6　装具を変更してから1週間後，びらんは治癒

ストーマケアに関する研究や技術が進歩するとともに，多種類のストーマ装具が開発され，スキントラブルの問題は，改善可能なことが多くなってきた．しかし，オストメイトに見合った装具を選択するときは，専門的な知識とアセスメント能力が必要である．オストメイトが困っている状況に遭遇したとき，またスキントラブルや漏れなど，急なトラブルが生じたときには，専門家による的確なアセスメントと対処が必要である．

(5) 継続的サポート

70歳代の男性が10年ぶりにストーマ外来にやってきた．彼は「最近，洗腸（イリゲーション）をやってもすっきり便が出ない．もう年をとってきたし，このまま洗腸を続けていくべきなのか迷っている」と語った．また，自分が寝たきりになってストーマケアができなくなったとき，家族に行ってもらうのは大変だと考えていた．彼は，娘家族と同居していたが，ストーマのケアは誰にも頼ることなく，10年間ひとりで行ってきた．皮膚やストーマには全くトラブルがなかった．

彼の意向を聴いて相談した結果，しばらくイリゲーションをやめて自然排便法に切り替えてみることになった．そのため，ストーマ袋は，今まで使っていた下部閉鎖型のものから下部開放型のものに変更した．そして，イリゲーションをやめた直後は，便秘に傾きやすいこと，水分を十分に摂取することを説明し，緩下剤を持って帰ることになった．

1カ月後，彼は「便が出てくるたびに気になってトイレに行くけれど，毎日出てくれると安心です」と語り，自然排便法に少しずつ慣れてきた．

最近，大きな病院では，がんの手術をしてから5年以上経過し，転移や再発などがないと，近隣の診療所に紹介することが多くなってきた．しかし，永久的ストーマをもつ人にとって，がんという病気自体の転移や再発の心配は軽減しても，自分の身体の一部として存在するストーマへの心配は生涯なくなることはない．それゆえ，医療者が一方的に「術後○年経過したのでストーマ外来でのフォローは終了」などと決めることは難しい．

小児では，成長発達につれて装具を変更しなければならないことがある．思春期から成人期に

かけては，恋愛や性生活，結婚や妊娠，社会生活といったライフプロセスのなかで装具やケアの工夫が必要になることもある．そして，老年期には，視力や筋力の低下，記銘力の衰え，皮膚の老化により，乾燥・しわ・たるみなどがみられ，漏れやスキントラブルが生じることもある．また，長年にわたり，ストーマケアを担い，心の支えであったパートナーを失うこともあるかもしれない．そのほか，大地震などの自然災害，事故，脳梗塞や神経系の疾患を患い，急にセルフケアが困難になることがある．ストーマ外来は，オストメイトや家族が困ったときにこそ，いつでも相談にのれるようなサポートが大切である．

(6) オストメイトとのパートナーシップ

「これさえなければ……」とストーマになったことを嘆き悲しむオストメイトを前にしたとき，もし，自分が相手の立場であったら，または，自分の愛するパートナーであったら，どう思うであろうか．

ストーマ外来は，漏れやスキントラブルの相談のためだけに存在するのではない．患者や家族の心のケアがとても重要である．オストメイトは，ストーマがあることによる不便さ，嫌悪感や羞恥心などをもつことがある．また，対人関係，特に性生活，妊娠への希望や不安などは，誰にも相談できずに悩んでいる人もいる．このような相談はすぐに解決策が見つかるわけではない．オストメイトは，ストーマに関することで悩んだり，落ち込んだりしたとき，自分を理解してくれる信頼できる人に，内面にある不安や恐怖，ストーマに対する思いを語ることで，気持ちが楽になることがある．そして，自ら語るうちに新たな気づきや前向きな思考をもつこともあるだろう[3]．

ストーマ外来を担当する看護師は，オストメイトとのパートナーシップを組み，患者の意欲や希望，自己決定したことを尊重していくことが大切である．それは，看護師にとっても多くの学びにつながる．様々な体験を経てきたオストメイトの人としての強さや勇気，そして生活のなかから生まれたユニークなアイデアや工夫などはとても素晴らしい．

(7) 個別相談による専門的アドバイス

ストーマ外来の受診理由としては，「セルフケアが完全に習得できていない」「スキントラブルがある」「不意な漏れを繰り返す」「装具やケアの変更を要する」といった局所ケアに関することが多い．このような場合は，専門職として適切にアセスメントし，その場で対処方法を考えていかなければならない．そのためには，常に最新の知識や情報が必要である．学会やセミナーに参加したり，ストーマ用品メーカーからの情報を得ることも大切である．私たちは，ストーマ用品を扱う中間ユーザーとして，常にアンテナを立てて，新しい装具や技術の情報を入手しておく必要がある．

また，「対象に見合った装具やケア方法を選択する」というアセスメント能力も必要である．それにはある程度の知識と経験が必要である．局所のトラブルが生じたときは，「どの装具に変更しようか」と考える前に「どのような原因でトラブルが生じたのか」をアセスメントする．例えば，便が漏れて困っている場合，まず，オストメイトの困っている状況や今までの経過をよく

聴く．そして，「いつごろから漏れが始まったのか」「どの部位から漏れることが多いか」「漏れる時間は夜や明け方など決まっているか」，そのほか，排泄物の性状や量，発汗，交換間隔，ケアの方法，日常生活習慣の変化などを尋ねる．このような話を聴くうちにオストメイト自身から「そういえば……」「もしかしたら……」と自分のケアを振り返り，漏れのきっかけになったことがわかってくるかもしれない．

次に，面板を剥がして皮膚や腹壁の状況，ストーマの形状や高さを観察する．その際に立位や臥位だけではなく，しゃがんだり，リラックスして座っているときの姿勢では，ストーマと腹壁がどのように変化するかをみる．このような現状を把握したうえで，どのような対処をすればよいのか，その対処方法はオストメイトの在宅生活のなかで可能かどうかを考える（図 6-7, 8）．

トラブルが生じて装具やケアの方法を変更し，アドバイスを行ったあとは，フォローアップも大切である．変更したケアができているか，装具を変更したことにより，不自由はないか，新たな問題は生じていないかなど，オストメイトとともに評価する．

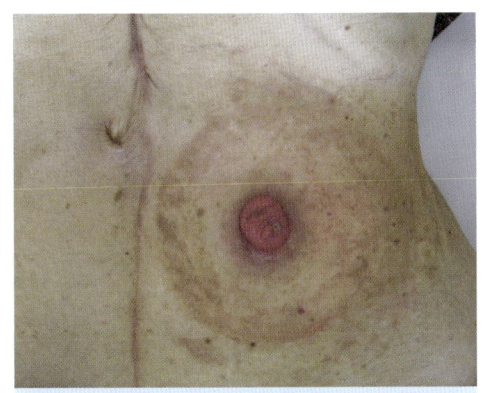

図 6-7　臥位：ストーマ周辺にしわやたるみはない

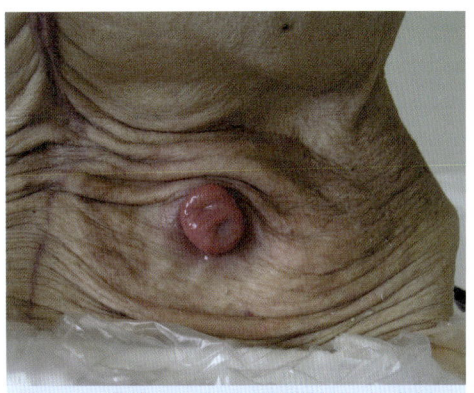

図 6-8　座位：ストーマ周辺にしわやたるみがみられる

(8) 医療チームの連携

ストーマ外来では，オストメイトや家族からの相談内容によっては，医療ソーシャルワーカー，栄養士，薬剤師との個別相談を調整する必要がある．また，ストーマに関するトラブルは，必ずしもストーマ外来を行っている日に生じるとは限らない．夜間や休日でストーマ外来スタッフが不在のときに「ストーマが脱出した」「ストーマの色が黒っぽくなっている」「ストーマから出血している」といった緊急事態が生じることもある．このような場合は，状況によっては，緊急入院の判断も必要である．ストーマ外来スタッフは，緊急時の対応をするスタッフや，様々なコメディカルスタッフとの連携を図りながら，情報共有や連絡調整を図ることが大切である．

3) ストーマ外来開設までのステップ（表6-6）

■ 表6-6 ストーマ外来開設までのステップ

1. 名称を決める
2. 対象者を決める
3. 実施日の設定
4. 施設内における位置づけと構成メンバー
5. 場所の確保
6. 必要物品の準備
7. 経済面の調整
8. ストーマ外来受診までの流れ
9. 広報活動
10. ストーマ外来開設後の再調整

(1) 名称・対象・実施日の設定

　ストーマリハビリテーションを行う外来部門を「ストーマ外来」という．最近は，「WOC外来」「WOCケア外来」「WOC相談室」「スキンケア外来」など，独自の名称を付けてストーマリハビリテーションに限らず，褥瘡，失禁，瘻孔などのスキンケアを含めてケアを行っている施設もある．ストーマ外来における対象としては，消化管と尿路のどちらも可能か，年齢制限の有無，胃瘻や腸瘻などの瘻孔管理も含めるか，ほかの施設で手術をした人でも受診が可能かどうかをあらかじめ決めておく．

　ストーマ外来を実施する日は，あらかじめ設定し，専門スタッフが担当する．実施日は，その施設でのストーマ造設件数などから対象者がどのくらいかを想定するとともに，専門スタッフのスケジュール，確保できる場所や時間などを関係スタッフと話し合い調整する．診療報酬の算定を考えると，予約枠は最低30分に1名にしておく必要がある．

(2) 位置づけと構成メンバー

　施設における位置づけは，消化器外科外来，泌尿器外来，小児科外科外来などの診療科に専門外来として併設されているところが多い．また，ほかの外来とは，別に独立しているところもある．

　ストーマ外来で直接的なケアや相談にあたるのは，看護師と医師である．これには，ストーマについての知識をもち，実践経験の豊富な人材が求められる．特に看護師は，他部署や多職種との相談や調整能力も求められる．医師と看護師が同じ部屋で一緒に行っているところもあれば，看護師はケアや日常生活に関する相談を，医師は治療や処置，身体の変化に関する相談といったように分担しながら連携を図っているところもある．そのほか，予約管理や場所などの案内をする事務員，その科に所属するスタッフの理解と協力が必要である．

(3) 場所の確保

　ストーマ外来を行う場所は，既存の一般外来に設ける場合と，これから新たな病院を設立する場合，増改築する場合がある．病院の新設や増改築する場合は，診療部とともにストーマ外

来設置の必要性と設置希望を文書にし，設計図案を申請するとよい．現在あるところに設ける場合は，①プライバシーが保てること，②臭いの管理ができること，③オストメイトが話しやすく，ケアがしやすい落ち着いた環境であること，④スキンケアや手洗いに必要な水道があること，⑤排泄物を処理するトイレや汚物槽などが近くにあることなどを考慮する．理想とする環境の条件を挙げればきりがないが，限られた環境のなかでできるかぎりの工夫や調整を図っていく（図 6-9, 表 6-7）．

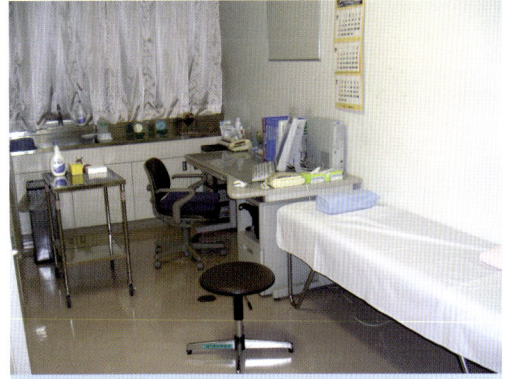

図 6-9　ストーマ外来
（北里大学東病院 スキンケア外来）

■ 表 6-7　望ましい環境条件

- プライバシーが保てる場所
- 水回りの利便性（手洗い，ケア時のお湯，排泄物の処理）
- 臭いへの対策が行える（換気，脱臭機など）
- 医療チームの協力体制が整っている

（4）必要物品の準備（表 6-8）

■ 表 6-8　必要物品の準備

必ず準備するもの	あると便利なもの
・ストーマ用品 ・スキンケア用品 ・ストーマ用品メーカーのパンフレット（全社，最新版） ・記録用紙または電子カルテ ・ベッド ・椅子 ・ビニール袋　など	・ワゴンやテーブル ・デジタルカメラ ・手鏡 ・衣服を留める洗濯ばさみ 　　　　　　　　　など

　ストーマ外来を来院するオストメイトのなかには，トラブルが生じて装具の変更が必要になることもあれば，新製品の情報を求めて来院する人もいる．そのため，ストーマ外来では，ある程度の種類のストーマ用品を準備しておく必要がある．ただし，ストーマ用品の数は非常に多いので，在庫が置ける場所を確保したうえで，そこに置けるだけの必要物品を選定する（図 6-10 ～ 12）．そして，在庫を使ったら点検して補充するシステムも考えておく．また，ストーマ用品メーカーのパンフレットは，たびたび改訂されるので常に最新版を備え，オストメイトに装具を紹介する場合は，装具の商品名，メーカー，規格，包装単位，価格を正確に書いて渡す（表 6-9）．その他，電子カルテまたは専用の記録用紙（p.71, 72 表 6-10, 11），デジタルカメラ，ス

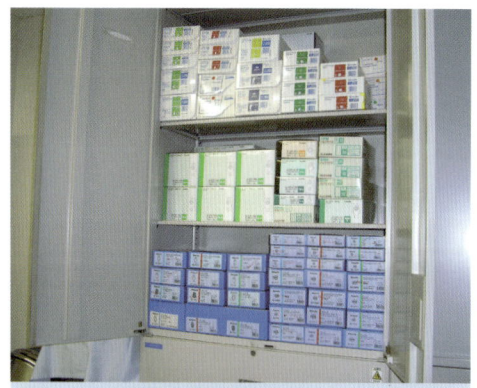

6. ストーマ外来における継続的サポート

図 6-10　装具を保管する棚

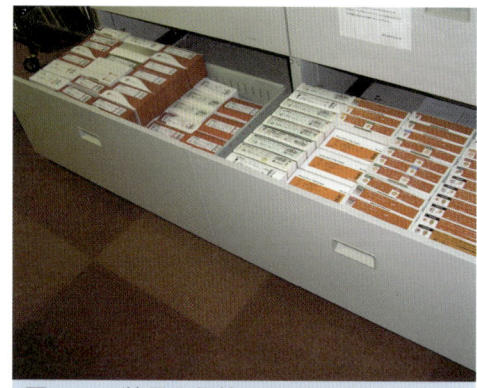

図 6-11　装具を保管する引き出し

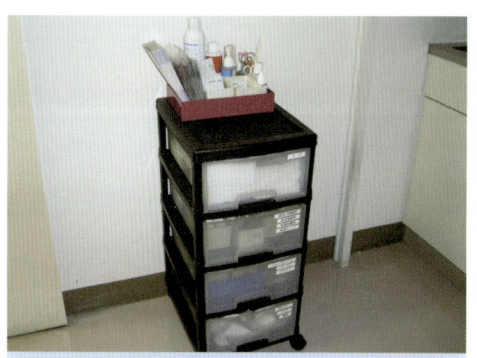

図 6-12　アクセサリーやスキンケア用品などの小物を入れる引き出し

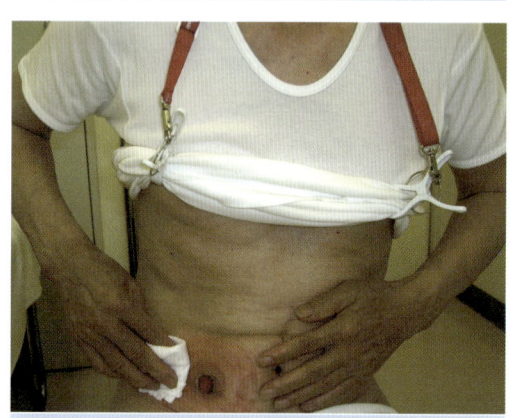

図 6-13　装具交換時，衣服を留めておく紐付きの洗濯ばさみ

キンケア用品，テーブルやワゴン，手鏡や，ケア時に衣服を留めるための紐付きの洗濯ばさみなどがあると便利である（図6-13）．

■ 表 6-9　オストメイトにストーマ用品を紹介するときの用紙

　　　　　　　　　　　　　　年　月　日

　　　　　　　様

【使用物品】

メーカー	商品名	サイズ	製品番号	包装単位	価格

【購入先】

3) ストーマ外来開設までのステップ

■ 表6-10 ストーマ外来記録用紙－初診時

ID No. (　　　)

在宅療養指導記録（Ⅱ）
ストーマ（初回）

氏名

- □ 消化器内科
- □ 消化器外科
- □ 神経内科
- □ 整形外科
- □ 精神神経科

	年　月　日　　時間：　　～
S	相談内容：□便もれ □皮膚障害 □装具 □臭い □入浴 □食事 □衣服 □運動 □精神面 □経済面 □退院後フォロー □その他（　　　　　　　　　　　　　）
O	【ストーマ造設日】　年　月　日 【術式】 【保有期間】 　□永久的 □一時的（約　　間）□不明 【ストーマの種類】 　□コロストミー（単孔式・双孔式） 　□イレオストミー（単孔式・双孔式） 　□ウロストミー 　　□尿管皮膚瘻（両側・一側） 　　□回腸導管 　　□他（　　　　　　） 【退院日】　年　月　日 【放射線治療】　□なし □あり（期間：　年 月 日～ 年 月 日　適用部位：　　　） 【化学療法】　　□なし □あり（期間：　年 月 日～ 年 月 日　使用薬剤：　　　） 【ステロイド投与】□なし □あり（術前総量：　　mg　現在使用量：　　mg／日） 【ストーマの状態】 　ストーマサイズ：長径（　）×短径（　）×口側高さ（　）mm 　ストーマ粘膜　：□正常 □びらん □潰瘍 □脱出 □陥没 □他（　　　） 　粘膜皮膚接合部：□正常 □離開（　）時方向 □他（　　　） 　排泄物　　　　：量（　）ml／日・性状 □水様 □泥状 □粥状 □軟便 □硬便 【ストーマ周囲皮膚】 　□正常 □発赤 □びらん □潰瘍 □発疹 □紫斑 □潰瘍 □硬結 □色素沈着 □色素脱失 　□他（　　　）□部位（　　　） 【ケアの状況】 　使用装具　　：□一品系 □二品系（製品名：　　　　　） 　パウダー　　：□なし □あり（　　　　　　　　） 　ペースト　　：□なし □あり（　　　　　　　　） 　附属品　　　：□なし □あり（　　　　　　　　） 　面板交換頻度：中（　）日目 　皮膚保護材溶解：最高（　）時方向（　）mm 　装具からのもれ：□なし □あり（もれの部位：　　　） 　ケアを行う人　：□本人 □他（夫・妻・娘・息子・嫁・他〈　　〉） 　困っていること：□なし □あり（内容：　　　　　　　） 【その他】
A	【ケア上の問題】□なし □あり（内容：　　　　　　　　） 　　　　　　　　　　　　（発生要因：　　　　　　　　） 【装具の変更】□なし □あり（根拠：　　　　　　　　） 【ケアの変更】□なし □あり（根拠：　　　　　　　　）
P	【装具の変更】□なし □あり（製品名：　　　　　　　　） 【ケアの変更】□なし □あり（方法：　　　　　　　　） 【その他】　　□なし □あり（内容：　　　　　　　　） 【次回来院予定日】　年　月　日
記入者氏名	

北里大学東病院　看外在宅Ⅱ
平成11年9月27日作成　平成16年1月28日改訂

6. ストーマ外来における継続的サポート

■ 表6-11 ストーマ外来記録用紙－継続

ID No.（　　）		**在宅療養指導記録（Ⅱ）**	☐ 消化器内科 ☐ 消化器外科 ☐ 神経内科 ☐ 整形外科 ☐ 精神神経科
氏名		ストーマ（継続）	

		記入日	年　月　日 時間：　　～	年　月　日 時間：　　～
S				
O		写真または図		
	【ストーマの状態】	ストーマサイズ	長（　）×短（　）×高さ（　）mm	長（　）×短（　）×高さ（　）mm
		ストーマ粘膜	☐正常 ☐びらん ☐潰瘍 ☐脱出 ☐陥没 ☐他（　　　　）	☐正常 ☐びらん ☐潰瘍 ☐脱出 ☐陥没 ☐他（　　　　）
		粘膜皮膚接合部	☐正常 ☐離開（　　）時方向 ☐他（　　　　）	☐正常 ☐離開（　　）時方向 ☐他（　　　　）
		排泄物の量	（　　　）ml／日	（　　　）ml／日
		排泄物の性状	☐水様 ☐泥状 ☐粥状 ☐軟便 ☐硬便	☐水様 ☐泥状 ☐粥状 ☐軟便 ☐硬便
	【ストーマ周囲皮膚】		☐正常 ☐発赤 ☐びらん ☐潰瘍 ☐発疹 ☐紫斑 ☐潰瘍 ☐硬結 ☐色素沈着 ☐色素脱失 ☐他（　） ☐部位（　　　　　　）	☐正常 ☐発赤 ☐びらん ☐潰瘍 ☐発疹 ☐紫斑 ☐潰瘍 ☐硬結 ☐色素沈着 ☐色素脱失 ☐他（　） ☐部位（　　　　　　）
	【ケアの状況】	使用装具	☐一品系 ☐二品系 （製品名：　　　　　　）	☐一品系 ☐二品系 （製品名：　　　　　　）
		パウダー	☐なし ☐あり（　　　　）	☐なし ☐あり（　　　　）
		ペースト	☐なし ☐あり（　　　　）	☐なし ☐あり（　　　　）
		附属品	☐なし ☐あり（　　　　）	☐なし ☐あり（　　　　）
		面板交換頻度	中（　　）日目	中（　　）日目
		皮膚保護材溶解	最高（　）時方向（　）mm	最高（　）時方向（　）mm
		装具からのもれ	☐なし ☐あり（もれの部位：　）	☐なし ☐あり（もれの部位：　）
		困っていること	☐なし ☐あり（　　　　）	☐なし ☐あり（　　　　）
	【その他】			
A	【ケア上の問題】		☐なし ☐あり（内容：　　） （発生要因：　　　　）	☐なし ☐あり（内容：　　） （発生要因：　　　　）
	【装具の変更】		☐なし ☐あり （根拠：　　　　）	☐なし ☐あり （根拠：　　　　）
	【ケアの変更】		☐なし ☐あり （根拠：　　　　）	☐なし ☐あり （根拠：　　　　）
P	【装具の変更】		☐なし ☐あり （製品名：　　　　）	☐なし ☐あり （製品名：　　　　）
	【ケアの変更】		☐なし ☐あり （方法：　　　　）	☐なし ☐あり （方法：　　　　）
	【その他】		☐なし ☐あり （内容：　　　　）	☐なし ☐あり （内容：　　　　）
	【次回来院予定日】		年　月　日	年　月　日
記入者氏名				

北里大学東病院　看外在宅Ⅱ
平成11年9月27日作成　平成16年1月28日改訂

(5) 経済面の調整

どのくらいの収入や支出があるのかを考えておくことも必要である．ストーマ外来で診療報酬の対象となるものは，一般の再診料，初診料，診断料，処方料，検査料のほかに，指導・管理料としての「在宅療養指導料170点」，処置料としての「ストーマ処置料70点または100点」「高位浣腸，高圧浣腸，洗腸65点」などがある（表6-12）．これらは，「医科点数表の解釈　社会保険研究所」[4]に掲載されている．これは，2年ごとに改訂されるので，改訂されるごとに関連項目を確認し，請求漏れを防ぐ必要がある．施設内でのコスト算定方法や手順については，院内の医事課や医療課などの職員に相談するとよい．

一方，必要経費としては，人件費，ストーマ用品，ガーゼ，洗浄剤などの消耗品，コンピューター経費，記録用紙などがある．ある程度の経験や知識がある看護師や医師が担当するので，人件費がいちばん大きいかもしれないが，患者サービスの一環としての必要性を重視する．ストーマ用品は，施設で発注するものもあれば，メーカーから提供してもらうサンプルもある．オストメイトには，あらかじめ受診時には使用している装具を持参するように説明しておく．

■ 表6-12　ストーマ外来において診療報酬の対象となる主な項目

項目		点数 (1点：10円)	備考
在宅療養指導料		170点	・在宅療養指導管理料を算定している患者または入院中以外の患者で器具（人工肛門，人工膀胱，気管カニューレ，留置カテーテル，ドレーンなど）を装着し，その管理に配慮を要する患者に対して指導を行った場合に算定できる． ・初回月は月2回，その他の月は月1回に限り算定． ・保健師または看護師が30分以上の指導を行った場合のみ． ・プライバシーが配慮されている専用の場所で行うことが必要． ・療養指導記録を作成し，指導要点や時間を明記する．
ストーマ処置	ストーマを1個もつ患者に対して行った場合	70点	・入院中以外の患者に対して算定する． ・消化管ストーマ，尿路ストーマのストーマ処置を行った場合に算定できる． ・ストーマ処置には，装具交換の費用は含まれるが，装具の費用は含まない． ・「在宅寝たきり患者処置指導管理料」を算定している患者については，算定できない． 注：6歳未満の乳幼児の場合は，50点を加算する．
	ストーマを2個もつ患者に対して行った場合	100点	
高位浣腸，高圧浣腸，洗腸		65点	・高位浣腸，高圧浣腸，洗腸，摘便，腰椎麻酔下直腸内異物除去または腸内ガス排気処置（開腹手術後）を同一日に行った場合は，主たるものの所定点数により算定する． 注：3歳未満の乳幼児の場合は，50点を加算する．

（2014年現在）

(6) ストーマ外来受診までの流れ

ストーマ外来に来院した人が，受付をしてケアや相談を受けた後，次回の予約をとって会計

するまでの流れを示すフローチャートなどを作成しておくと便利である．同施設で手術を受けて退院後，初めて受診する場合，再診の場合，他施設で手術を受けて紹介状を持参した場合など，いくつかのケースを考え，誰がみてもわかるようにしておく．また，予約や電話相談の窓口も決めておく．

(7) 広報活動

　様々な準備が整ったあと，専門外来としてのアピールをする．オストメイトには，入院中の教育用ビデオやクリニカルパス（p.61 表6-3 参照），小冊子（p.56 図6-3 参照）などでストーマ外来のことを紹介したり，口頭で伝える．また，最近ではインターネットで調べて来院する人もいるので，病院のホームページを活用するのもよい．院内の職員にも知ってもらうために院内のニュースレターやテレビニュースなどを活用するのも1つである．

　広報の内容には，ストーマ外来とはどのようなことを行う外来か，ストーマ外来実施日・時間・場所，対象者（ストーマの種類，成人・小児など），担当スタッフ，問い合わせ先，受診方法などをわかりやすく掲載する．

(8) ストーマ外来開設後の再調整

　十分に準備体制を整えて開設したとしても，実際にやってみて初めて不便なことや不足しているものに気づくことがある．特に既存の外来診察室を使用する場合，プライバシーや汚物処理，臭いの管理についての問題が生じてくることもあるだろう．診察室が個室ではなく，プライバシーが保ちにくいときは，アコーディオンカーテンやパーテーションなどを設置する方法もある．

　また，ストーマ外来において，臭いの管理は欠かせない．人は自分の排泄物の臭いは耐えられても他人の排泄物には非常に敏感である．1人ひとりのオストメイトが気持ちよくケアが受けられるように消臭対策を常に意識する．病院では，ダニやハエなどの小さな虫が侵入すると不衛生なために，窓はあっても開放できないことが多い．また，完全に個室になっていない外来部門には，換気扇が付いていないことが多い．汚物は速やかに処理するとともに，オストメイトが退室したあとに，即効性の無香性消臭スプレーや脱臭機を設置するのも1つの方法である．

　環境や予算の限界はあるが，どのように工夫すればよいか，どのような調整が必要か，誰に交渉するかをよく考えて医療チームで話し合いながら，再調整する．

おわりに

　オストメイトは，「自分の腹部にストーマがある」という初めての体験をし，様々な思いを抱いている．それは，退院して普段の生活に戻って実感することが多い．「どうしよう」という不安，「これさえなければ」という嫌悪感から，「なってしまったものは仕方がない」と諦めとともに気持ちを切り替えて，「やるしかない」と新たな生活を送る決心をし，様々な工夫をしたり，手術前よりも健康管理に努めるなど，その人なりのリハビリテーションのプロセスを歩んでいく．

私たちは，オストメイトとのパートナーシップを組み，いつでも相談にのり，共に考える．そして，専門職としてのアドバイスをしたり，時には近くで見守ったりしながら，オストメイト自身のリハビリテーションをサポートをしていく必要がある．

Q&A

Q：ストーマ外来におけるフォローは，どのくらいの間隔で行えばよいのか？

A： 退院時に日常生活に影響するようなトラブルがなければ，施設の中で調整して以下のような間隔の目安を設定しておくとよい．退院後間もない時期はやや短めの間隔にし，経過によりオストメイトや家族と相談しながら，徐々に間隔を延長していく．

　ただし，退院時の局所のセルフケア状況，患者や家族の不安，スキントラブルや漏れのリスクがある場合は，個別的な配慮が必要である．

　また，一時的ストーマをもつオストメイトの場合は，ストーマ閉鎖術の日程が決まった時点で，できる限り来院してもらいスキントラブルがないことを確認し，手術に備える．

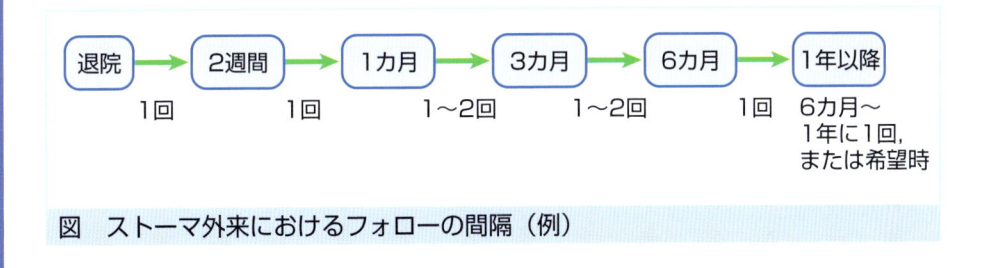

退院 → 2週間 → 1カ月 → 3カ月 → 6カ月 → 1年以降
1回　　1回　　1〜2回　1〜2回　1回　　6カ月〜1年に1回，または希望時

図　ストーマ外来におけるフォローの間隔（例）

■ 文献

1) 日本ストーマリハビリテーション学会 編：ストーマリハビリテーション学用語集．第2版，p70，金原出版，2003．
2) 松原康美：がん体験者を理解する―パートナーシップを通した変化　大腸がん体験者．がんサバイバーシップ―がんとともに生きる人びとへの看護ケア，pp113-118，近藤まゆみ，嶺岸秀子 編，医歯薬出版，2006．
3) 下村裕子：自立を支援する教育的かかわりの方法．リハビリテーション看護研究5 リハビリテーション看護とセルフケア，石鍋圭子，泉キヨ子・他 編，pp15-23，医歯薬出版，2002．
4) 医科点数表の解釈．社会保険研究所，2014．

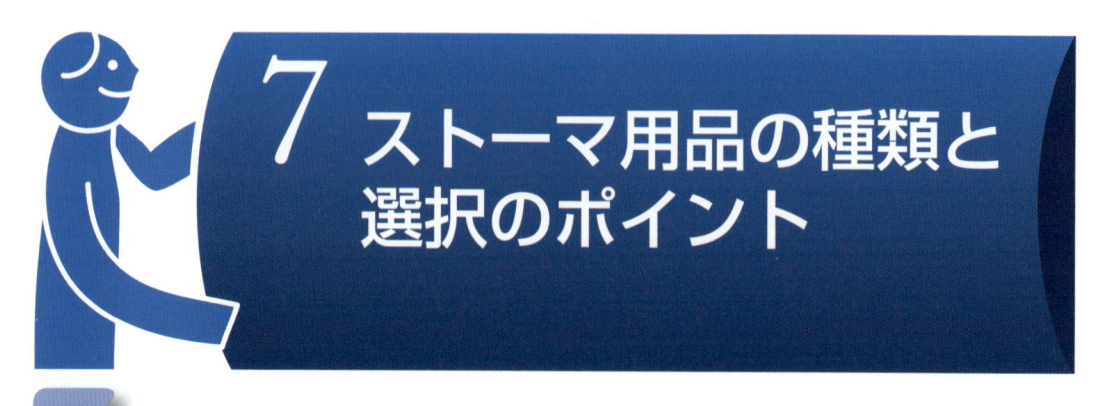

7 ストーマ用品の種類と選択のポイント

はじめに

　ストーマケアにおいて，「ストーマの装具って種類が多くて，何を選択していいかわからない，苦手」という看護師は少なくない．しかし，装具選択はオストメイトにとっては重要事項であり，頼みの綱は一緒にケアをしてくれる看護師であろう．医師が"ある一定の病気に対してどのような薬剤が有効であるか"を勉強するように，ストーマケアに携わる看護師も"このストーマの人に対してはどのような装具が使用可能か"を根気強く勉強してほしい．本章では，装具選択に必要な知識と選択に必要なポイントを写真を用いて説明する．

　＜用語の定義＞（ストーマリハビリテーション学用語集より）

　ストーマ用品：ストーマを管理するのに用いる用品

　ストーマ装具：ストーマに装着する器具

　ストーマ袋：ストーマに付け排泄物を収集する袋

　面板：ストーマ袋や洗腸排泄部品などを身体に固定する平板

　フランジ：面板と袋部の両方にある袋接合部の輪状縁

　皮膚保護剤：排泄・分泌物の皮膚接触を防止し，皮膚を生理的状態に保つ作用がある吸水性の粘着剤．

1) 皮膚保護剤の特徴

(1) 皮膚保護剤の構造

　皮膚保護剤は水に対してよく溶解，吸収，膨潤する高分子物質である親水性ポリマーが構成する材料の中心である．皮膚保護剤の剤型には，板状皮膚保護剤，練状皮膚保護剤，粉状皮膚保護剤の3種類がある．

　① 板状皮膚保護剤：支持体（backing film）と皮膚保護剤配合物から構成されている．平板上で，形状としては四角形，円盤状，ロール状のものがある．

　② 練状皮膚保護剤：ペースト状，粘土状の皮膚保護剤である．

　③ 粉状皮膚保護剤：粉末状の皮膚保護剤である．

(2) 皮膚保護剤の組成

　皮膚保護剤の組成成分は，親水性ポリマー，疎水性ポリマーに大別される．

　親水性ポリマー：カラヤガム，ペクチン，カルボキシメチルセルロース（CMC）などがあり，水分を吸収し，溶解，膨潤などの皮膚を保護する作用がある．

　疎水性ポリマー：ポリイソブチレン，スチレン・イソプチレン・スチレン（SIS）があり，皮膚への粘着性・形崩れを減少させる作用がある[3]．

　これら皮膚保護剤がどのような成分で構成され，どのような特徴があるかを知ることが，ストーマ用品を理解し装具選択を可能とする．

2) ストーマ用品の種類（図 7-1 参照[1]）

　ストーマ用品を種類別に述べるとき，装具のどの部分に注目して種類別にするかは様々である．ここでは，面板，ストーマ袋，フランジ，管理時期による分類，そしてアクセサリーに分けて説明する．

単品系装具
（※は接皮側を示す）

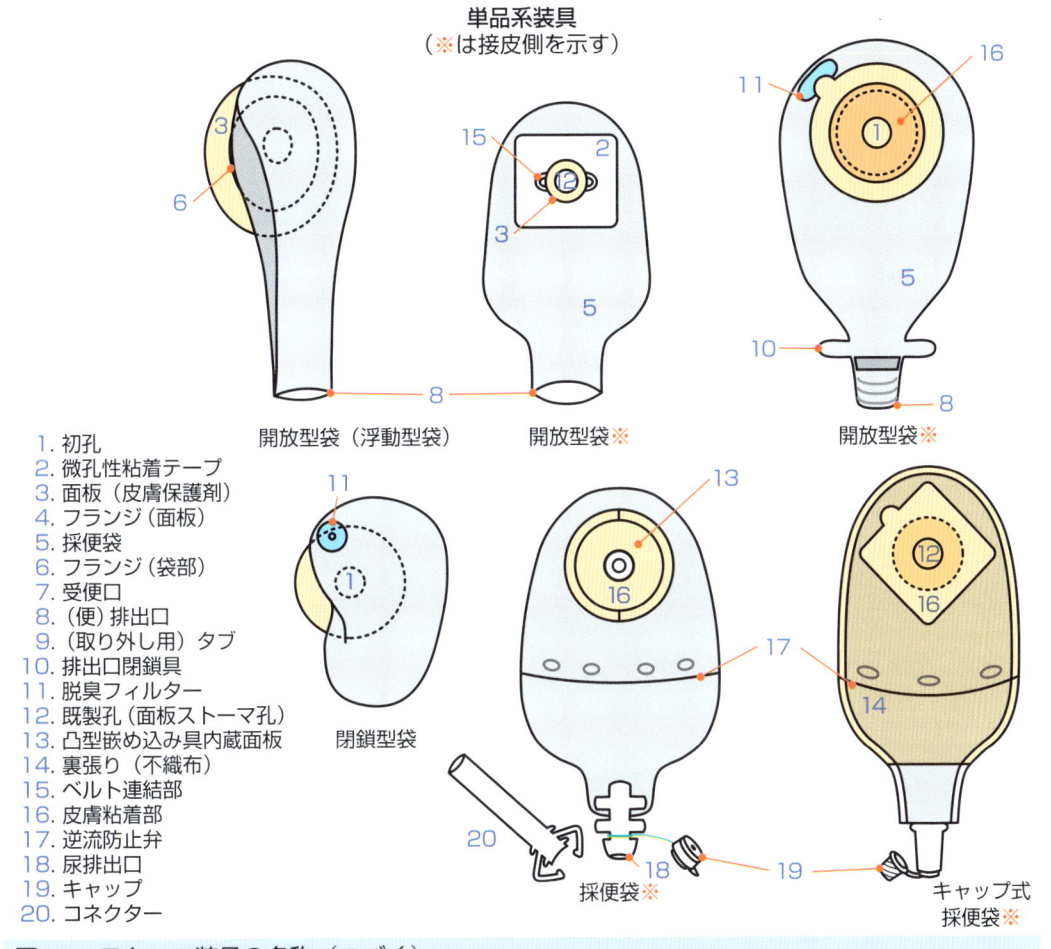

1. 初孔
2. 微孔性粘着テープ
3. 面板（皮膚保護剤）
4. フランジ（面板）
5. 採便袋
6. フランジ（袋部）
7. 受便口
8. （便）排出口
9. （取り外し用）タブ
10. 排出口閉鎖具
11. 脱臭フィルター
12. 既製孔（面板ストーマ孔）
13. 凸型嵌め込み具内蔵面板
14. 裏張り（不織布）
15. ベルト連結部
16. 皮膚粘着部
17. 逆流防止弁
18. 尿排出口
19. キャップ
20. コネクター

開放型袋（浮動型袋）　開放型袋※　開放型袋※

閉鎖型袋　　採便袋※　キャップ式採便袋※

図 7-1　ストーマ装具の名称（つづく）

7. ストーマ用品の種類と選択のポイント

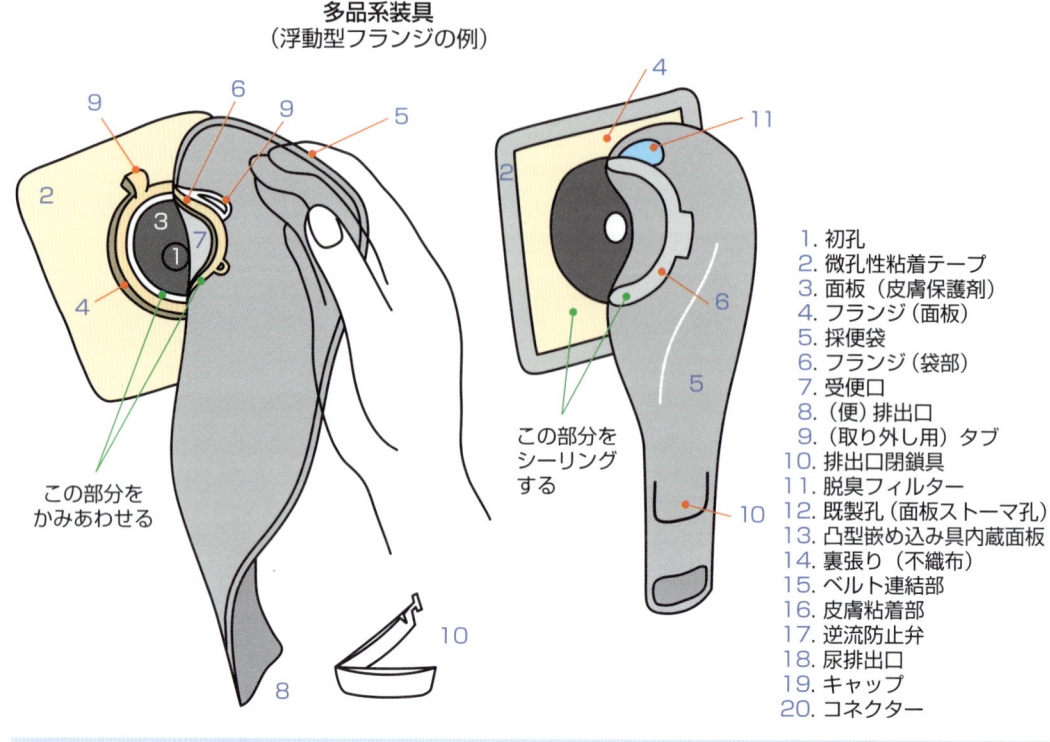

多品系装具
（浮動型フランジの例）

図中ラベル：
- この部分をかみあわせる
- この部分をシーリングする

1. 初孔
2. 微孔性粘着テープ
3. 面板（皮膚保護剤）
4. フランジ（面板）
5. 採便袋
6. フランジ（袋部）
7. 受便口
8. （便）排出口
9. （取り外し用）タブ
10. 排出口閉鎖具
11. 脱臭フィルター
12. 既製孔（面板ストーマ孔）
13. 凸型嵌め込み具内蔵面板
14. 裏張り（不織布）
15. ベルト連結部
16. 皮膚粘着部
17. 逆流防止弁
18. 尿排出口
19. キャップ
20. コネクター

図7-1　ストーマ装具の名称

（1）面板の種類

❶ 材質による分類と特徴

a. 全面皮膚保護剤の面板
- 全面が皮膚保護剤であるため，皮膚刺激が少ない．
- テープなどで皮膚障害を起こしやすい人には適している．

b. 皮膚保護剤の周囲に粘着テープがついている面板
- ストーマ周囲皮膚の平面が少なく，皮膚保護剤の安定性が悪いときなどに密着性が得られる．
- 入浴時など，皮膚保護剤外周部分から膨潤（もしくは溶解）するのを防止できる．
- 身体の動き（運動や激しい動き）などにより，面板外周部分の剝がれを予防できる．
  ⇨テープ部分を必要最小限に切ることで固定の安心感を得ながら，テープによる皮膚トラブルを最小限にするよう工夫することが必要．

c. 全面に粘着テープがついている面板
- 単独での使用は皮膚トラブルを起こしやすい．
  ⇨皮膚保護剤と併用しながら使用する．

❷ 形による分類と特徴
- 面板の形は，円形，菱形，正方形がある．
- 面板の型は平面型と凸面嵌め込み具内蔵型，その中間として平面型の初孔から1～1.5cmの部分だけ皮膚保護剤に厚みをもたせ凸型にしているものがある．

❸ 面板ストーマ孔による分類と特徴

a. 初孔（フリーカット）
- 面板の中央に1〜2cmほどの小さな孔が開いているため，正円形，楕円形のあらゆるストーマに適応できる．
- 術後から2カ月ほどはストーマのサイズが変わるので，ストーマのサイズが安定するまで使用される．

b. 既製孔（プレカット）
- 面板はすでに一定のストーマサイズに合わせて円形にカットされている．
- ストーマのサイズが安定し，ストーマがほぼ円形の場合は適している．

（2）ストーマ袋の種類

❶ 構成部品数による分類と特徴

a. 単品系装具（ワンピース）
- 袋部と粘着式面板とが一体となった装具
  ⇨ 単品系装具はストーマ袋と面板が一体となっているため，交換の際に袋も面板も一緒に交換できるという簡便性がある．また，フランジ部分が軟らかく薄いことから違和感が少なく腹壁に追従しやすい．

b. 二品系装具（ツーピース）
- 袋部と粘着式面板とが分離しうる装具
  ⇨ 二品系装具はストーマ袋と面板が分離しているため，ストーマ袋のみの交換ができる．患者のライフスタイルに合わせたストーマ袋の選択，ストーマ袋の装着方向の変更が容易である．装具交換時，面板をカットしやすく装着しやすい特徴がある．

❷ ストーマの種類による分類と種類

a. 消化管ストーマ用
- 開放型（ドレイン型）袋，閉鎖型（クローズ型）の袋がある．
- ストーマ袋の下部開放型袋は，排出口閉鎖具が一体となったコック式とロール式のものと，専用の排出口閉鎖具や事務用ダブルクリップ，輪ゴムなどを使用するものがある．
- 回腸ストーマ用の袋は，多量の消化酵素が含まれている排液に対応するよう，逆流を防止する機能がある．

b. 尿路ストーマ用
- 管状の排出口閉鎖具で，蓄尿袋（図7-2）に接続できる．
- 逆流防止弁が付いている（回腸ストーマ用よりも細かい逆流防止弁が付いている）．
- 排出口閉鎖具は，キャップ式，パイプ式，コック式，回転式のものがある．

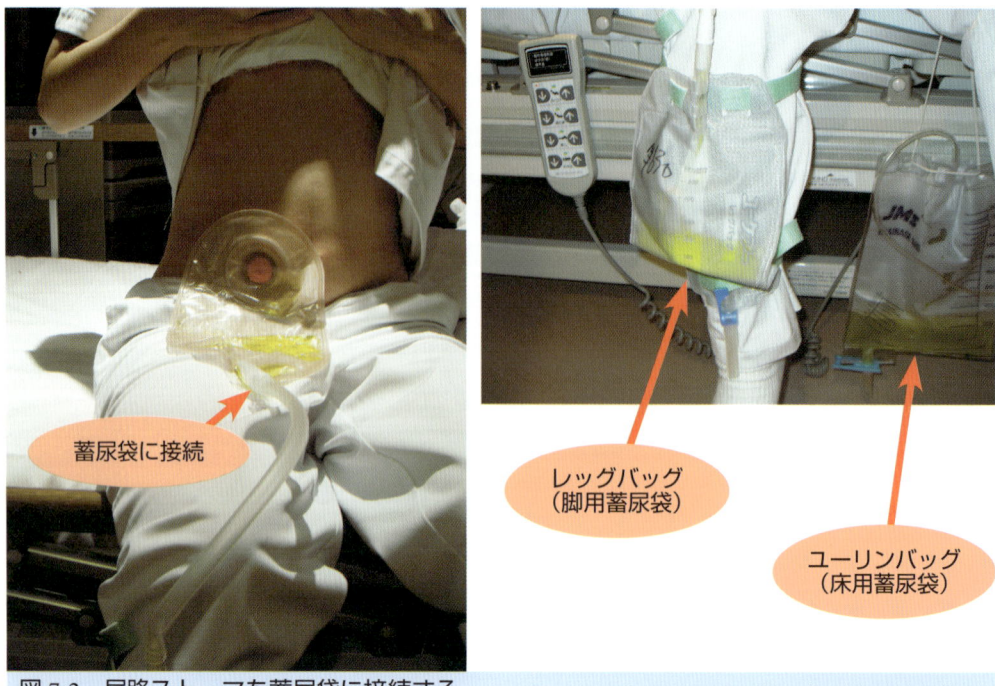

図7-2 尿路ストーマを蓄尿袋に接続する

(蓄尿袋に接続／レッグバッグ（脚用蓄尿袋）／ユーリンバッグ（床用蓄尿袋）)

❸ 形による分類
・四角形，楕円形，円形，だるま型，長錘型がある．
❹ 外観（色）
a. 透明（半透明）：ストーマ袋を付けたままストーマや便の性状を観察できる．
b. 肌色：肌に近いため目立ちにくい．
❺ 機能
・不織布付き，脱臭フィルター付き，逆流防止弁付きがある．

(3) フランジ（袋接合部）の種類

　フランジの材質は，硬いものからシート状の軟らかいものがあり，この硬さが面板の全体の硬さも左右している．

❶ 浮動型
　フランジが面板から浮いているため，面板と袋をかみ合わせるときは，面板とフランジの間に指を入れて取り付ける．

❷ 固定型
　フランジが面板に固定されているため，面板と袋をかみ合わせるときは，ストーマ袋の上から腹部を押さえるように取り付ける．

❸ ロック式
　フランジにロック機能が付いており，面板とストーマ袋を合わせる際，両方のフランジを合わせロックする．このロック機能は，面板側に付いているもの，袋側に付いているものの2種類が

ある.

❹ 粘着式

ストーマ袋側のフランジ部分が粘着テープになっており，面板側は粘着テープが付きやすいシートになっている．面板のシートに袋の粘着テープを合わせるように貼り付ける．

（4）管理時期による分類と特徴

❶ 術直後用装具

a. 消化管ストーマ

- 単品系装具の場合は，ストーマや排泄物が観察しやすい透明の袋のものを選択する．術直後は，排ガスが確認できるよう脱臭フィルターのないものを選択するか，脱臭フィルターの部分を付属のシールで塞いでおく（図7-3）．
- 二品系装具は，袋の着脱の際，腹部を圧迫しない浮動型フランジの面板を選択する．
- 回腸ストーマの場合は，術後2日目くらいから多量の水溶便が排便されるので，開放型のものを使用する．回腸ストーマ用装具は，ドレナージバッグに接続が可能であるため，多量の排液に対応できる．

b. 尿路ストーマ

- カテーテル操作が安全で容易にできる二品系装具か窓付き装具を選択する．

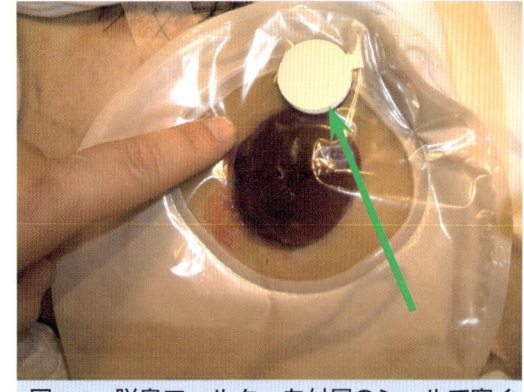

図7-3 脱臭フィルターを付属のシールで塞ぐ

❷ 社会復帰用装具

- 入院中でも密着性があり，漏れない装具を選択しているが，社会復帰をすると入院中より活動性が増えるため密着性は重要である．
- 耐久性については，患者がどのくらいの交換間隔を希望しているかで左右される．
  ⇨尿路ストーマの場合，レッグバッグ（p.80 図7-2）などを併用することがあり，その容量は各社様々である．使用したいレッグバッグも考慮しながら装具の選択をする．

（5）ストーマ用アクセサリー（付属品）

❶ 脱臭剤（消臭剤）

a. 作用機序による分類

- 分離・反応型：臭いを化学的に分解させ，消臭化を図る．
- 吸着型：臭いを吸着して無臭化を図る．
- マスキング型：香料を用いて臭いを覆い隠す．
- 経口消臭剤：消臭グミ（マッシュルームエキス使用），キャンディー（人参葉末使用）を摂取し，便臭の減少を図る．

b. 使用方法による分類
- 脱臭フィルターをストーマ袋に装着するもので，内蔵型と外付け型がある．
- ストーマ袋の中に入れて使用する，粉末，液状，スプレータイプのものがある．
- ストーマ袋の外側をカバーして使用する，シート状，シーツ状のものがある．
- スプレー型の排便処理後に空気中に噴霧して使用するものがある．

❷ 溶剤（粘着剥離剤）
皮膚に対して剥がれにくい粘着剤や皮膚保護剤を溶かし，剥がれやすくする．

❸ 洗剤（皮膚洗浄剤）
皮膚のpHに近い弱酸性で，皮膚に付着した排泄物を乳化し，溶解・洗浄する．

❹ 皮膚被膜剤
皮膚を薄い膜状に被覆するゲル，スプレーであり，主に剥離による機械的刺激を減少させる．

❺ 皮膚被覆剤
a. 水溶性クリーム：ストーマ周囲皮膚の乾燥を抑える．軽く拭き取ってから装具を装着する．
b. 撥水性クリーム：油性の保護層をつくり，皮膚の水分蒸発を防ぐ．また，排泄物が皮膚に直接付かないようにする．油性であるため，装具を装着してから塗布する．

❻ 蓄尿（便）袋
睡眠中などで長時間排泄物を処理できない場合に，一時的にためておくための袋．

❼ 固定具
ストーマ陥没などでストーマ装具の固定強化が必要なときに使用する．

❽ その他
はさみ，ノギス，マーキング用具，凝固剤，洗腸用具，機能的下着など．

3) 装具選択・評価を行う時期

　手術中にストーマが造設されると，その直後からストーマ装具を貼付することとなる．したがって，術前から装具選択は必要でありストーマケアは始まっている．
　ここでは，装具の選択とその評価を時期別に述べ，なぜその時期に装具選択が求められ，評価が必要であるのかを解説する．

(1) 手術前

　手術について患者に医師から説明され手術が決まると，術前からどの部位にどのようなストーマができるかがわかる．消化管ストーマであるならば，回腸ストーマであるのか，結腸ストーマであるのか，結腸ストーマであれば，上行結腸，横行結腸，下行結腸，S状結腸なのかがわかる．造設される部位によって，便の性状が異なるため，このときにどの装具を手術室に持っていくかを選択する必要がある．また，尿路ストーマであれば，回腸導管であるのか，尿管皮膚瘻であるのか，尿管皮膚瘻ならば両側か片側なのかを医師から情報を得て装具選択をする必要がある．

(2) 手術後

手術をすると，静脈の還流障害により一時的に粘膜が腫脹する．術後3～4日目にはストーマ粘膜の浮腫は最大となりその後徐々に改善される[2)]．このストーマ粘膜が浮腫を起こしているときは，面板の部分で粘膜を傷つけやすい．この時期は，術後の装具を選択することと，その装具で粘膜が傷つけていないかを評価する必要がある．

(3) 歩行時

手術当日は床上安静であるが，翌日はバイタルサインに問題がなければ歩行が開始され，徐々にADLは拡大していく．床上での時間が長い時期は，図7-4のようにストーマ袋の排出口が側腹部側となるよう貼付するが，排泄物を自分で排出するようになると，ストーマ袋の排出口は足側となるように貼付する．したがって，ADLの拡大に伴いストーマ袋の貼り方をどのようにするかを評価する．

歩行をすることで，お腹の脂肪が重力に従い足側にいくため，しわのより方や腹部状態が変化する．このとき，術直後の装具で問題がなかったからそのまま同じ装具を使用するのではなく，使用していた装具の評価を行い，必要ならば装具を変更していく．

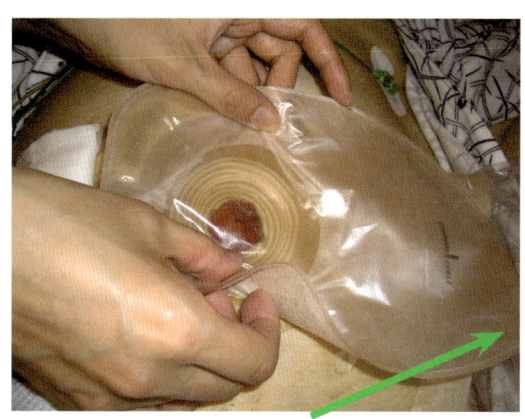

臥床傾向のときには排出口は側腹部側にくるよう貼付

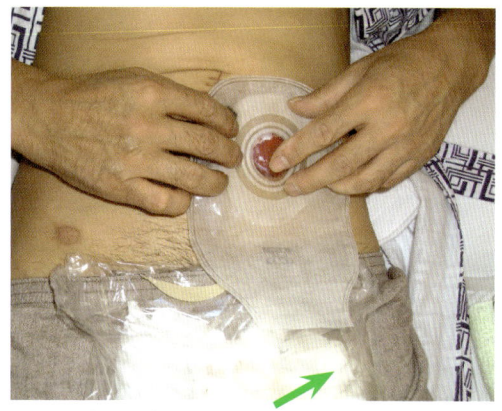

自分で排便処理が可能となったら，排出口は足側にくるよう貼付

図7-4 ADL状態別ストーマ装具の貼り方

(4) 退院直前

この時期は，退院後の生活を患者とともに話し合い，現在の装具をそのまま使用するのか，装具を変更した方がよいのかを評価する．いずれの場合でも，退院後どこでどのように装具を購入するのかを指導しなければならないため，必要なものは紙面に残して入院中であっても患者本人に代理店に電話をして依頼することを指導していく．

(5) 退院後

退院直前に，退院後の生活を想定し装具選択を行ったが，実際の生活を始めてみると周りの

状況，本人の状況も変化してくるのがわかる．入院中は看護師が装具選択を行う場面が多いが，退院し患者自身に余裕が出てくると，患者本人から他の装具を使用してみたいという言動も聞かれる．現在100種類強の装具を国内で入手することができるため，患者の希望，ストーマの状況を加味して装具選択を行える．

4）装具選択のポイント

　ストーマ装具は，身体に密着し皮膚障害を起こさないことが第1条件となる．そのため，面板を選択する際，接皮面積，溶解度，硬さを考慮し決定していかなければならない．
ストーマは，マーキングの基準の場所（「2．手術前の看護とストーマの位置決め」の項 p.5 を参照）に造設され，ストーマの高さ（ストーマの開口部までの高さ）が皮膚より 8mm 前後であれば平面型の面板を使用する．しかし，高さが 5mm 以下となると排便時に便が面板の下に潜り込んでしまう可能性が高いので，凸型の面板を選択する．

　ここで凸型の面板を選択する際，ストーマの高さだけでなくストーマ周囲のお腹の状態も加味して選択しなければならない．図 7-5 のように料理用のボールを硬いお腹（筋肉質，骨の近接部位）と仮定し，装具を装着した．左側の平面型の面板を貼付すると非常によく密着しているのがわかる．しかし右側の凸型の面板を装着すると，ボールの硬さと凸の部分が跳ね返してしまい密着が図れていない．したがって，凸型の面板を選択するのは，ストーマの高さが 5mm 以下でストーマ周囲のお腹が軟らかい場合となる．ストーマが 5mm 以下でストーマ周囲のお腹が硬い場合は，平面型の面板を短期間で交換するのがよい．

　ここでは，ストーマの管理時期ごとにストーマ装具選択のポイントを述べる．

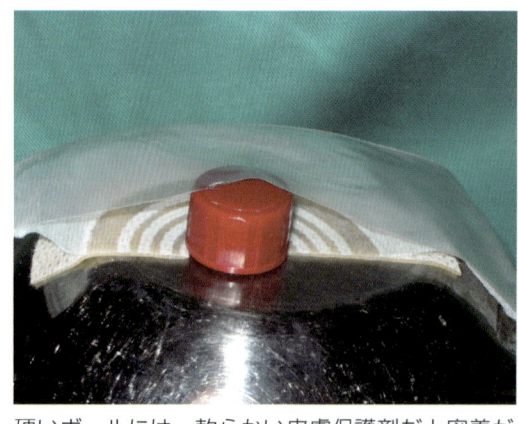

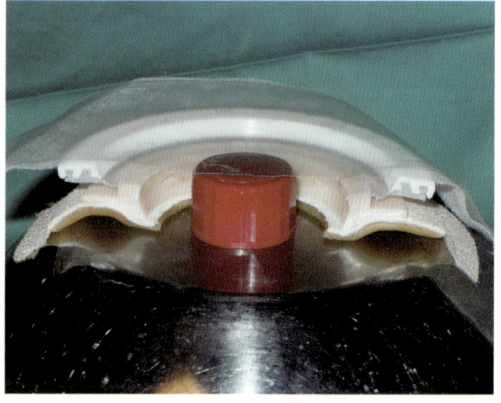

硬いボールには，軟らかい皮膚保護剤だと密着が図れる　　硬いボールに，硬い凸型の面板を貼付するとお互いが跳ね返してしまい，隙間ができて密着が図れない

図 7-5　装具密着度の比較

(1) 手術直後

❶ 消化管ストーマ

この時期は「ストーマの異常の早期発見」に努める時期であるため，ストーマを容易に観察できる装具を選択する．したがって，ストーマの種類でも述べたように，**透明のストーマ袋**を選択する．そして，術後の排ガス確認ができるよう，**脱臭フィルターのないもの**〔ある場合は図7-3（p.81）のように脱臭フィルターの部分に付属のテープを貼付してガスが抜けないようにする〕を選択する．

面板においては，結腸ストーマの予定手術であれば，術前処置がされ排便は2〜3日後となるため，単品系でも二品系でも短期間で交換できるものがよい．二品系装具であれば，袋を外すことでストーマ粘膜は直接観察できるが，粘膜皮膚接合部（ストーマ粘膜と皮膚の境界部分）が見にくいため，この時期の装具交換は面板も剥がして観察する必要がある．また，ストーマ装具の選択と評価でも述べたように，手術後ストーマ粘膜は浮腫を起こすが，術後3〜4日目に浮腫は最大となり，平均で1.14倍，最大で1.5倍になるという[2]．したがって，ストーマ粘膜が浮腫を起こしたあと，面板ストーマ孔の開口が小さ過ぎて循環障害が起こらないよう面板の穴あけはストーマサイズより大きくカットする必要がある．そして，露出した皮膚の保護にはペーストやパテなどの練状皮膚保護剤を併用する（図7-6）．

回腸ストーマの場合は，予定手術であれば，水様性の便が2日目から排便されるため，面板は水分に弱いカラヤ単体の皮膚保護剤のものではなく，合成系または混合系の皮膚保護剤のものを使用する．最近では回腸ストーマ専用の袋が各社から出されているので，排便量が多くなった場合，ドレナージができるイレオストミー専用袋を使用してもよい．

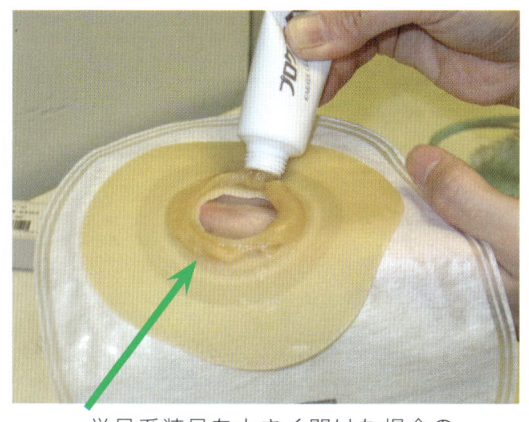

単品系装具を大きく開けた場合のペーストの使用方法

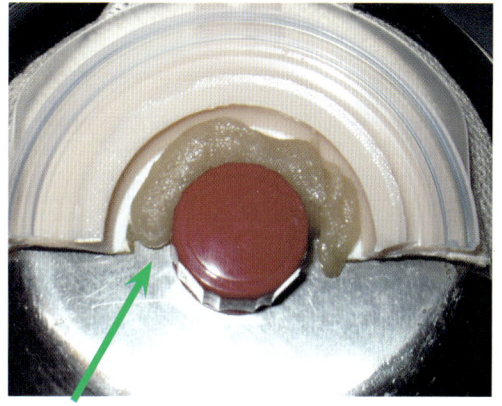

二品系装具を大きく開けた場合のパテの使用方法

図7-6 ペーストやパテの使い方

❷ 尿路ストーマの装具選択

回腸導管の場合は，ストーマだけでなく右腎，左腎それぞれから尿が排出されているかを確認する必要がある（図7-7）．そのため，左右の腎臓まで挿入されているカテーテルからの尿流出

が容易に観察できる二品系装具，もしくは窓付きの装具を選択する．尿管皮膚瘻では，左右に分かれたものであれば，尿量が個々にわかるため単品系，二品系どちらでも選択は可能である．両側尿管皮膚瘻の場合は，個々の排尿がスムーズになされているかを確認できるためにも，窓付き装具か二品系装具を選択する．

❸ 評　価

　消化管，尿路ともに，評価はストーマ装具を剝がしたときに行う．図7-8のように面板を剝がしたあと，面板の裏側（皮膚に密着していた側）を観察し，皮膚保護剤の溶解・膨潤の有無をみる．皮膚保護剤が全く溶解していなければ，さらに1日貼付が可能と判断する．皮膚保護剤が5mm以上溶解していれば，1日早めに交換する．皮膚保護剤が溶解しているということは，すでにそこには皮膚を保護するものがなく，排泄物が直接皮膚に接触していることを意味する．また，前日貼付し，翌日には5mm以上溶解しているのであれば，違う種類の装具に変更する．図7-8のように一部が溶解しており，他が溶解していない場合などは，その部分に補正用の皮膚保護剤をあてることも可能である．

　剝がした直後は物理的刺激による反応で赤くなるが，3分以上経過しても発赤が消失しない場合は，かゆみの有無を確認する．発赤が消失せずかゆみがある場合は，皮膚保護剤に対するアレルギー反応が考えられるため，異なる皮膚保護剤が使用されている装具に変更する．

　図7-9のようにストーマ色が悪く，ストーマが脱落してしまう可能性があるときは，毎日交換できるものに変更し医師とともに観察をしていく．

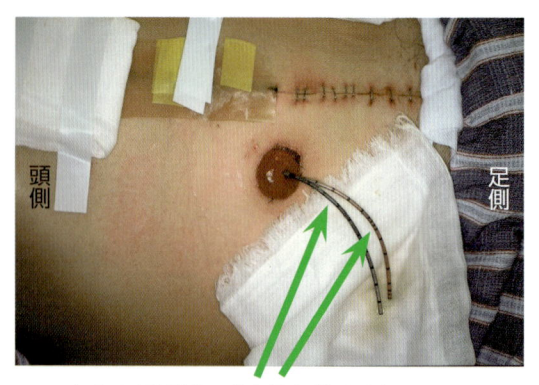

左右の区別がつくよう色分けされている

図7-7　回腸導管から出ている左右のカテーテル

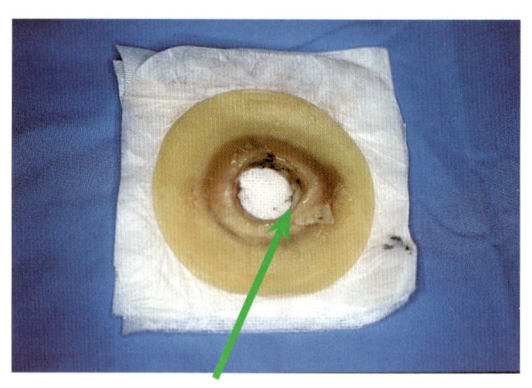

一部分が4mmほど溶解している

図7-8　面板3時方向の溶解

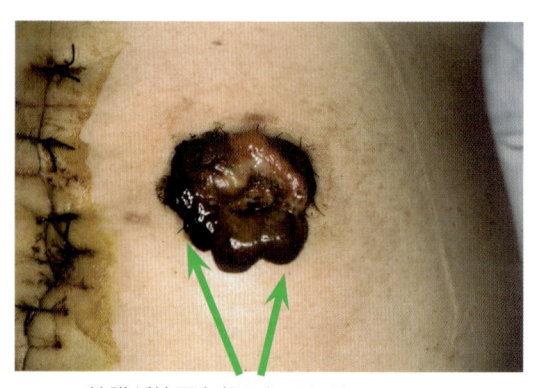

粘膜が壊死を起こしている

図7-9　色が不良になったストーマ

(2) 入院中

現在は，在院日数短縮でストーマ造設だけならば1週間以内も少なくない．APR（腹会陰式直腸切断術）や回腸導管造設術にしても，2週間以内の退院となっている．したがって，入院中に装具交換を習得するための回数は減少している．そのなかで耐久性のある面板の装具を選択すると，装具交換の手技を習得する回数が少なくなるため，2～3日の短期交換用装具を選択する．また，ストーマのサイズは術後2カ月くらいまでは小さく変化するため，この時期は既製孔（プレカット）の面板を選択すると，退院後サイズが大き過ぎてしまうので，フリーカットのものを選択するとよい．

(3) 退院後

退院後は，患者の生活スタイルに合わせて装具選択ができる．入院中は短期交換が可能な装具を使用していたが，耐久性のある長期交換が可能なものに変更することもできる．単品系，二品系とあるがランニングコストを加味して，患者と相談しながら選択していく．また，色付きのストーマ袋を選択することも可能である．単品系装具で色付きのものを使用する場合は，盲目的に面板を皮膚に貼付するため，少し大きめにカットしたものを貼付するか，折り曲げて半分ずつ貼付する．二品系装具の場合は，面板だけを先に貼付し，後から色付き袋を貼付すると直視下で交換が可能である．

(4) トラブル発生時

図7-10は，ストーマ装具による接触性皮膚炎であるが，左は面板によるものなので，面板に使用されている皮膚保護剤の違う装具に変更する．右は，ストーマ袋による接触性皮膚炎であるため，装具の変更はせず袋と腹部の皮膚が直接接触しないよう，ガーゼなどを1枚皮膚と袋の間に挟むだけで改善するので，トラブルの原因を追究し装具変更を考慮する．

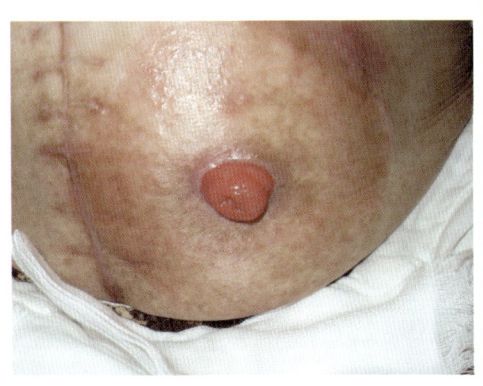

面板による接触性皮膚炎を起こした場合 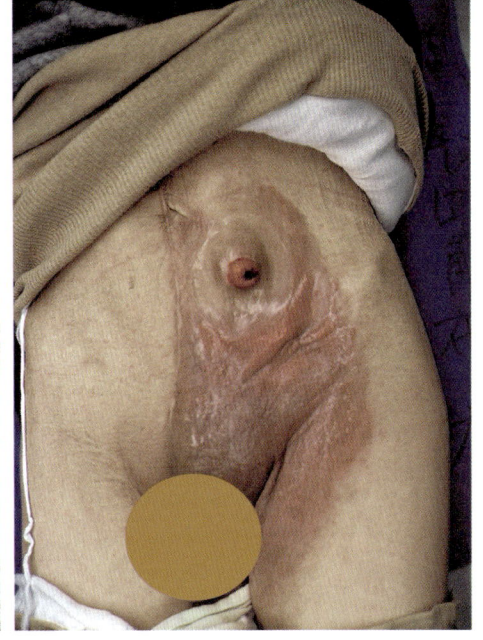　　ストーマ袋の接触性皮膚炎を起こした場合

図7-10　ストーマ装具による接触性皮膚炎

臥床時

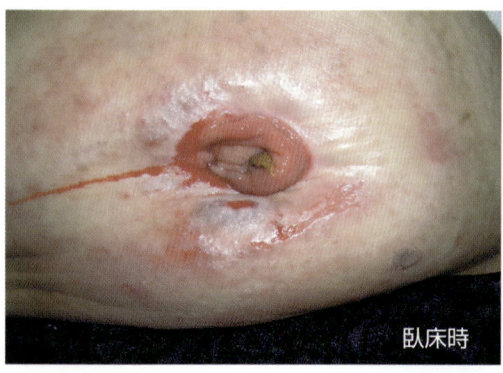

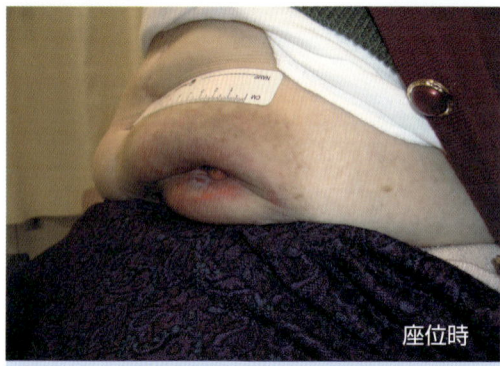

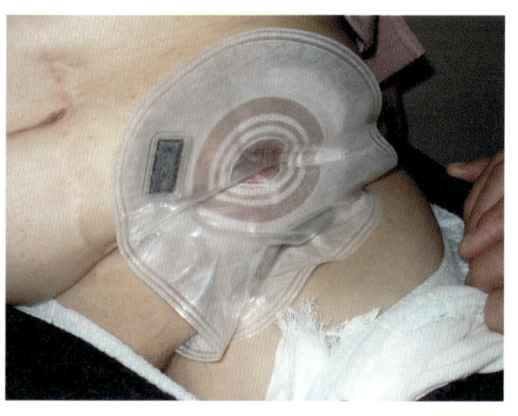

しわの中にも這わせられるよう軟らかい装具を選択

座位時

図 7-11　脂肪の中に入り込んで自分で見えないストーマ

図 7-11 は，ストーマ造設時はやせていたが，20 年の長い経過とともに体重が増加した患者である．臥床時のストーマは高さがなく，腹部状態は軟らかいので凸型の面板を選択したいが，起きるとストーマが脂肪の中に入り込んでしまうため，大きなしわにも追従するような軟らかな装具を選択し，這わせるように装着する．

以上のことから，トラブルが出現したときには，原因が何であるかを考え，原因を回避するには装具変更が必要なのか，他のものを併用することで回避可能であるのかを考えなければならない．さらに詳しい，トラブル時のストーマケアは「9．合併症のあるストーマケア」の項（p.112）に譲る．

(5) その他

以前は，何かあればストーマ袋の排出口から看護師の手を入れ操作ができるようにと，オープンエンド式の装具を貼付していた施設も少なくない．しかし現在は，感染対策の面から袋の中に看護師の手を入れることは控えるべきで，必要ならば剝がすことが肝要である．

5) 装具変更後の評価

入院中，退院後でも装具を変更した場合，必ずその装具で問題が生じていないかを評価する必要がある．もしも，その装具において問題が生じている場合は，装具の問題なのか，ストーマやストーマ周囲の皮膚の問題なのかを考えて評価する．

Q&A

Q：装具を選択する際，パッチテストは必要か？

A：術前に行っても，術後浸潤した腹部の皮膚とは条件が違うし，術前に大丈夫であっても術後にアレルギー反応を起こすこともあるため，術前のパッチテストの有効性は感じられないことが多くある．

しかし，アレルギー体質の人にはするべきと考える．術前に反応があるものは術後も反応してしまう可能性が高いからである．その際は，ストーマ造設予定のお腹を避けて行う必要がある．

Q：装具を選択するにあたって，原則的なことはあるか？

A：基本的には，硬いお腹の人には柔らかい面板の装具を，軟らかいお腹の人には硬い面板の装具を使用するが，本章にも書いたように，ストーマの高さによっても変わる．

Q：二品系装具では面板と袋の数が異なるが，意味があるのか？

A：面板はそのままで袋だけは毎日変えたいとか，強制排便法を行う人は面板はそのままで袋だけ別のものに変えるなど，二品系では様々な用途があるので，面板と袋の数が異なっている．

■ 文献
1) 日本ストーマリハビリテーション学会 編：ストーマリハビリテーション学用語集．第2版，pp154〜155，金原出版，2003．
2) 富田由香・他：管理合併症を予防する—術直後の装具ストーマ孔サイズの根拠を探る．第24回神奈川ストーマリハビリテーション研究会抄録集，p32，2001．
3) 吉川隆造：皮膚保護剤の医工学．皮膚保護剤とストーマスキンケア 基礎と臨床のすべて．田澤賢次監修，pp17〜22，金原出版，1998．

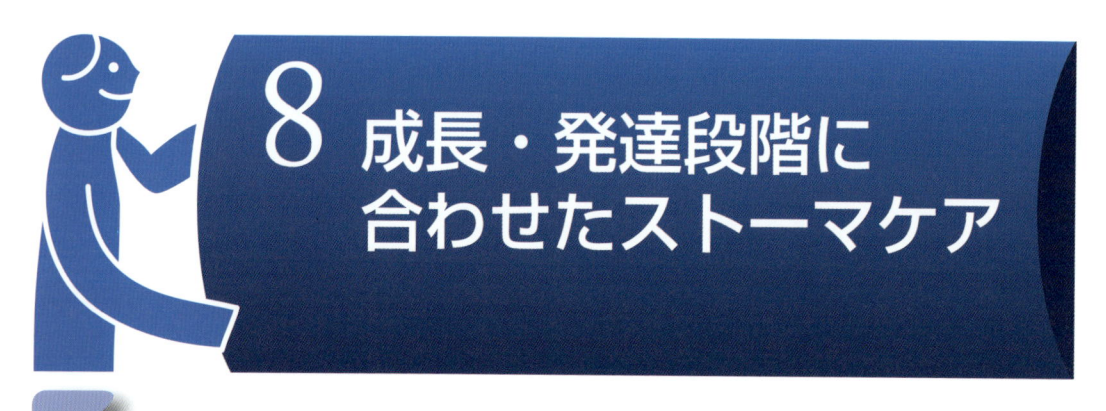

8 成長・発達段階に合わせたストーマケア

はじめに

人の成長・発達は，受胎から始まり，死ぬまで続く．

ストーマケアの対象は，新生児から老年期までの様々な成長・発達段階（ライフステージ）にある人々である．ストーマを保有する人は，人生のいずれか限定された期間ストーマを保有する一時的ストーマ造設者と，造設時期は異なってもその生涯をストーマとともに歩む永久的ストーマ造設者に大別することができる（図8-1）．

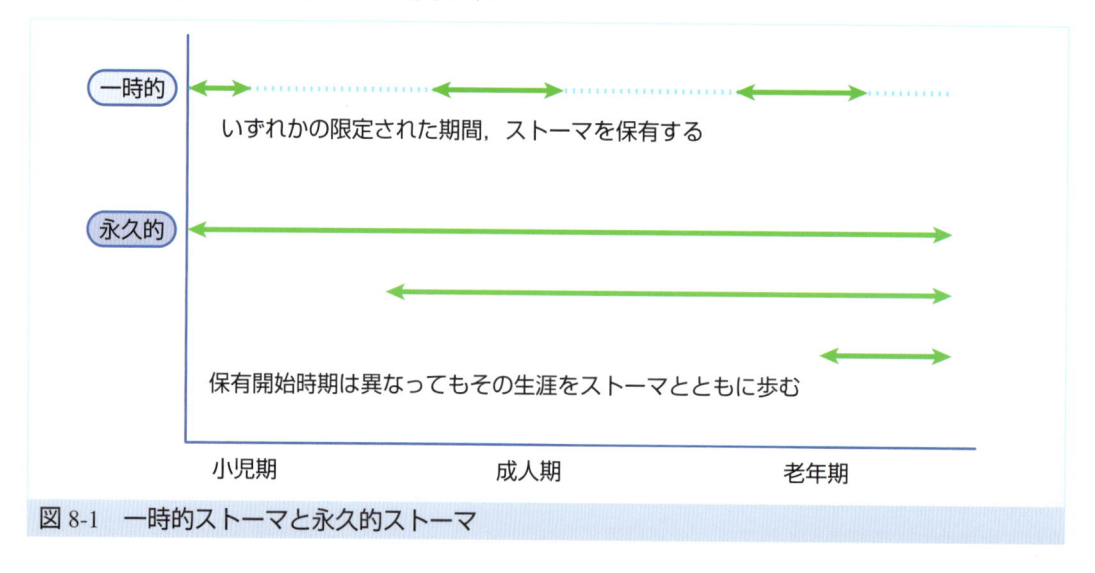

図8-1　一時的ストーマと永久的ストーマ

対象とする人は，そのライフステージのいずれに位置しているのか．その人がどのような固有の身体・心理・社会的存在として統合しているのか．その人の「今」を知る手がかりは，年齢，身体機能，精神機能，社会的役割，家族との位置関係，ライフスタイル，信念などである．独自の生活体験をもち，その体験の量や質，あるいは生きてきた長さが，その人をつくり上げていることを念頭におく必要がある．

ストーマを保有している期間もオストメイトは成長・発達をしているので，ケアを行う者はライフステージ各期における身体の生理機能および精神の特徴を確認し，個別性を重視しながら成長・発達段階の特徴に合った対応をしていくことが必要である．

ここでは，1）新生児期・乳児期，2）幼児期・学童期，3）思春期・青年期，4）成人期，5）老年期に分けて，それぞれのライフステージに特徴的なストーマケアについて述べる．

1) 新生児期・乳児期のストーマケア

小児のストーマの大部分が新生児期・乳児期に緊急造設される一時的なストーマであり，体重が増加して体力が安定した時期（乳児期・幼児期など）に再手術でストーマ閉鎖・根治術を行うことが多い．疾患によっては永久的ストーマとなることもある（表8-1, 2）．

ここでは，手術前ケア，手術後ケア，装具選択，退院に向けての家族指導に分けて述べる．

■ 表8-1　小児におけるストーマ造設の代表的対象疾患：消化管ストーマ

	疾患名	造設部位	造設時期
一時的	1. 直腸肛門奇形（鎖肛） 2. ヒルシュスプルング病とその類縁疾患 3. 新生児壊死性腸炎 4. 新生児腸閉鎖 5. 新生児消化管穿孔 6. 炎症性腸疾患 　（潰瘍性大腸炎，クローン病）	横行・S状結腸 結腸～小腸 小腸 結腸 小腸～結腸 結腸～小腸	新生児期 新生児期，まれに乳児期 新生児期 新生児期 新生児期 学童期以降
永久的	1. 総排泄腔外反（膀胱腸裂） 2. 骨盤内悪性腫瘍	回腸・結腸 S状・下行結腸	新生児期 発症時

■ 表8-2　小児におけるストーマ造設代表的対象疾患：尿路ストーマ

	疾患名	造設部位	造設時期
一時的	1. 二分脊椎による神経因性膀胱 2. 巨大尿管症（感染を有する場合） 3. 後部尿道弁	膀胱皮膚瘻 経皮的腎瘻 膀胱皮膚瘻	乳・幼児期 新生児期 新生児期
永久的	1. 総排泄腔外反（膀胱腸裂） 2. 骨盤内悪性腫瘍	膀胱皮膚瘻 尿管皮膚瘻 禁制型ストーマ 回腸導管，尿管皮膚瘻	新生児期以降 発症時

(1) 手術前のストーマケア

❶ アセスメントのポイント

- 出生時体重と在胎週数
- 腹部の状態・大きさ（腹部膨満の程度，平面を得られる部位の確認）
- 皮膚の特徴（湿性・乾性，角質層の有無）
- 疾患・手術とストーマ部位との関係
- 家族の表情・反応，説明の理解度

❷ ストーマサイトマーキングについて

疾患や病態によりストーマ造設位置は異なるが，術前のストーマサイトマーキング（以下マーキング）はその後のストーマケアの質を左右するため，執刀医とともに行う必要がある．

新生児期・乳児期のマーキングは，仰臥位で下肢を伸ばした状態と下肢を挙上して股関節と膝を曲げた状態で下腹部のしわを確認することで適切に行うことができる．術前は腸閉塞のために腹部膨隆して一見広くみえても，術後には平坦な腹部に戻るので，意識的に鼠径部を避けてマーキングする．新生児の場合は，臍帯が脱落していないため，最低 1.5 ～ 2cm 距離をおく．

新生児期，特に低出生体重時では，出生時体重と在胎期間を知ることが重要である．低出生体重児（2,500g 未満），極低出生体重児（1,500g 未満），超低出生体重児（1,000g 未満），早期産（在胎期間 36 週未満）などの児の状態によって，腹部の狭さはより限られ，体重が少ないほど閉鎖術までの期間が長くなるため，より慎重にマーキングをする必要がある．

高位鎖肛では，通常 S 状結腸または左横行結腸に双孔式ストーマが造設される．ヒルシュスプルング（Hirschsprung）病では，正常な腸壁神経節細胞がある腸管の最も肛門側部に造設され，S 状結腸から回腸まで病的腸管の長さによってストーマの造設部位が異なる．新生児壊死性腸炎では循環障害が起きている腸管の部位および状況に応じて，回腸または空腸に減圧のためのストーマが造設される．

尿路ストーマの膀胱皮膚瘻は，膀胱造影により高圧膀胱や膀胱尿管逆流（vesicoureteral reflux：VUR）がみられる患児で，自己導尿が何らかの理由により管理困難な場合に造設される．膀胱皮膚瘻では，直接膀胱を皮膚と縫合するので，下腹部正中になるが，下腹部のしわの近くに位置するため執刀医との検討が必要である．

❸ 家族のケア

一時的なストーマ造設であったとしても，出産後間もない状況で，母子分離，緊急手術，ストーマ造設となり，患児だけでなく養育する両親にとっても精神的・身体的・社会的負担は大きい．家族の心理的危機的状況を把握し，緊急の救命手段として，ストーマ造設術の必要性を家族が理解できるように適切な情報提供をする．また，ストーマ装具の必要性とともに，父親のケアへの参加が必要なことを説明し，理解・協力を得る．

（2）手術後のストーマケア

❶ アセスメントのポイント

- ストーマの位置（臍・鼠径部・縫合部との位置関係）
- ストーマの形状，高さ，排泄口の位置（周囲皮膚炎のリスク判定）
- ストーマ粘膜・粘膜皮膚縫合部の状態（易出血性，色調）
- ストーマ周囲の腹壁の状態（啼泣時のストーマ周囲の変化の有無）
- 哺乳量と排泄量
- 体重増加
- 家族の面会状況
- 家族の背景，児の受け入れ体制
- 家族のストーマに対する理解度

❷ スキンケア・ストーマケア

新生児期・乳児期の特殊性とストーマケア上の問題点は表 8-3 に示す．

■ 表 8-3　新生児期・乳児期の特殊性とストーマケア上の問題点

	新生児期・乳児期の特殊性	ストーマケア上の問題点
皮膚	・皮膚の角質層が薄く，脆弱 ・体表温度が高く，発汗量も多い	・皮膚障害が起きやすい ・皮膚保護剤の密着度が低下しやすい
排泄	・排便回数が多く，水様や泥状が多い ・離乳食開始時期には便性がゆるくなることがある ・排ガスの量が多い	・皮膚保護剤が溶解しやすい ・粘着面に影響する
体格	・腹部面積が小さい ・術前は腹部が緊満・膨隆していることが多い ・下腹部に深いしわができやすい ・啼泣などで腹圧がかかりやすい	・装具貼付に必要な平面が得にくく，既存の製品が使えるとは限らない ・ストーマ脱出を起こしやすい
行動	・ストーマを意識した行動がとれない ・装具装着に協力が得られない ・痛みや痒みなどを正確に訴えられない ・下肢の動きが盛ん	・無意識にストーマを傷つけやすい ・装具を剥がしてしまうことがある ・異常時に発見が遅れやすい ・粘着面に影響する
成長に伴う変化	・成長が著しくストーマサイズや腹壁が変化する ・お座り，たっちなど体位が変化する ・寝返りやハイハイなど体動が活発になる	・装具変更の必要性が高い ・ストーマ袋を圧迫しやすい ・粘着面に影響する
ストーマ	・ループストーマが多く，楕円形または横8字型になりやすい	・ストーマ装具によっては，袋の向きが制限される

　新生児期では，表皮外層である角質層が薄く，脆弱な構造しかないために，物理的・化学的刺激に対する抵抗力も弱く，容易に障害を受けやすい．有棘層，顆粒層，角質層などを含む表皮構造は胎生 21 週ころから形成され始めるが，在胎期間が短いほど，皮膚の形成が未熟であるため，考慮したスキンケアが必要となる．

　新生児期，特に低出生体重児では，腸管も未熟なため，機械的・物理的刺激で容易にストーマ粘膜より出血する．足の屈曲などの体動が激しくなるほど出血を起こしやすい．少量の出血に対しては，粉状皮膚保護剤を散布することで止血できる．しかし，繰り返し出血する場合には，止血効果のある創傷被覆材の使用やストーマの高さよりも厚みのある皮膚保護剤を貼付するなどの摩擦を避ける工夫も必要となる．

　尿路の一時的ストーマの対象となるのは，そのほとんどが二分脊椎による神経因性膀胱に対する膀胱皮膚瘻である．巨大尿管症では感染が合併している場合に限られるようになってきている．最近では，オムツ管理でパウチングしないことも増えている．

　乳児期は，成長に伴い足の動きが活発になったり，寝返りや座位，ハイハイなどの運動機能が発達する時期である．ストーマを無視して行われることにより，装具の剥がれや漏れ，ストーマ粘膜からの出血などを引き起こしやすい．身体の動きに伴って腹部にしわやくぼみもできやす

くなるため，排泄物や排ガスの量に応じて，便・尿の処理回数を調整する．手や指の力が強くなると袋を引っぱる動作がみられるため，手が届かないような衣服の工夫も必要となる．離乳食の頃には，便の性状や臭いも変化する．

(3) 装具選択上の留意点

排泄物が皮膚に付着することを予防するため，手術直後から皮膚保護剤およびストーマ袋を貼付する．機械的刺激により容易に皮膚の発赤や表皮剝離を生じやすいので，特に皮膚の脆弱な時期には，粘着力の弱い皮膚保護剤を使用する，または剝離剤を使用して，皮膚にかかる負荷を軽減する．

小児用ストーマ装具は，その種類が少なく，すべての患児に対応できていない．そのため，患児のボディサイズやストーマの状態によって，創意工夫も必要となる．

特に超低出生体重児では腹部の平面が非常に得にくいだけでなく皮膚への負担を避けるため，既存の製品の貼付が困難な場合にはプロペト®（ワセリン）と粉状皮膚保護剤を使用することがある．排泄量が少ない時期には上記の方法でも可能であるが，排泄量の増加に伴いストーマ装具の使用を開始する．最近では，未熟児用の製品もあり，14mmまでのストーマで使用可能である．

乳児は空気を飲み込みやすく排ガスが多くなるため，ある程度採便袋は大きい方がよい．小児用では脱臭フィルター付きのものがほとんどなかったが，単品系装具では80mmの，二品系装具では60〜70mmの貼付面積があれば，使用可能な装具も発売されている（図8-2〜5）．小児用装具だけでなく，成人用の装具のなかから皮膚に接する面積を小さくできるもので袋が小さめの装具を選択するなど，腹壁状態，ストーマの状態，排泄物の性状や量などを考慮し，臨機応変な対応を行う必要がある．一時的ストーマの場合は，身体障害者福祉法の適応にはならないため，ストーマ装具を自費で購入することになるので，スキンケアを重視しながらコスト面も考慮する．

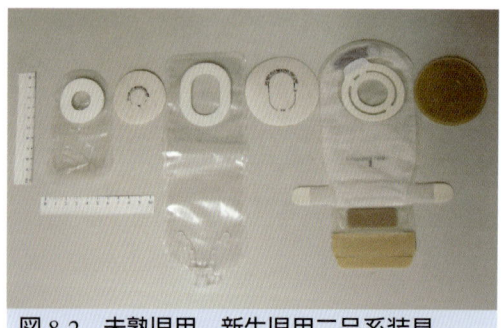

図8-2 未熟児用，新生児用二品系装具

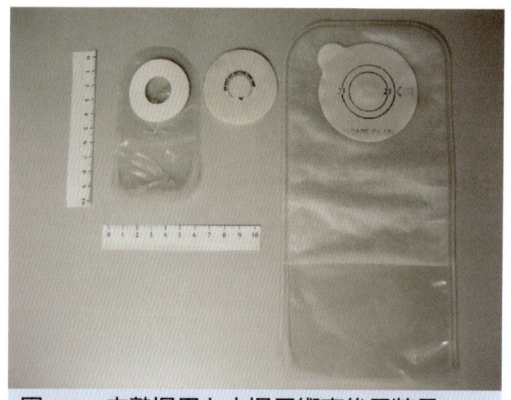

図8-3 未熟児用と小児用術直後用装具（単品系）

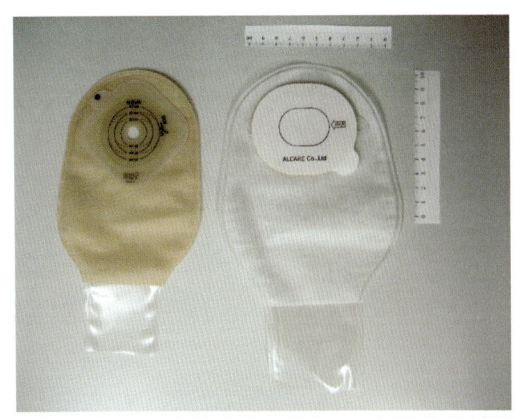

左は40mm，右は24×34mmまでの穴が開けられる．

図8-4　新生児～乳児期用の単品系装具①

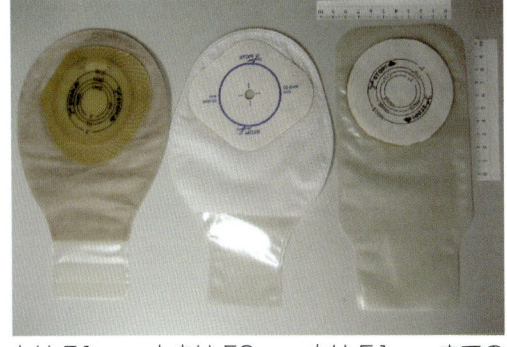

左は51mm，中央は50mm，右は51mmまでの穴が開けられる．

図8-5　新生児～乳児期用の単品系装具②

　膀胱皮膚瘻の場合には，皮膚を撥水性クリームなどで保護しながら尿はオムツに直接吸収させることもできる．オムツの性能が向上したためか，オムツ使用による皮膚障害は減少しているが，長期的な視点からストーマ装具の装着できる状態が望ましい．ストーマケアという局所管理が適切に行われなければ，患児の精神的・社会的・経済的問題を拡大させてしまうリスクがあるため，特に細やかなケアと心配りが必要である．

(4) 退院に向けての家族への指導

　一時的ストーマであっても閉鎖時期が未定であったり，永久的ストーマの場合には局所ケア，排泄方法の習得，社会的・精神的問題など長期にわたった継続ケアが必要となる．児にとって皮膚炎が発生するということは，痛み，痒みなどの不快感をもたらし，ストレスがかかる．本来は経験しなくてもよい痛みを新生児期から味わうために心の成長面に大きく影響することが考えられる．

　家族が適切なケアができるように技術面，精神面から援助する必要がある．発達段階を踏まえたかかわりをしながら患児および家族をサポートしていくことが必要である．ストーマケアの実施者が両親となるため，少なくとも退院までには直接ケアをする両親に局所ケアだけでなく，ストーマケア全体について，指導しておくことが必要になる．家族へのストーマケアの指導は，保育器を出たあとから徐々に開始する．

　また，家族（特に母親）にとっては，ケアが複雑であれば様々な不安を与え，精神的負担となるばかりでなく，装具代・治療費など経済的負担もかかってくる．医療者はこれらを踏まえて，患児や母親に余分なストレスを与えないように，予防的スキンケアの観点でケアを行う必要がある．漏れや出血の対応やスキントラブルの予防および初期対応がとれるように，退院前から指導する．また，退院後の相談窓口を伝えることにより不安の軽減を図ることも重要である．

　常に相談にのる姿勢を示しつつ，初期の段階では，早期に正常な母子・父子関係が確立できるようにする．退院に向けての具体的な指導は，母親の身体的な回復とともに気持ちが落ち着

き患児を受け止められる段階になってから始める．術後には，家族がストーマやストーマケアを理解できるように徐々に援助していく．保育器内にいるときにはケアの見学とし，外に出てから実際のケア指導を始める．家族の背景，患児の家庭への受け入れ体制，ストーマに対する理解度などを把握し，在宅での保育・ケアに生じる問題点を明らかにし，退院後の生活を想定したストーマケアを退院指導として行う．局所ケアだけでなく育児指導を含めた退院指導が必要である．

患児や家族を支えてニードに対応できる知識，技術をもち，多職種との連携がとれるような体制を整えておくべきである．

膀胱皮膚瘻の場合，合併症である狭窄を防止するためのブジーを家族に指導する．22Fr 前後のやや太めのネラトンカテーテルを挿入し，5分間保持する．入院中から指導開始し，退院後も毎日実施してもらう．狭窄がない場合には，ネラトンカテーテルを挿入してもほとんど尿が出ないか，少量の流出がみられるが，狭窄を起こしている場合にはネラトンカテーテル挿入と同時に勢いよく尿が排出される．また，オムツ管理が可能であってもストーマ装具の貼り方や管理方法も指導する．

2) 幼児期・学童期のストーマケア

幼児期・学童期は，身体機能の成長・発達に伴い行動範囲が広がる．また，集団生活を経験し始める時期であり，社会生活への準備を整える期間ともいえる．

幼児期・学童期では，ストーマ閉鎖術を受ける児が多い．ここでは，ストーマ閉鎖術前・術後のケアおよびストーマを保有したまま成長・発達していく児のストーマケアについて述べる．

(1) ストーマ閉鎖術を受ける場合のストーマケア

❶ アセスメントのポイント

- ・ストーマ周囲皮膚の状態
- ・排泄物の量と性状
- ・装具交換頻度

❷ 術前ケア

一時的ストーマの場合は，ストーマ閉鎖術に向けての術前のストーマ周囲皮膚ができるだけ良好な状態を保てるように装具交換頻度・方法などを検討する．皮膚の浸軟やスキントラブルがある場合には，早急に改善するように装具交換間隔を短縮する，面板中央部を補強するなどの変更を行う．

家族へのねぎらいの言葉も重要である．また，術後の状態についての情報提供をする．

❸ 術後ケア

ストーマ閉鎖後のスキントラブルの要因と対処方法は表 8-4 に示す．

■ 表8-4 ストーマ閉鎖後のスキントラブルの要因と対処方法

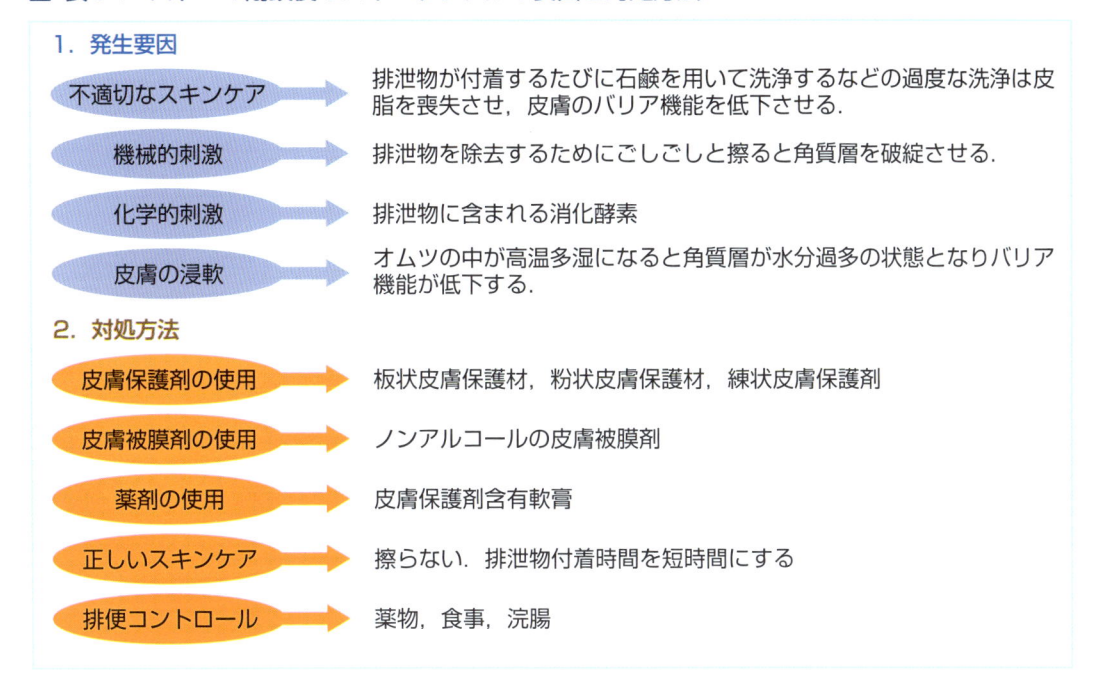

1. 発生要因

- 不適切なスキンケア → 排泄物が付着するたびに石鹸を用いて洗浄するなどの過度な洗浄は皮脂を喪失させ、皮膚のバリア機能を低下させる.
- 機械的刺激 → 排泄物を除去するためにごしごしと擦ると角質層を破綻させる.
- 化学的刺激 → 排泄物に含まれる消化酵素
- 皮膚の浸軟 → オムツの中が高温多湿になると角質層が水分過多の状態となりバリア機能が低下する.

2. 対処方法

- 皮膚保護剤の使用 → 板状皮膚保護材，粉状皮膚保護材，練状皮膚保護剤
- 皮膚被膜剤の使用 → ノンアルコールの皮膚被膜剤
- 薬剤の使用 → 皮膚保護剤含有軟膏
- 正しいスキンケア → 擦らない．排泄物付着時間を短時間にする
- 排便コントロール → 薬物，食事，浣腸

　消化管ストーマを閉鎖する場合には，ストーマ閉鎖後の肛門周囲皮膚炎を予防するケアが必要となる．ストーマ閉鎖術後に，正常な排便習慣を獲得するには長期間を有する．特に直腸肛門奇形およびヒルシュスプルング病などは病型によっては高度な便失禁が出現することもある．便失禁により肛門周囲皮膚炎が発生し，児に苦痛を与えることもある．術後は，肛門周囲皮膚炎を引き起こす要因をアセスメントし皮膚への便付着を予防することが重要であり，母親および家族への指導を行う．便性および皮膚の状態により，撥水性クリームや粉状皮膚保護剤の使用を検討する．

　萎縮膀胱の治療として，自己膀胱拡大術を行うこともある．筋層を切開して粘膜を憩室状に増大させ膀胱容量を得る方法である．自己膀胱拡大術後に失禁を避けるために，尿道延長術なども併用して失禁を防止する．膀胱皮膚瘻閉鎖後，膀胱拡大術や禁制代用膀胱作成による尿路変向術を受ける場合には，間歇的自己導尿の指導を家族に行う．

(2) 新たにストーマ造設術を受ける場合のストーマケア

　自己膀胱拡大術後に失禁する場合には，膀胱頸部閉鎖術をし，腹部からの導尿路としてミトロファノフ法などを行うことも増えている．この場合，女児には将来妊娠の可能性もあるので，小腸よりもS状結腸を使うことを考慮されている．また，車椅子使用や体型などにより会陰部からの自己導尿が困難な場合には，腸管利用の膀胱拡大術および腹壁への禁制ストーマ導尿路を作成することがある．手術時期は，児本人がセルフケアできることが重要となるので，児の成長・発達をみながら，6〜10歳に行うことが多い．

(3) ストーマを保有して幼児期・学童期を迎えた場合のストーマケア

永久的ストーマを有する小児オストメイトの諸問題については，表8-5に示す．

■ 表8-5　永久的ストーマを有する小児オストメイトの諸問題

問題点	対策
社会的問題 （就学，進学，就職）	セルフケアの確立 学校との連携（児を取り巻く周囲に，必要時きちんとした情報伝達をする）
身体的問題 （成長障害，形態・機能障害）	成長に伴い生じる問題に対し，計画的にかかわっていく （どのように治療するか，いつまでにするか）
精神的問題 （過保護，自立不可，いじめ）	ストーマ外来や患者会の紹介 児を取り巻く周囲，特に大人の理解と協力を得る．

❶ アセスメントのポイント

- ストーマサイズの変化
- 排泄量，排ガスの量と排出回数（ストーマ袋の容量との関係）
- ストーマの状態
- ストーマ周囲皮膚の状態
- 運動量と発汗量
- ストーマに対する児の反応（ケア時の表情や言葉など）

❷ 児のセルフケアへの移行

　一時的ストーマでも長期にわたる場合や永久ストーマの場合には，セルフケアへの移行期となる．親中心のケアから徐々に児がセルフケアを獲得できるように，成長・発達の段階に応じて指導していく．歩けるようになったらトイレに行って便や尿の処理をする．指先の操作性が徐々に高まり，いろいろな人やものへの興味・関心度が高まる時期である．排泄に関する意識づけをする意味で，日常のストーマケアのときに「何をしているのか」「どうしてするのか」を言葉にして児に伝える．袋が膨らんだときに教えるようにしつけをし，言えるようになったらほめる．排泄物がたまったときや違和感のあるときに教えたり，貼るまねをしたりしながら，少しずつ進めていく．

　親がモデルとなって，模倣することからセルフケアを学習していく．無理強いするのではなく，興味を示したときに進めていく．セルフケアトレーニングには時間がかかること，一緒に確認しながら実施すること，できたことは十分にほめて自信をもてるようにすることなどを両親に説明し，遊び感覚のなかで学習していけるようにすることが大切である．

　幼児は時間感覚が未発達なため，日常生活行動に関連づけてケア行動を説明していく．同時に，清潔と不潔の概念，臭いに関すること，排泄物の処理の場所など，排泄に関するマナーのしつけが重要となる．ケア前後の手洗い，排泄物の取り扱い，臭いの拡散を防ぐ，プライバシーを確保した環境でのケアの実施などを繰り返していくなかでしつけていく．

　先天性疾患の場合，母親が自責の念に駆られ非常に過保護になり，自立を妨げる場合もある．

就学前にセルフケアを習得していることは望ましいが，成長・発達は非常に個人差が大きいので，1人ひとりの「できること」と「できないこと」をアセスメントしながら，ステップアップしていく．児と親のセルフケア能力をアセスメントしたうえで，それぞれの理解度と技術習得状況に合わせて進めていく．児が主体となり，必要なときに親が補助していく．セルフケアが確立していない場合には，児が自分でできることを明確にし，「排泄物が漏れる」「臭いがする」などの状況が発生したときにどのように対応するのかを幼稚園や学校側と事前に相談をし，相互理解のもとで協力を得られるように連携を図っておく．新学期が始まる前に学校見学を実施するなどして，進学路，学校内生活，トイレなど具体的に細かく話し合う．遠足・プール・修学旅行などでもストーマ装具を適切に使用し，ほかの子どもとともに楽しく参加できるよう連携を図る．

排泄の自立が確立していないことは，発達途上の子どもには「自分はほかの子のようにちゃんとできない，遅れた不十分な子」というような不全感が心の負担となっていく．対人関係の構築に最も重要な小学校時代に劣等感・不全感を抱かせないことは重要である．ありのままのその児を両親が受け入れている場合には，危機的状況に陥ることは少ない傾向にある．

児にわかる言葉で身体のことを教えていくことも必要である．児から聞かれたときに言葉に詰まったり，暗い表情をしたりすると，「聞いてはいけないことを聞いてしまった」と思い二度と口にしなくなるかもしれない．「病気になったのは誰のせいでもない．両親のせいでもなければ，本人のせいでもない」ということを医療者もしっかりと児・家族に伝えることが大切である．

学童後期では，徐々に論理的思考ができるようになるため，児の理解度や判断力に合わせて，セルフケアの内容をステップアップしていく．腹部症状などの全身状態，装具交換時の皮膚やストーマの状態，皮膚保護剤の解け具合などを，一緒に観察してアセスメントする訓練を繰り返していく．装具交換が1人でできるようになったあとには，どういうときに親に知らせるのかを児が判断できるように説明していく．ケアの主体が児に移ってからも，合併症の予防と早期発見のために，両親もしくは同性の親も一緒に点検することを続けられるとよい．児が合併症の予防の重要性や観察のポイントなどを理解できるようにしていく．

小児ストーマリハビリテーションは，排泄の確立（セルフケア）ができれば終了ではなく，成長・発達段階に応じた身体的・精神的援助，カウンセリングが重要となる．児のみならず，家庭への医学的・教育的・社会的サポートが長期にわたり必要となる．

医療従事者は，小児オストメイトが抱える諸問題に対して問題が生じてから対応するのではなく，予測可能な問題に対しては早期から対応し，解決できるようにする．また，ストーマケアにかかわる看護師は様々な職種と連携を図り，問題解決できるようにコーディネーターの役割を担うことが必要である．

オストメイトにとってオストメイト会は肉親や医師・看護師に相談できない悩みを分かち合い，生きる共感を得る意味で極めて重要な存在といえる．現在，3つの小児オストメイト会が日本には存在している．関東地区にある「つぼみの会」，関西地区にある「たんぽぽの会」，北九州地区にある「TRY・あんぐる」である．一時的ストーマ患者のための情報交換を中心とした「鎖肛の会」もあるので，紹介するのも医療者の役割である．

(4) 装具選択上の留意点

　幼児自身にとって，両親が選んで使用していたストーマ装具がそのまま使いやすいとは限らない．排泄物の処理がしやすい，貼付しやすいなど児が扱いやすい装具を選択することもセルフケア確立には必要である．指や手の力，指先の操作性や理解力などを確認して，使用できる製品をリストアップする．それらの実物をいくつか提示し，排出口の操作などを実際にやってもらい「どれだったら使ってみたいか」選んでもらうなど児本人が主体的にかかわれるようにしていく．現在では，排出口がマジックテープ式の製品が増えており，比較的小児でも操作が簡単にできるものもある．

　学童期では，成長に伴いほとんどの成人用のストーマ装具が使用可能となる．行動範囲が広がり集団生活に入るため，安心して長期間装着することが可能で，あらゆる運動や動作でも漏れないという点が装具の選択基準のなかで重要となる．運動時にはベルトや腹帯の使用も検討し，安全に配慮する．

3) 思春期・青年期のストーマケア

　青年期は本来成人期に位置づけられているが，大人への移行期ということや思春期から引き続きアイデンティティの確立をしていく時期ということで，思春期とともに扱うこととする．この時期に新たにストーマ造設術を受ける場合とストーマを保有した状態で思春期・青年期を迎えた場合について述べる．

(1) 新たにストーマ造設術を受ける場合のストーマケア

❶ アセスメントのポイント

> ・疾患，術式
> ・身長，体重，体重減少の有無と程度
> ・腹壁の状態
> ・今までの排泄状態，習慣
> ・セルフケア能力
> ・家族構成（心身ともに頼れる人，支えになる人の有無）
> ・職業，生活環境（最も多い姿勢や労働内容）
> ・手術の必要性の理解度
> ・手術に対する拒否反応の有無と程度

❷ 手術前ケア

　思春期・青年期には，炎症性腸疾患で救命や炎症のある消化管の安静を保つ目的でストーマ造設を受けることがある．消化管の炎症が限局される場合が多いため，一時的ストーマ造設術を行うことが多い．また，外傷などにより一時的ストーマを造設することもある．自分の身体能力や

健康に自信をもっている人が多いので，その衝撃は大きい．

思春期において，肛門，腟，尿，便のことを口に出して話すことが恥ずかしく，訴えとして表現されにくいので，話しやすい人間関係，信頼関係を築くことが大切である．

手術前のマーキングについては，成人と同様であるので，ここでは省略する．

❸ **手術後ケア**

炎症性腸疾患や悪性腫瘍など学童期以降になってストーマを造設した場合には，造設時に必要性を納得していても思春期から青年期にかけてストーマ保有で過ごすことがつらく恥ずかしいと感じてしまう．社会に適応するにはストーマを受容することが不可欠であり，自己イメージを向上させるには医療者側にストーマ外来などの専門的かかわりをもてる支援体制が必要である．

長期あるいは永久ストーマをもつオストメイトのQOL向上には，医療者としてよりよい身体的治療への努力と情報の提供，ストーマ外来を含めたチーム医療体制づくりは当然であり，精神的援助も必要である．

ストーマリハビリテーショングループへの参加など同じストーマをもつもの同士の交流をもつことも有効である．思春期では，自身のボディイメージやアイデンティティの確立に向けて様々な葛藤が生じるときであるために，今の身体の状況や今後予測されることおよびその対応策などを話し始めていく時期といえる．自由に話せる場を提供しながら，婦人科との連携も考慮する．また，患者会などを通して，性の問題について情報交換ができる環境も重要である．患者会で安心感を得たり，気持ちを表出したり，開放されたりする機会をもつことは重要である．1999年に発足した若い女性オストメイトのための「ブーケの会」を紹介するのも医療者の役割である．

(2) ストーマを保有して思春期・青年期を迎えた場合のストーマケア

新生児期・乳児期にストーマが造設され，思春期に至った場合は，ストーマがあるのが当たり前の自分が，周りの人とは違うという現実に遭遇する．

思春期は第二次性徴がみられるようになり，身体的変化と心のバランスがとれずに，身体的・性的な悩みも増える時期である．ボディイメージが急速に変化する時期であり，激しい不安に襲われたり，うつ状態になることもある．子どもから大人への過渡期であり，身体の変化と同様に心の構造も急激に変わり始める．また，変化に見合った新しい適応様式を身に付ける時期でもあるので，児が自分の身体をどのように受け入れ，付き合っているのか，継続的なかかわりを通してサポートしていくことが不可欠である．自己の身体の障害度を認知し，身体像を統合できるように二次性徴や身体に関する正しい知識の教育をすることも必要である．

小児期に永久または長期的なストーマを造設することは少ないが，ストーマに対する治療も含めて多岐にわたる治療を思春期以降も受けることがある．特に，先天性疾患では，乳幼児期にすべての治療が終了するとは限らず，身体の成長により乳児期の治療に修正を加えたり，ストーマを変更・造設することもある．生殖器形成不全や異常を伴うものは，性交可能な状況に外性器形成を要する．性腺機能低下がある場合には，性ホルモンの補充療法が行われる．性の問題や精神的な苦しみについての心理的サポートが必要である．両親や担当医にも自らオープンに話すことは難しい．性の問題は，成人期に達する前に解決されておくことが望ましい．小児期に解決で

きない性機能問題は成人医療施設と協力して対応する必要がある．若年層の膀胱全摘出術や尿禁制ストーマの造設はその数が少ないために成人内科などの医師には周知されていない．また，先天性の疾患では，病態が複雑で，性の問題や病名の告知などデリケートな問題を抱えていることから，小児期から成人以降も一貫した治療を行うことが望ましい．小児医療施設と成人医療施設との緊密な連携が必要である．

総排泄腔異常や二分脊椎などで小児期に手術を受けた女性の場合，内性器異常や腟形成に伴う月経・性交の問題を生じることがある．外性器形状，腟分泌物，月経困難，性交困難，妊娠出産困難などの問題である．妊娠・出産において本来医療的介入が必要となるので，恋愛する前からのサポートシステムの確立が必要である．腟再建術後には定期的ケアとして洗浄やブジーが必要であり，疾患や定期的ケアの必要性を正しく理解できて，継続実施が可能でなければならない．また，恋愛・結婚に対する心のケアも必要である．

「自分の身体には，傷があるけれども，何をしたのかわからない」というように自分の身体や疾患・手術について知らないという場合が意外に多い．両親，特に母親にとっても「どのように説明したらいいのかわからない」ことが多いので，医療者の意図的・計画的なかかわりが求められる．

永久的ストーマをもつ小児は成長・発達するに従い，排便・排尿以外に性やボディイメージに関する悩み，社会生活上の制約など様々な問題に直面する．オストメイトにとってオストメイト会は肉親や医師・看護師に相談できない悩みを分かち合い，生きる共感を得る意味できわめて重要な存在といえるが，現在，日本には前項で挙げた3つの小児オストメイト会が存在している（p.99参照）．

男性のオストメイトの場合は，小児外科医や小児泌尿器科医がおおよそ15歳くらいから勃起や射精の話をすることが多い．あるいは，成人して結婚後に不妊の相談で訪れる場合もある．

排泄の問題が落ち着き，思春期以降外来受診をしていない場合には，成人して初めて恋愛・結婚・妊娠・出産に向けての問題が表面化してくる．ただし，すでに成人しているためどこに相談してよいのかわからずに1人で問題を抱えることも少なくないのではないだろうか．

このような状況を避けるためには，養育者である母親へ行っていた説明とは別に，本人1人だけに対しても説明の時間をつくっていくことが大切である．できるだけ，わかりやすい言葉とともに絵や図で具体的に示しながら，自分の身体のこととして受け止められるように理解度に応じて繰り返し説明していくことが重要である．

進学・就職に関して，支えてくれるキーパーソン（母親・父親など）の存在は大きい．実際の生活行動は自立していたとしても精神的な支えが必要なときはたびたびある．悩んだり，迷ったりしたときに，今までの自分をすべて知っていてくれる存在は何者にも変えられない．

（3）装具選択上の留意点

幼児期から学童期までは安定した装具の装着が可能であったが成人体型に変化したことに伴い位置不良となり，装具装着の安定性が低下することがある．

例えば，身長の伸びによって下腹部に位置していたものが腹部中央に位置がずれ，骨突出との

距離も変化することがある．また，体重の増加に伴い腹部の皮下脂肪の厚みが増し，ストーマを直視できなくなったり，ストーマが陥凹傾向となることもある．体型の変化に合わせて装具変更が可能であることを本人および家族にも伝えておく．

4）成人期のストーマケア

　成人期にストーマ造設が必要となる疾患は，その多くが悪性腫瘍によるものである．大腸がんや膀胱がんだけでなく，子宮がん・卵巣がんもその対象となりうる．ストーマ造設術を受ける患者はストーマの存在だけでなく，その原因の多くががんという生命に影響する重大な疾患であり，その基礎疾患の治療のために排泄経路の変更を選択する．

　ここでは，新たにストーマ造設術を受ける場合，ストーマを保有したまま成人期を迎えた場合，妊娠時のストーマケアについて述べる．

(1) 成人期に新たにストーマ造設術を受ける場合のストーマケア

❶ アセスメントのポイント

- 疾患，術式
- 身長，体重，体重減少の有無と程度
- 腹壁の状態
- 今までの排泄状態，習慣
- セルフケア能力
- 家族構成（心身ともに頼れる人，支えになる人の有無）
- 職業，生活環境（最も多い姿勢や労働内容）
- 手術の必要性の理解度
- 手術に対する拒否反応の有無と程度

❷ 手術前のケア

　成人期に永久的ストーマを造設する主な疾患は，悪性腫瘍が最も多く，一時的ストーマは，炎症性腸疾患や腸閉塞症，外傷などがある．

　今までの排泄口は，見る必要がなく，見ないままきれいに拭くこともできており，多くは見ないまま排泄物を流すことが多かったであろう．それにもかかわらず，手術を境に新しく自分の腹部にできる排泄口を見ながら，初めて見るストーマ装具をその腹部に貼る……説明を受けてもイメージすることが困難である．「何がわからないかがわからない」という言葉をよく耳にする．これは，ストーマを保有した生活自体をイメージできていないことを意味している．

　ストーマ造設術の場合，身体機能，ボディイメージ，自己観，性役割，日常スタイルなどのほとんどを喪失することが予期できるため，術前から悩み苦しむ．このような予期的悲嘆のときには，予期的指導が必要である．予期的指導は，あとで見たり感じたりするであろうことについて，

真実のみを告げる，と同時にそれを処理する方法や，援助・支援のあることを具体的に示す．オストメイトはこのときから術後の自身の変化に対する対処の方法を探っていく．

　緊急手術の場合では，上記のような予期的指導がほとんどできないので，手術後に回復状況および心理状態を確認しながら，補っていく必要がある．

　術前のストーマサイトマーキングについては，「2. 手術前の看護とストーマの位置決め」の項（p.5）を参照していただきたい．

❸ 手術後のケア

　がんと診断され，ストーマを保有するという出来事は，その人の人生の成り行きに影響をもたらす．死を見つめて人生の価値観を再構築するなかから生き方を見つけることもある．オストメイトに対して的確なストーマ管理への助言はもとより，がんの進行や治療の副作用から生じる症状の管理，炎症性腸疾患においては症状コントロールを継続することが先決である．

　永久ストーマを保有する時期は，成人期から老年期と幅広いことから，対象者の多様な人生経験や生活背景について配慮しながらケアを提供する必要がある．同じようにストーマ造設術を受けても，それぞれが一生にたどる道筋であるライフコースは異なり，個別の体験の意味を配慮してかかわる必要がある．これまでのライフステージにおける様々な体験によって，現在の自分あるいは生活があるのか，その結果，どのような生活意識をもち，何を重視しているのかということは異なる．成人のQOLを高めるということは，それぞれのライフステージにおける発達課題の達成と基本的欲求の充足を導くようなセルフケア行動の能力を高めることであるといえる．

　成人期の人々は役割や課題を達成するなかで，安定した生活を営んでいる．ストーマ造設によって，従来の家庭生活，従来の仕事と職場，従来の社会生活に変化が生じて，心身ともに異なった環境に適応することが要求される．長期に仕事を休むことは，職場での役割を果たすことも困難となり，そのために，職場での役割を交代しなければならないかもしれない．母であり，父である人は家庭での母としてあるいは父としての役割を十分に果たすことが困難になるかもしれない．病気に伴う身体的な苦痛・治療などは生理的なニードや安全のニードの充足に援助が必要となる．

　そして，そのストーマを保有する本人だけでなく，その家族もまた，がんの罹患という経験に加え，ストーマ管理の習得，治療の継続による生活リズムの変更や生活の再構築を求められる．看護師は，患者を中心として家族にかかわるため，家族をサポート源としてとらえがちであるが，対象者の多様な人生経験と生活背景への配慮の必要性から，ストーマ保有者と家族のライフコースの変化に対し，両者の関係性を含めたケア提供が求められている．退院後でも，疑問や問題が生じた場合には，いつでも質問できるような環境調整が重要である．

　成人は，小児とは異なり，既得の知識や経験に基づいて解釈・分析・理解したうえで新たな全体像を構築する．他人の指示に従うのではなく，自分の考えで決定する．このような特徴を把握したうえで，成人の学習を援助していく．

　成人の学習は，一方的な教え込みや「教える・教わる」の上下関係で行われるものではない．医療者は，学習者である患者を教育するものではなく支援するものであり，その意識を医療者全体がもつことが重要である．

　成人の学習の特徴の1つに，個人のもつ自分らしさや価値観を重視することが重要であり，自

分の関心や意思に基づくことで主体的な学習となることが挙げられる．
　例えば，ストーマ装具の選択を例にとって，学習について考える．
　装具交換の手技を覚えるために，社会生活で今後使用していくストーマ装具を選択する．いきなり，実物をみせられても何がいいのか，どれが自分に合っているのか，わかるはずがない．そのときに例えば，「交換間隔を何日くらいにしたいか」「普段の洋服はどのようなものを着ているか」「トイレにはいつでも行ける環境か」「重いものを持ったり，力仕事のようなことをするか」「肌はかぶれたりしやすいか」などという質問をすることにより，面板の耐久性や単品系か二品系か，袋の容量の大小，粘着テープ付きタイプの適応か，皮膚保護材の選択などを医療者側で考慮し，選択肢を提示することができる．その選択肢のなかから自分で選択すること，自分の状況や希望が盛り込まれることで，主体的な学習へと導くことができる．
　オストメイトのほとんどが，最も脅威と感じているのがストーマケアである．例えば，ストーマケアの習得が難しい，ストーマケアをすることは考えたくない，あるいは退院に先立ってストーマ管理のことが脳裏から離れないなどである．日本人の場合，「排泄」を話題にすることは恥ずかしいこと，という文化が根底にあるためか，腹部から排泄物を排出する，ストーマケアを行うことを認めたくない，隠しておきたいなどと感じている人は少なくない．また，ストーマの合併症，皮膚障害に対する不安も脅威となっている．
　肛門の喪失，肛門機能の喪失，お腹からの便・尿の排泄など，自分の身体に対するイメージがストーマ造設前と大きく変化する．ボディイメージの変化は，オストメイトの生活にも大きな変化を及ぼす．社会活動や仕事，セクシャリティなどである．
　ストーマを保有しているために，社会生活に不安を感じることも多い．臭いやガスの音が気になるため，できるだけ人と会うことを避けたい，仕事での会議が億劫になってしまうなど，行動範囲が狭くなってしまいがちである．ストーマ造設前は社会的にも活躍し，家庭よりも社会活動に価値を置いていた人が，オストメイトになってからは社会よりも家庭を中心とした生活に切り替えるという価値観の変化が生じることもある．適切なストーマ管理方法を習得することにより，それまでの人生で可能であったことへの制限が最小限で済むような方法を一緒に考えることが重要である．
　ストーマ造設により今までもっていたボディイメージと排泄経路，排泄管理の方法が変わってしまうので，自己のイメージを著しく変えることを迫られる．人間にとって最も根本的な生理機能にかかわる障害であることから，ストーマ造設患者に劣等感が生まれやすい．臭気や調整できないガスの音，複雑なストーマ装具，特殊な排便処理，性交時の不安，集団のなかに出るときの恐怖など次々と様々な現実が押し寄せてくるため，ボディイメージも日々変わっていく．
　消化管ストーマでは，便の臭い，便漏れの心配，ガスについてなど，精神的落ち込みが高く，ボディイメージの変容，自己概念の低下などについて長期間悩む傾向がある．なかには精神的に落ち込んでしまい，社会生活に影響を及ぼしているケースもある．
　セクシャリティはボディイメージを構成する重要な要素である．ストーマ造設術を受けた男性患者，特にコロストミー造設術と尿路変更患者は神経切断にかかわらず精神的，一時的なものを含めると，その多くがインポテンスを経験しているといわれている．一方，女性オストメイトの

多くは，性交時の不快感や痛みを訴えている．

このような性機能障害は，パートナーの心理面にも影響を及ぼす．術後数カ月経過し，身体面の管理もできるオストメイトのコーピングも順調になりかけたころに，パートナーが逆に性生活に対する不安を示すことによって，オストメイトは再び情動不安に陥ることがある．

オストメイトが社会生活に適応していくうえでセルフケアは不可欠である．特に排泄物の漏れやストーマ周囲の皮膚障害が生じたときの対処方法を習得しておくことが大切である．トラブル発生時に自己処理ができない場合，オストメイトは強い不安感とともに心理的退行反応を起こし，コーピングが遅れ，QOLの低下を招き，やがてオストメイトの日常生活にも影響を及ぼしかねない．

オストメイトに対するケアは，身体的ケアだけでなく，心理的ケアが重要である．オストメイトが抱えるストレッサーを評価し，それに対する情報提供・支援を行い，少しでも早くコーピングでき，社会生活に適応できるように援助することが看護者に求められている．

(2) ストーマを保有して成人期を迎えた場合のストーマケア

オストメイトが抱える問題として，排泄物の漏れ，ストーマ周囲の皮膚障害などのストーマ管理の難しさ，就労，社会生活に関して，結婚・性生活に関して，家族関係，精神・心理面での適応などが予測される．

排泄の問題が落ち着き，思春期以降外来受診をしていない場合には，成人して初めて恋愛・結婚・妊娠・出産に向けての問題が表面化してくる．ただし，すでに成人しているためどこに相談してよいのかわからずに1人で問題を抱えることも少なくない．

このような状況を避けるためには，養育者である母親へ行っていた説明とは別に，本人1人だけに対しても説明の時間をつくっていくことが大切である．できるだけ，わかりやすい言葉とともに絵や図で具体的に示しながら，自分の身体のこととして受け止められるように理解度に応じて繰り返し説明していくことが重要である．

女性にとって，妊娠および出産はその生涯のうち最も重大な出来事の1つである．身体的苦痛とともに妊娠，分娩に対する不安も増強しやすい．本人だけでなく夫，両親を励まし，妊娠継続の意思を尊重・支持することが重要である．助産師・産婦人科医・専門医などがチームでかかわり，専門的アドバイスをしながら支援するなどのサポート体制が重要である．

腟形成の必要性の有無，双角子宮や重複子宮などの場合でも妊娠の可能性があることを伝えることは，非常に重要な意味がある．将来を考えたときに希望がないと思い込んでいる場合も少なくなく，可能性があることで「エッ，妊娠できるの？」「ホッとした」「支えになる」などという言葉が聞かれるように希望や自信につながる．

ストーマの造設に至った疾患の種類が先天性疾患，炎症性疾患，外傷，または悪性腫瘍によるものかにより，また受けた手術の術式により妊娠に伴うリスクは異なり，妊娠・分娩時の影響も異なる．腸管利用による膀胱拡大術には，小腸とS状結腸を利用することがあるが，小腸の場合には子宮の前面に腸間膜が位置しやすいため，妊娠中の子宮増大により腸間膜内の血管が圧迫されたり，出産時に帝王切開の場合には，腸間膜を傷つけないような配慮が必要となる．

内服薬を飲んでいる場合には，薬の副作用に注意し，胎児への催奇形性，母体への悪影響がないか担当医の指導を受ける．母子の安全性を考慮するため原疾患の状態は定期的にチェックしながら妊娠・出産・育児計画を立てることが望ましい．

(3) 妊娠時のストーマケア

❶ 妊娠に伴うストーマの変化

妊娠の月数とともにストーマおよび周囲の変化が起こる．腹部の膨隆に伴い，ストーマサイズの拡大やストーマの脱出が起こりやすくなる．

ストーマサイズは腹部の皮膚の伸展とともに拡大するため，腹部とストーマサイズの変化に合わせて面板の穴の大きさを調整する．また，腹壁に追従しやすい軟らかいストーマ装具を装着する．

ストーマの脱出が軽度みられるときには腹帯チューブ®などの軟らかいもので押さえてみる．面板のバッキングフィルムやフランジ部分などで出血を起こすこともある．ストーマ粘膜を傷つけないように軟らかい皮膚保護剤への変更や，リングなどの併用を検討する．

サイズの変化やストーマ脱出は，出産後に元に戻ることが多いことも説明し，不安の除去を図る．

5) 老年期のストーマケア

日本人の平均寿命は，女性が86歳，男性が79歳である．60歳代でストーマ造設術を受けることが多くなり，最近では，80歳，90歳と高齢になってからストーマを造設する例も徐々に増えつつある．老年期で新たにストーマ造設術を受ける場合とストーマを保有したまま老年期を迎えた場合のストーマケアについて述べる．

(1) 老年期に新たにストーマ造設術を受ける場合のストーマケア

❶ アセスメントのポイント

- 疾患，術式
- 身長，体重，体重減少の有無と程度
- 腹壁の状態
- セルフケア能力（日常生活動作の自立度，手先の操作性，視力低下の程度）
- 家族構成，家族関係（心身ともに頼れる人，支えになる人の有無）
- 職業，生活環境（最も多い姿勢や労働内容）
- 手術の必要性の理解度
- 手術に対する拒否反応の有無と程度
- 社会福祉資源の活用の有無

❷ 手術前ケア

　発達段階における特徴として，皮膚のしわやたるみ，骨格の萎縮による円背などが起こってくる．加齢が進行した高齢者に至るほど，見た目の個人差が大きくなる．セルフケア能力のアセスメントを行い，何らかの介助を必要とする場合には，家族が担えるのか，社会資源の活用が必要か，手術を受ける前の段階からの調整が必要となる．

　管理しやすいストーマを造設するために，たとえ緊急手術であっても，必ずマーキングを施行し，また，ストーマ造設の許容範囲内に数カ所のマーキングを施行することが重要である．

❸ 手術後ケア

　老年期になってからストーマ造設を受ける場合，個々の体力や合併症の有無などにより，術後の回復期間も差が大きい．身体の回復状態に合わせて，指導計画を立案する．

　高齢者は，通常成人と比較すると，手や視力などの運動機能の低下，記銘力・思考力・学習能力などの神経系機能の低下，皮膚組織耐久性や排便機能の低下といった特徴がみられ，そのためにセルフケアにおいて問題を抱えやすく，また，それに見合う適切なリハビリテーションが必要とされる．

　加齢に伴い，新しいことに対する適応力が低下し，拒否反応や抑うつ状態に陥りやすく，ストーマの受容やセルフケアの過程で時間を要することが多い．また，反応速度の低下や動作の緩慢化，記名力・集中力・持久力などの低下などを考慮しながら指導を行う．患者のペースに合わせて，あせらずに根気強く繰り返して行う．1回の指導時間を短くして回数を増やしたり，到達目標を細分化して，忘れていても非難せず繰り返し指導する．

　視力低下や聴力低下に対してはパンフレットや説明書の文字を大きくしたり，聞き取りやすい声の高さや大きさで話す．できるだけ実際にモデルを示すなどの工夫をする．

　身体能力や理解力が低下している高齢者といえども，あわてずに時間をかけて教育し，ストーマの管理訓練を反復することによって，セルフケアは可能である．医療従事者は，高齢者の特殊性を十分に考慮し，高齢者自身の意思ややる気を損なわないように心がけ，医療面・精神面・社会面など広範囲でのサポートを行っていくことが必要である．

　ストーマの存在が日常生活を営むうえで支障とならないためには，的確なストーマ造設と簡便なストーマケアの確立が重要である．

　老年期においては，1人ひとりの背景を理解したうえで，その人の生活や生き方をサポートするという視点に立ってケアすることが重要である．加齢によって起こる心身の機能の低下や家族内の関係性の変化，社会的立場の変化などを受け止めながら，有意義に日々を過ごすことができるように支援する．加齢に伴う変化も個人差が大きいので，ストーマ外来などでその変化を定期的に確認しながら，日常生活が健やかに過ごせるようなケア方法を検討する．

　家族は，本人とともにストーマの管理方法を習得し，排泄に関連して食事内容や生活リズムを変更すること，社会的活動を変更すること，家族関係を調整することなどが求められる．家族に対してもストーマに対して肯定的なイメージをもてるように情報提供をしながら，心理面の変化・理解力・判断力・適応力などを把握し，心理面・社会面の支援をしていく．何らかの介助を必要とする場合には，社会資源を活用しながら，家族の健康も維持できるように，医師，看護

師，ETナース，皮膚・排泄ケア（WOC）看護認定看護師や医療福祉関係者や，訪問看護ステーションなどの施設との協力を十分に行い，セルフケアをサポートする必要がある．

ストーマ保有者が家族から見放されたり，介護施設で孤独にならないように，家族からの支援を取り付けなければならない．そのためには，患者，医療者ともに，日ごろから家族とのコミュニケーションをよくとり，医療ソーシャルワーカーなどの担当者とも情報交換や協力関係を維持していく．

（2）ストーマを保有して老年期を迎えた場合のストーマケア

成人期までにストーマ造設を受けている場合では，知識も技術も習得済みのことを継続することは比較的たやすい．セルフケアができトラブルがなく過ごすことができる．また，トラブル発生時にかかりつけの病院やストーマ外来を受診することができる場合は，対応が可能である．しかし，ストーマ周囲皮膚や腹壁の変化などに合わせて，ケア方法や使用装具を変更しようとすると変更の受け入れ，理解，技術の習得に苦労することも少なくない．オストメイト自身が困った状況を自覚して初めて，変更を受け入れることも多い．長期的フォローをしていくなかで，ストーマ周囲のスキンケアができているか，下着の汚れがないかなどの清潔行動が維持できているか，排泄リズムが保たれているか，会話のキャッチボールが成立しているか，視力や手先の操作性の変化などを注意深く観察する．何ができていて，何ができなくなりつつあるのかを客観的に評価しながら，セルフケアが長く継続できるように支援する．

また，加齢に伴う身体的・精神的・社会的変化により，ストーマケアの継続が困難になることがある．例えば，視力障害により，貼付位置がずれる → ずれて漏れる → 漏れにくくするため穴を大きくあける → ストーマ周囲皮膚のトラブルが起こる，などというように連鎖していく．指先の力が弱くなり二品系装具の嵌め込みがうまくできなくなり便・尿漏れを生じることもある．小児の場合には，成長発達に伴いできることが増加するが，高齢者の場合にはできることが減少する．セルフケア能力のアセスメントを行い，個人個人の状態や生活にふさわしい対処方法を検討する必要がある．

特に皮膚組織耐久性の低下している高齢者は，皮膚障害をきたしやすく，また重症化しやすいので，日々のストーマ周囲皮膚の十分な観察とケアを行うことが重要である．

ただし，加齢に伴う変化には個人差が大きく，社会的条件も様々であるため，個々に応じたケアをしていく．

高齢者は，身体能力の低下だけでなく，精神的・社会的問題も多く抱えている．

精神的問題としては，"老い"や病気・死に対する恐怖，社会的立場の喪失など，社会的問題としては，核家族化・独居老人の増加（ストーマケアをサポートする人がいない），低所得に起因する経済的不安などが挙げられる．このような状況にストーマのセルフケアが加わることにより，高齢者はより多くのストレスを感じる．また，記名力の低下や認知症の発症などでは，社会的資源の活用が必要となることが多い．介護者も高齢者のことが多く，介護力も徐々に低下することが予測される．家族の健康も維持できるように，社会資源を活用していく．

(3) 装具選択上の留意点

　加齢に伴いセルフケアに必要な技術が困難になることがある．容易にできることと，やや時間を要すること，困難なことなどを常にアセスメントし，今後の長期的な変化を予測したうえで，簡便な方法や装具の変更を検討する．指先の力がなくなりはさみで穴をあけることが難しくなった場合には，多少周囲皮膚の露出があるとしてもプレカット（既製孔）の製品はできることを減らさない工夫として有用である．できるならば，製品の種類を変えることなくプレカットへの切り替えができることが望ましい．また，練状皮膚保護剤などの補正用品の使用を浅い凸型面板への変更で省略することも可能な場合があるので，セルフケア能力のアセスメントを行い，個人個人の状態や生活にふさわしい対処方法を検討する．

　高齢者のように，ストーマ接着部皮膚にしわやくぼみ，凹凸が多くある場合，凸型嵌め込み具内蔵型面板を使用すると，ストーマ周囲皮膚を平坦に整え，皮膚との密着性を高めるため，そのしわやくぼみを矯正するのに有効である．

　高齢者のように皮膚組織耐久性の低い患者などにおいて，多くの皮膚保護剤のなかから最も適したものを選択することができることは非常に望ましい．

　ストーマ装具には，ストーマ袋と面板が一体になった単品系（ワンピース型）装具，別々に分かれている二品系（ツーピース型）装具がある．単品系装具は，軽量で装着感が少なく，装着も二品系に比べて比較的容易である．二品系装具は，面板が硬く，高齢者のようにくぼみやしわの多い皮膚でも固定・管理がしやすいという利点があるが，面板とストーマ袋の固定には手先の力を要するために，高齢者にとっては負担が大きいことがある．粘着式の二品系などの製品もシンプルケア，できるだけ簡便で，手技が少なく，加齢が進んでも同じケアが可能かどうかを考えながら，装具選択をしていくことが重要となる．

　（原稿作成にあたり，ご指導を頂きました日本大学医学部泌尿器科学　吉田利夫先生，小児外科学　池田太郎先生に深く感謝いたします．）

Q&A

Q：小児オストメイトが受けられる医療制度は，いつまで受けられるのか？

A：①未熟児養育医療，②自立支援医療（育成医療），③小児慢性（特定）疾患医療，④乳幼児及び子ども医療費制度（受給年齢は市区町村によって異なる）などがある．

①は，入院中のみに限られるが，最長で1歳の誕生日の前日まで可能である．

②は，身体に障害のある，または放置すると将来障害を残すと認められる疾患があり，治療によって確実な効果が期待できる18歳未満の小児を対象としている．入院中に期限が切れる場合には，継続申請の手続きが必要となるので，市区役所または保健所に問い合わせる．

③は，原則18歳未満が対象となるが，継続手続きの場合に限り，最長で20歳まで受給可能である．

④東京都では，平成19年10月1日から義務教育就学期の小中学生を対象とした「義務教育就学児医療費助成制度」が開始となる．

Q：灌注排便法はずっとできるのか？ 何か中止しなければいけないことはあるのか？

A：体調がよく，灌注排便法が何ら苦労なく行えている間は継続可能である．
長年継続している場合には，装具装着，および自然排便法に対する不安が大きいので，あらかじめ次のような場合には中止することを説明しておくことが必要である．
①同じように灌注排便法を行っていても，排便コントロールがつかなくなる場合（次回排便までの時間が極端に短くなったり，液注入後もなかなか排便がみられなくなるなど）
②灌注排便法を実施することが困難になる場合（終了後の疲労感や排泄時間につらくなるなど体力低下を感じる場合や，視力や四肢機能の低下により実施が困難になる場合，災害時など）
③腸閉塞や再発などの場合
④他の疾患に罹患したとき　など

灌注排便法を実施している場合にも，自然排便法の装具装着の技術を習得しておくと，いざというときにあわてずに済む．

■ 文献

1) ストーマリハビリテーション講習会実行委員会 編：ストーマケア—基礎と実際．金原出版，1998．
2) 山崎洋次，溝上祐子 編：小児のストーマ・排泄障害の実際．へるす出版，2003．
3) 小島操子，時安眞智子 編，看護のコツと落とし穴⑤ 小児看護．中山書店，2000．
4) 平林紀江：ストーマ造設児のトイレット・トレーニング．小児看護，27(2)：176-182，2004．
5) 積美保子：小児の炎症性腸疾患患者における排泄障害のケア．小児看護，28(3)：361-369，2005．
6) 野島佐由美，長戸和子，川上理子：ストーマ造設患者とその家族へのケア．臨床看護，26(11)：1726-1732，2000．
7) 進藤勝久：障害心理，人間関係，成人教育（患者教育）．外科診療，90(6)：1033-1042，2004．
8) 川村佐和子：慢性疾患患者の心理特性とセルフケア確立への看護支援．臨床看護，20(4)：493-496，1994．

9 合併症のある ストーマのケア

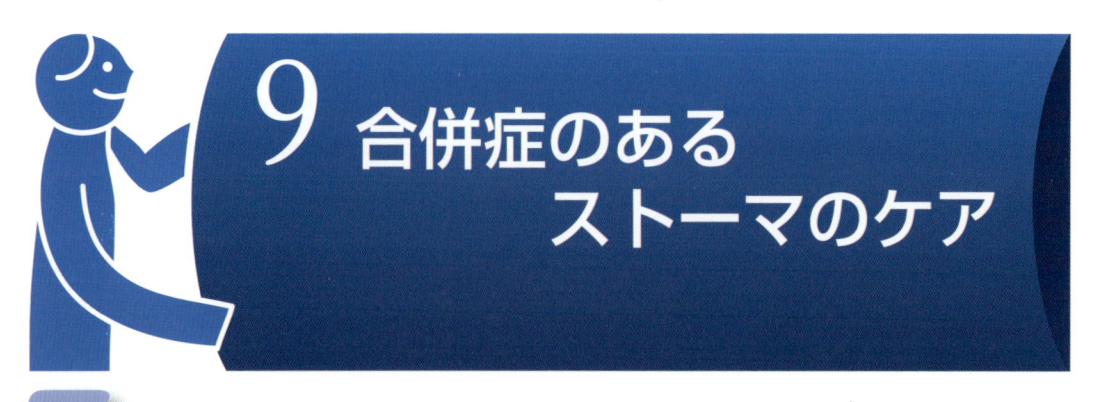

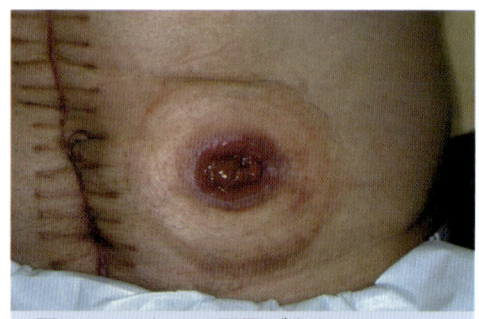

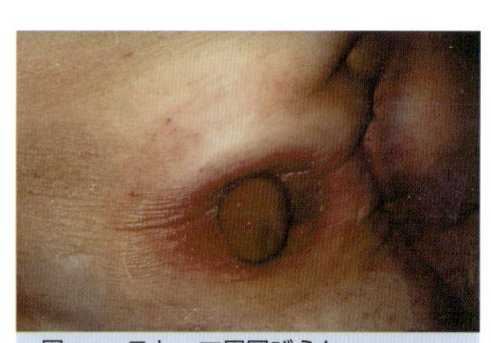

1) ストーマ周囲びらん

(1) ストーマ周囲びらんとは (図9-1)

　ストーマ周囲びらんは，ストーマ周囲皮膚障害のなかで最も多くみられる皮膚障害の1つである．ストーマリハビリテーション学用語集によると，びらんとは，表皮または粘膜が病的に欠損して生じる紅色の湿潤面[1]と定義されている．びらんよりやや深く，擦過傷や掻破によって生じる表皮の欠損を表皮剝離，びらんより深く，真皮または皮下脂肪層にまで達する組織欠損を潰瘍という[2]．蜂窩織炎と異なり，圧痛や局所熱感などはみられない．

図9-1　ストーマ周囲びらん

(2) どのような状況で発生しやすいか

　主な原因は排泄物の皮膚への接触や皮膚保護剤などに含まれる粘着剤の接触である．ストーマ基部の大きさに比べストーマ装具面板のカットサイズが大きい場合，ストーマの形状に沿わない既製孔の面板を使用した場合，排泄物がストーマ周囲皮膚に接触するためびらんを生じやすい (図9-2)．さらに，ストーマ装具の密着が悪い場合，交換間隔が長いため皮膚保護剤の溶解が進んでいる場合でも，ストーマ周囲皮膚に排泄物が接触しびらんを生じる原因となる (図9-3)．特に，回腸ストーマでは消化酵素を含んだ水様性の排泄物が排出されるため，皮膚に接触すると短時間でびらんを発生する．

図9-2　ストーマ周囲びらん

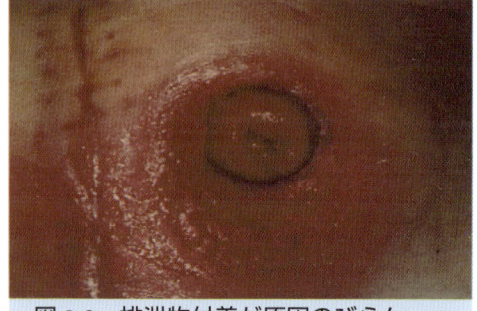

図9-3　排泄物付着が原因のびらん

炎症性腸疾患や肝・腎疾患を基礎疾患として抱えていたり，治療としてステロイド剤や抗がん剤投与を受けている場合などもストーマ周囲のびらんを生じやすい[3]．

(3) ケア上の問題点

びらん部からの滲出液が原因でストーマ装具の密着が悪くなり，その結果，ストーマ装具と皮膚の間に排泄物が入り込み，びらんがひどくなることがある．また，潰瘍形成に至ることもあるため注意する．

(4) ケアの実際

びらんが生じた原因を明らかにし，その原因を取り除く必要がある．ストーマ近接部に生じたびらんは排泄物の付着が原因で生じることが多い．そのため，排泄物が付着した原因を明らかにする．ストーマ装具を剥がした際，面板への排泄物の付着の有無，皮膚保護剤の溶解範囲と程度を確認する．

ストーマ周囲近接部にびらんが生じている際には，ストーマ基部の大きさに比べ，面板の穴あけサイズが大き過ぎる場合，ストーマ装具交換間隔が長い場合，水様性の排泄物が多量に排出されるため皮膚保護剤が溶解し皮膚が露出している場合などが考えられる．面板の穴あけサイズが適切かどうか確認し，必要時，練状皮膚保護剤や板状皮膚保護剤を用い，ストーマ周囲近接部の皮膚を保護する．ストーマ装具交換間隔が長過ぎる場合には，皮膚保護剤の溶解度が5～10mmを目安に適切な交換間隔を設定する．また水様性の排泄物が多量に排出される場合には，練状皮膚保護剤や板状皮膚保護剤を併用する．

ストーマ周囲に陥凹，しわ，くぼみがあったり，骨突起部がある場合，仰臥位の際には平坦であっても，座位や前屈位になると3時と9時方向にしわやくぼみが発生する場合などではストーマ装具の安定が悪くなり，ストーマ装具と皮膚の間に排泄物が入り込みびらんを生じる原因となる．陥凹部分，しわ，くぼみなどは，練状皮膚保護剤や板状皮膚保護剤を用い補整し，ストーマ装具が安定するよう工夫が必要である．座位や前屈位でしわが生じる場合には，どのようにしわができるのかをよく確認する．練状皮膚保護剤や板状皮膚保護剤を用いたり，凸型嵌め込み具内蔵型面板，ストーマ用ベルトなどの使用を検討し，装具の密着性を高める．

びらんが生じている場合には，滲出液が原因でストーマ装具の密着が悪くなる．そのため，びらん部に粉状皮膚保護剤を散布する（図9-4, 5）．

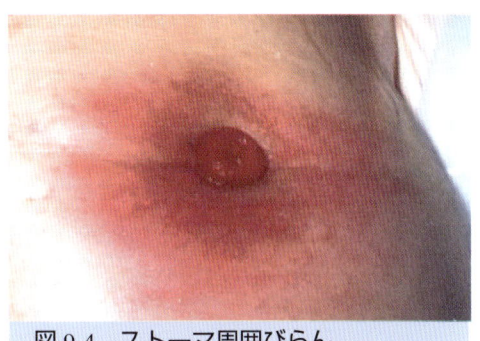

図9-4　ストーマ周囲びらん

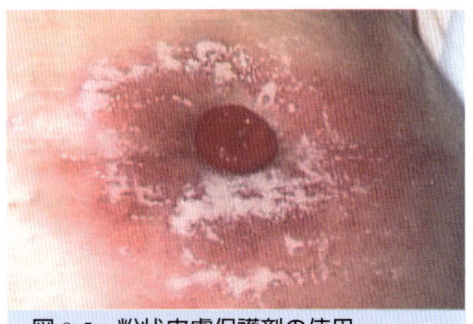

図9-5　粉状皮膚保護剤の使用

その際，粉状皮膚保護剤の量が多過ぎると面板の密着が悪くなるため，余分な粉状皮膚保護剤はペーパータオルなどで払い落とす．びらん部には滲出液を吸収した粉状皮膚保護剤が残るため，その上にストーマ装具を貼付する．びらん部からの滲出液が原因で，皮膚保護剤の溶解が早くなることがあるため，ストーマ装具交換間隔を早めに設定する．

皮膚保護剤や粘着剤貼付部に一致してびらんが生じた場合には，粘着剤の接触が原因と考えられる．皮膚保護剤の変更や粘着剤の使用を禁止する．

皮膚保護剤貼付範囲を超えてびらんが生じた場合にはアレルギーの可能性が考えられる．パッチテストを行い，皮膚保護剤を変更する．

炎症が強い場合には皮膚科に診断を依頼する．

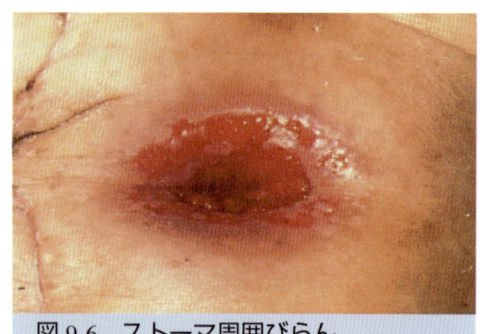

図9-6 ストーマ周囲びらん

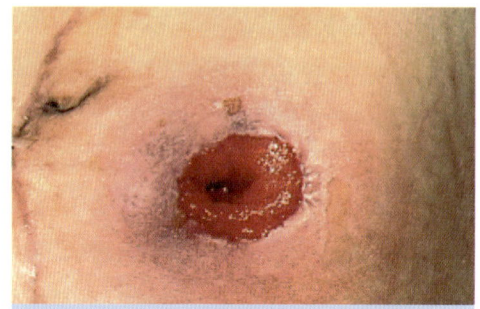

図9-7 ストーマ周囲びらん（改善後）

(5) ケアの評価と観察

排泄物の接触が原因によるびらんの場合（図9-6），排泄物の接触を防ぐとびらんは改善する（図9-7）．そのため，びらん部への排泄物の入り込みがないかどうか確認する．ストーマ装具交換時，びらん部および剥がした面板の接着面に排泄物の付着がないか，排泄物の漏れがないか確認する．しわやくぼみに沿って排泄物が潜り込んでいる場合には，練状皮膚保護剤や板状皮膚保護剤の量の調整，充填方法を変更する．

ワンポイントアドバイス

(1) ストーマ周囲にびらんが生じた原因を明らかにする．
(2) 明らかにした原因を取り除く．
(3) 主な原因である排泄物の皮膚への接触を防ぐため，適切なサイズの面板開口，排泄物の性状や量に応じ皮膚保護剤の溶解度を確認する．また，しわやたるみなどのストーマ周囲状況をよく観察し，適切なストーマ装具選択を行うことが重要である．

Q&A

Q：びらん部への粉状皮膚保護剤の使用方法がわからない．

A：びらん部からは滲出液があるため，ストーマ装具の密着が悪くなる．そのため，粉状皮膚保護剤を散布するが，余分な粉状皮膚保護剤があるとストーマ装具の密着が悪くなる．また，健常な皮膚に粉状皮膚保護剤が残っていてもストーマ装具の密着が悪くなる．そのため，必ず余分な粉状皮膚保護剤は払い落とす．

2) ストーマ粘膜皮膚接合部離開

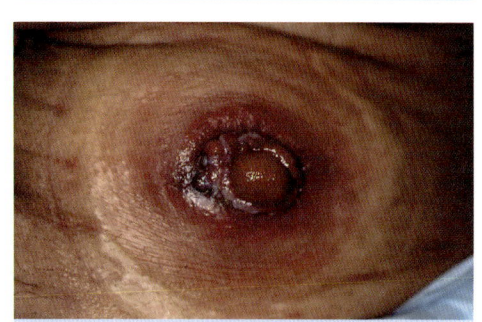

(1) ストーマ粘膜皮膚接合部離開とは(図9-8, 9)

　ストーマ粘膜が皮膚縁から離開することで，ストーマ粘膜皮膚接合部が離開すると排泄物が離開部に入り込み，皮下組織が汚染され感染を起こす可能性がある．また，ストーマ粘膜壊死が広範囲に起こった場合は，ストーマが皮膚縁から離開し，腹壁筋層より中に落ち込むとストーマ脱落となる．重症例ではストーマが腹腔内に陥入し腹膜炎を起こすため，再開腹してストーマ再造設を行う必要がある．

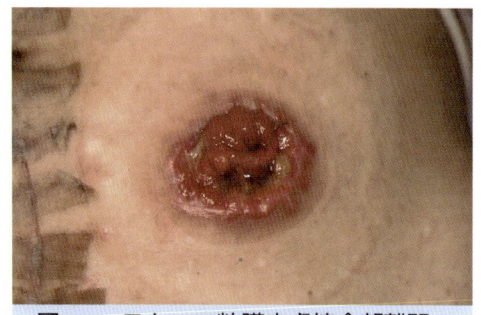

図9-8　ストーマ粘膜皮膚接合部離開

図9-9　ストーマ粘膜皮膚接合部離開（改善後）

(2) どのような状況で発生しやすいか

　ストーマ造設時の手術手技による腸管辺縁血管の血流遮断，術後浮腫による腸管膜圧迫などが原因で粘膜が壊死に陥る[4]と，粘膜が脱落または粘膜を除去した結果，ストーマ粘膜皮膚接合部離開に移行する．その他，造設時の汚染により皮膚粘膜縫合部直下に膿瘍が形成された場合，引き上げた腸管の直径に比較して腸壁に開けた皮膚の孔が大きく，縫合した腸管に著しい張力がかかる場合などで発生する[5]．

(3) ケア上の問題点

　感染徴候が疑われる場合と明らかな感染徴候が認められない場合で，ケア方法が異なるため，ストーマ粘膜皮膚離開部および周囲皮膚をよく観察する必要がある．
　離開部に排泄物が入り込むと創傷治癒遅延の原因となるので，離開部の洗浄が不可欠となる．そのため離開部の洗浄を行いやすいストーマ装具選択を行う必要がある．

(4) ケアの実際

　明らかな感染徴候がない場合には離開部をストーマ装具で覆って管理する．一方，感染徴候がある，あるいは疑われる場合には離開部を開放した状態にして管理する．いずれも担当医師と相談し，ケア方法を決定する．

❶ 離開部をストーマ装具で覆い管理する方法

　ストーマ粘膜の壊死組織が残っている場合にはストーマ脱落を想定し，感染徴候を含め観察を行う必要がある．そのため，1日1回はストーマ装具を交換し，離開部の洗浄を行う．離開部には粉状皮膚保護剤を充填し，短期交換が可能なストーマ装具を選択する（図9-10～12）．

9 合併症のあるストーマのケア

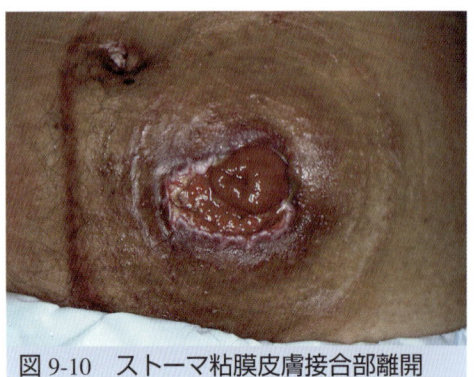

図9-10 ストーマ粘膜皮膚接合部離開

図9-11 ストーマ粘膜皮膚接合部離開部に粉状皮膚保護剤を充填

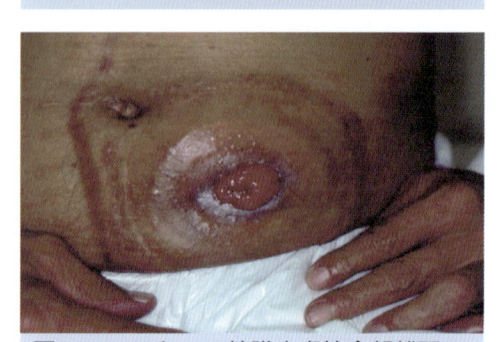

図9-12 ストーマ粘膜皮膚接合部離開改善

　ストーマ粘膜の壊死組織が除去された場合あるいは壊死組織がない場合には，離開部の洗浄を行ったあと，粉状皮膚保護材またはアルギン酸塩を充填しストーマ装具を貼付する（図9-13～15）．排泄物の離開部への入り込みがなければ，3～5日間ごとに装具交換する．離開部への排泄物の入り込みが疑われる場合には短期交換用のストーマ装具を選択し，1～3日で装具交換する．
　アルギン酸塩は創傷被覆材のため，皮膚潰瘍などの診断名を記し，皮下組織に至る創傷に使用した場合には保険適応となるため，担当医師と相談し選択する．

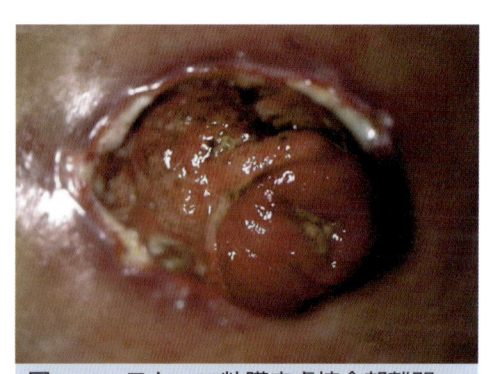

図9-13 ストーマ粘膜皮膚接合部離開

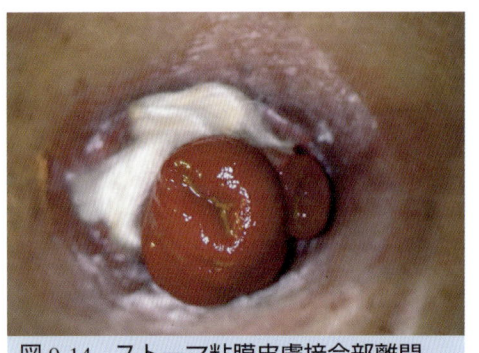

図9-14 ストーマ粘膜皮膚接合部離開部にアルギン酸塩を充填

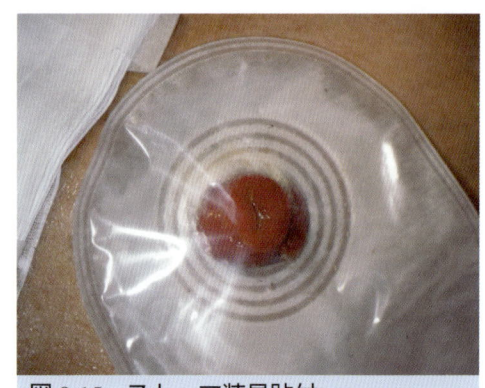

図9-15 ストーマ装具貼付

（図9-13～15写真提供：井口美奈枝氏）

❷ 離開部を開放した状態で管理する方法

　離開部に排泄物が入り込むと創傷治癒遅延の原因となるため，感染徴候が認められた場合には1日数回生理的食塩水で離開部を洗浄する．洗浄後は水分を拭き取り，離開部への排泄物の入り込みを防ぐためおよび創傷治癒環境を整えるため，アルギン酸塩や粉状皮膚保護剤を充塡する．

　ストーマ装具は二品系装具または単品系窓付き装具を選択し，面板はストーマと離開部の大きさに合わせてカットする．洗浄のため皮膚保護剤が溶解しやすいため，耐水性に優れているCPB系やCPBS系の皮膚保護剤付きの装具を選択する．

　ストーマ周囲に凹凸があり装具の密着が悪い場合には凸型嵌め込み具内蔵型面板を選択する．ただし，過度の圧迫は創傷治癒に悪影響となるため，深い凸型タイプの面板は避けるとともに，皮膚の色調変化などをよく観察する．

(5) ケアの評価と観察

　離開部をストーマ装具で覆い管理する方法を行っている場合，ストーマ装具交換時しか離開部および離開部周辺の皮膚状況を観察できない．そのため，ストーマ装具交換時には，離開部への排泄物の入り込みがないか，よく確認する必要がある．排泄物の入り込みが疑われる場合には，充塡している粉状皮膚保護剤やアルギン酸塩の量を確認し，短期交換のストーマ装具に変更する．

　離開部を開放した状態で管理する方法を行っている場合，洗浄の回数が適切か，離開部への排泄物の入り込みがないか，皮膚保護剤は溶解していないかなど確認する．

ワンポイントアドバイス

(1) 離開部の創傷治癒環境を整えるため，離開部の洗浄を行い，粉状皮膚保護剤やアルギン酸塩などの創傷被覆材を充塡する．
(2) 離開部への排泄物の入り込みがないか，よく確認する．
(3) 離開部へ排泄物が入り込まないよう，短期交換であってもストーマ装具がしっかり密着しているか確認する．

Q&A

Q：離開部をストーマ装具で覆うか，開放するかはどのように選択するのか？

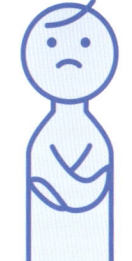

A：周囲の発赤，腫脹，疼痛，熱感，滲出液の有無，性状を確認し，感染徴候があるか，疑われるか，感染徴候が認められないか，について確認する．感染徴候が認められない場合には離開部をストーマ装具で覆う．感染徴候がある，または疑われる場合には離開部を開放した状態で管理する．
担当医師とよく相談しケア方法を決定する．

3) ストーマ周囲蜂窩織炎

(1) ストーマ周囲蜂窩織炎とは

　ストーマ周囲の真皮から皮下脂肪組織にかけての細菌感染で，主な原因菌は黄色ブドウ球菌，A型連鎖球菌などである．急速に広がり，境界の明らかでない紅斑と局所熱感および圧痛がみられる．周辺および深部に広がったあとは，部分的に軟化し膿瘍を形成する．時に自潰し潰瘍を形成する．

　排泄物の接触などが原因で起こる皮膚障害とは異なり，圧痛，熱感，腫脹がみられる．また急速に皮下組織に進展し，数日で潰瘍化する壊疽性膿皮症との鑑別が困難なこともある．

(2) どのような状況で発生しやすいか

　感染は傷を介して発生し，感染症は慢性的に健康状態の悪い人，あるいは免疫能が低下した人に生じやすい．しかし，ストーマ周囲蜂窩織炎の場合，全身状態は良好であることが多い．また，ストーマ部位のリンパの流れも悪くないのが一般的である[6]．ストーマ粘膜皮膚接合部離開，瘻孔形成がきっかけとなり，感染を起こすこともある．

(3) ケア上の問題点

　炎症期では痛みを伴うため，まず痛みのコントロールを行い，そして炎症部分の排膿を行う．ストーマ近接部を切開排膿した場合には，切開部への排泄物の入り込みを最小限にするため，切開排膿部分を頻回に洗浄する．

　また，滲出液や排膿が継続する場合には，切開部分は粉状皮膚保護剤やアルギン酸塩などを充填し，ストーマ装具で覆わず，開放した状態で管理する．皮下を通してネラトンカテーテルを挿入する場合には，排出側となるネラトンカテーテルの先端が面板の外側になるよう注意する．

　感染コントロールのため，全身に抗菌剤の投与を行う．

(4) ケアの実際

　事例の経過と合わせ，ケアの実際を述べる．

　症例は20歳代女性で，潰瘍性大腸炎のため双孔式回腸ストーマを造設し，退院後はストーマ外来通院にてストーマケアのフォローを行っていた．

　術後3週間が経過したころ，「2日前からストーマ部が痛い」との訴えがあり来院した．面板を剥がす際に激痛を訴える．ストーマ頭側部に発赤，腫脹，疼痛，熱感があり，ストーマ粘膜皮膚接合部12時方向に潰瘍形成と炎症所見がみられた（図9-16）．

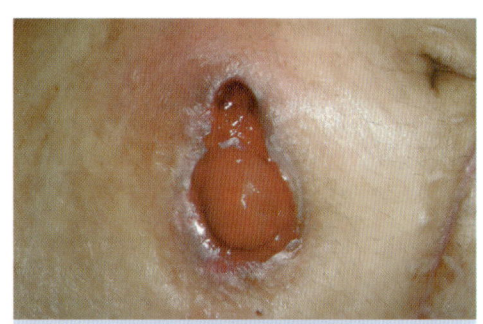

図9-16　ストーマ周囲蜂窩織炎（12時方向に潰瘍形成）

2日目，ストーマ周囲を圧迫すると血液を混入した膿が多量に排出される（図9-17）．潰瘍部は毎日洗浄を行い，洗浄後，粉状皮膚保護剤を散布した．ストーマ装具面板は潰瘍部を露出する大きさにカットし，潰瘍部を覆わずに管理した．

3日目には炎症の改善がみられた（図9-18）．

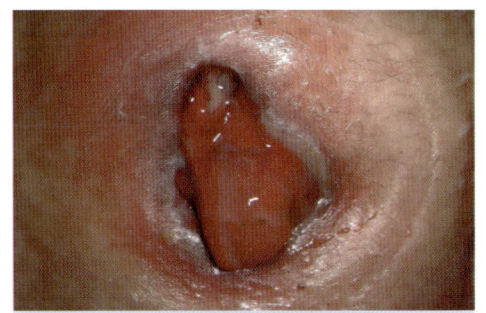

図9-17　ストーマ周囲蜂窩織炎
（ストーマ周囲からの排膿）

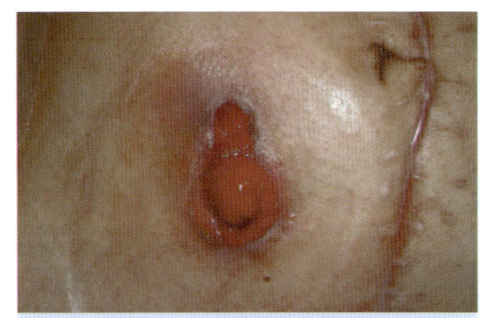

図9-18　ストーマ周囲蜂窩織炎
（炎症改善）

（図9-16〜18 写真提供：松原康美氏）

（5）ケアの評価と観察

潰瘍部へ排泄物が入り込むことによって引き起こされる感染を予防するため，潰瘍部への排泄物の入り込みがないか確認する．また，疼痛，発赤，腫脹の程度を確認し，排膿がある場合には膿の量と性状，潰瘍部の状態をよく観察する．

ワンポイントアドバイス
（1）潰瘍部は炎症があるため，ストーマ装具で覆わずに管理する．
（2）潰瘍部へ排泄物が入り込まないよう粉状皮膚保護剤などを充填する．
（3）凸度が深い凸型嵌め込み具内蔵型面板の使用は，過度な圧迫や血流障害の原因となるので使用を避ける．

Q&A
Q：ストーマ周囲蜂窩織炎を鑑別するのは難しい．

A：一般的に突然，痛みを伴うことが多い．痛みがいつ発現したのか，どこの部分が痛いのか確認するとともに，ストーマ周囲皮膚の状況をよく観察する．さらに，発赤以外に圧痛，熱感，腫脹の有無，膿貯留の有無を確認する．

4) ストーマ旁ヘルニア

(1) ストーマ旁ヘルニアとは

　ストーマが通る腹壁の孔に起こったヘルニアのことであり，ヘルニア門の触知やヘルニアの内容，ヘルニア嚢が認められ皮下に膨隆が出現することである[7]．臥床していると平坦な状態であるが，起立したり腹圧をかけるとストーマ周囲が膨隆する（図9-19）．患者によっては「太ってきたためにお腹が出てきた」と勘違いする場合もある．ストーマ旁ヘルニアの場合には，ストーマ周囲の腹部が膨らみ，左右は非対称的となる．ストーマ旁ヘルニアが起きた場合は，保存的にストーマ装具などで対処する方法が一般的であるが，日常生活上著しく障害となる場合や腹痛などの腹部不快感などが強い場合には，手術によるヘルニア修復を検討する（ヘルニア根治術を行っても再度ヘルニアが起きることもあるので十分な説明を行う）．

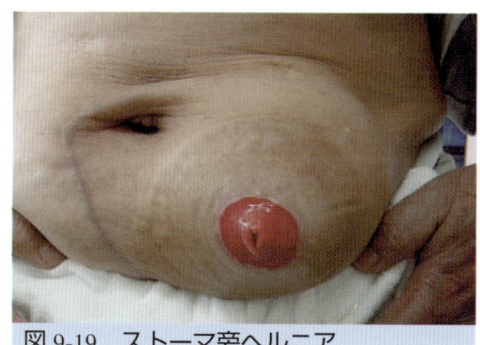

図9-19　ストーマ旁ヘルニア

(2) どのような状況で発生しやすいか

　ストーマが腹直筋の外や腹直筋外縁ぎりぎりの位置に造設された場合，筋膜の切開が大き過ぎた場合，加齢などが原因で腹直筋が弱くなった場合などに起こりやすく，外科的合併症といわれている．腹水や体重増加など腹圧上昇によっても発生しやすくなる．ストーマ旁ヘルニアが疑われる場合には，まず患者に起きてもらい，腹圧がかかる状態でストーマ周囲の隆起が認められるか確認する．ストーマ旁ヘルニアの場合には，ストーマ周囲がこぶのように固くはなくブヨブヨと柔らかい[8]．

(3) ケア上の問題点

　臥床時に比べ座位時または立位時の場合ではストーマ基部が大きくなる．そのため，臥床時のストーマ径の大きさに合わせ面板を切ると，ストーマ粘膜を損傷する原因となる．さらに，ストーマ周囲だけが膨隆するため，硬い面板を使用していると周囲から剥がれてしまうことがある．そのため，ストーマ装具の密着が悪くなり，排泄物の漏れを生じ，皮膚障害を起こす可能性が高くなる．

(4) ケアの実際

　ストーマ装具を装着する際は，臥床していることが多い人の場合には臥床した状態で，起きている時間が長い人の場合には座位または立位にてストーマ装具を貼付する．

　ストーマ装具の選択は腹部への追従性がよいものを選択する．二品系装具を選択する場合には，面板とストーマ袋の接合部が硬くないもの，面板そのものが硬くないものを選択する．膨隆が著しい場合には面板外周部が薄くなっているものや粘着テープ付きのものが望ましい．

　面板は座位時または立位時のストーマ径に合わせてカットする．その場合，臥床時にはストーマ近接部皮膚が露出するため，練状皮膚保護剤を用い，皮膚露出部を保護する．ストーマ装具装

着後は，ストーマ近接部だけでなく，面板外縁部がしっかり密着しているかを確認する．膨隆部への追従性を高めるため，面板外縁に切り込みを入れて使用する方法もある（図 9-20, 21）．

ストーマ装具を剥がす場合には腹部が膨隆しているためストーマ粘膜を傷つけないよう愛護的に剥がすよう気をつける．さらに，伸展した皮膚への負担を考慮し適切な交換時期を設定する．

日常生活上，下腹部の膨隆が気になる場合には，腹帯，ヘルニア用補整下着（図 9-22）またはヘルニア用ベルト（図 9-23）を使用する．ヘルニア用補整下着は，ヘルニアを全方向から包み込みヘルニアをサポートするため，立位で着脱する．男性，女性それぞれ適切なサイズを選択する．一方，ヘルニア用固定ベルトは腹部をしっかりと固定するため，臥床状態でヘルニアを還納し腹部が平らになった状態で装着する．使用しているストーマ用装具のフランジ径とベルトの孔，患者の腹囲に合わせたサイズを適切する．

(5) ケアの評価と観察

ストーマ装具装着中は排泄物の漏れがないか，ストーマ装具交換時にはストーマ近接部および面板貼付部に排泄物の入り込みがないかどうか確認する．また，皮膚の伸展に伴い，面板貼付部，特に外縁部分の皮膚に過度の負担がかかり，機械的刺激による皮膚障害が生じていないか確認する．

ヘルニアの状況によってはストーマ周囲の腹部状況が変化するため，定期的に腹壁の状況を観察する必要があるため，ストーマ外来などでフォローする．さらに，日常生活上，便秘しないように注意し，保存的に経過観察を行う．

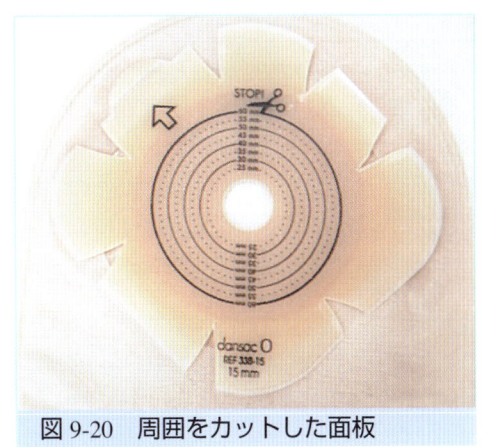

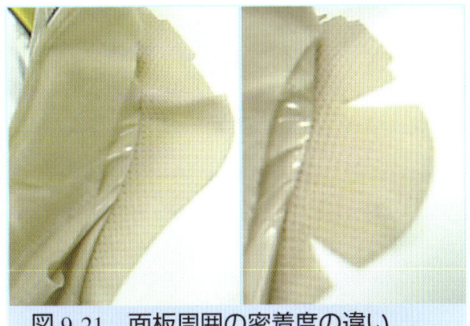

図 9-20　周囲をカットした面板

図 9-21　面板周囲の密着度の違い

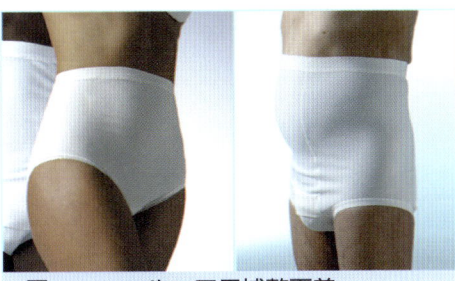

図 9-22　ヘルニア用補整下着
（コーシネル®；コロプラスト㈱）

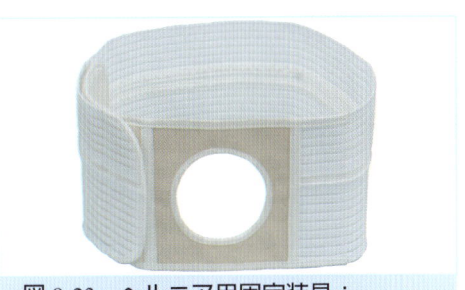

図 9-23　ヘルニア用固定装具：
（MMIストーマヘルニアベルト®；
村中医療器㈱）

ワンポイントアドバイス

(1) ストーマサイズ，ストーマ周囲の腹部状況が臥床時と立位時および座位時にどのように変化するか確認する．
(2) ストーマ装具選択は，追従性のある軟らかい面板を選択する．
(3) ストーマ装具だけではヘルニアによる腹部の膨隆が保持できない場合や違和感がある場合には，腹帯，ヘルニア用補整下着，ヘルニア用固定ベルトなどの使用を検討する．

Q&A

Q：ストーマ装具の密着が悪い．

A：臥床時と立位時，座位時では腹部状況が変化するので，ストーマ装具が腹部状況の変化に追従していないことが多いと考えられる．そのため，腹部がどのように変化するかよく観察する．そして，追従性のある軟らかい面板を選択する．状況によっては，ヘルニア用補整下着やヘルニア用固定ベルトの使用を検討する．

5) ストーマ脱出

(1) ストーマ脱出とは

何らかの原因により腹圧がかかった場合に，腸管がストーマ造設時よりも異常に飛び出した状態である（図 9-24）．臥床しリラックスした状態では用手還納可能な場合が多い（図 9-25）．しかし，一度脱出すると，わずかな腹圧が加わっただけで繰り返し脱出しやすくなる（図 9-26）．外科的手術を行う場合もあるが，腹痛や便秘などを伴わない場合には保存的にストーマ装具などで対処する方法が一般的である．

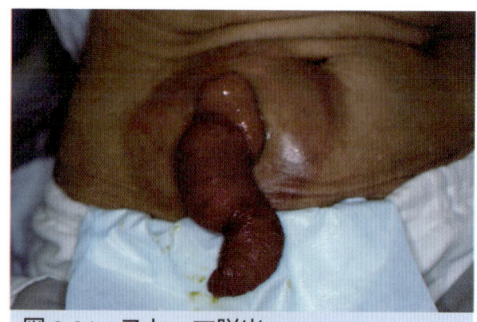

図 9-24 ストーマ脱出

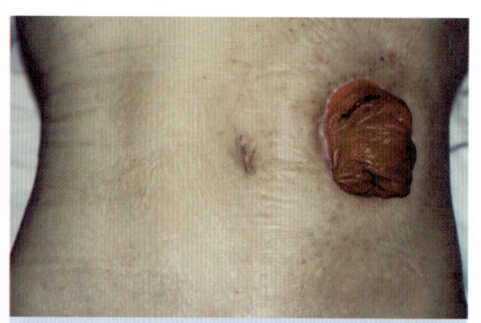

図 9-25 ストーマ脱出，臥床にて還納したストーマ

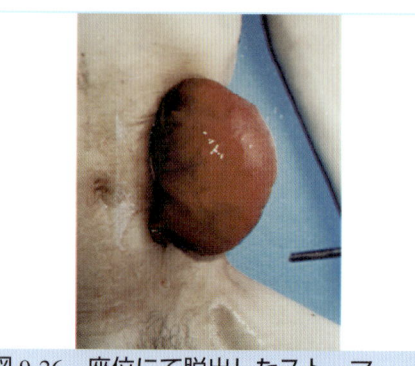

図 9-26 座位にて脱出したストーマ

(2) どのような状況で発生しやすいか

　筋膜や腹部に開口したストーマ排泄口が大きい，遊離した腸管が長過ぎる，腹腔内経路でのストーマ造設の場合などが原因[9]で，腹腔内圧の上昇（腹水貯留，頻回の咳など）や腹腔内経路でのストーマ造設の場合に起こりやすい[10]．双孔（ループ）式ストーマの肛門側に起きることが多い．

(3) ケア上の問題点

　腸管が脱出した状態では，ストーマ粘膜から分泌される粘液が皮膚に付着するためストーマ周囲皮膚の清潔を保持しにくい．また，脱出している腸管のため皮膚の観察が行いにくいため，ストーマ装具装着時，ストーマ周囲皮膚に排泄物や粘液の付着がないか確認しづらくなる．さらに，ストーマが脱出した状態でストーマ周囲スキンケアやストーマ装具装着を行う場合には，脱出している腸管を直接触ると粘膜を損傷しやすい．

　ストーマ脱出は，患者に臥床してもらい腹圧がかからない状態になってもらうと，通常は用手還納が可能である．この場合，腸が脱出しているときと還納しているときではストーマ基部の大きさが変化したり（図 9-27, 28），ストーマ周囲皮膚が盛り上がることがあるため（図 9-29），面板で粘膜や皮膚を損傷するおそれがある．脱出した腸管が面板断端部，フランジ部分やストーマ袋と摩擦や圧迫が起きると，ストーマ粘膜は容易に損傷する（図 9-30, 31）．

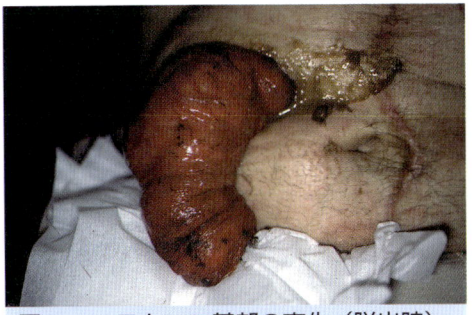

図 9-27　ストーマ基部の変化（脱出時）

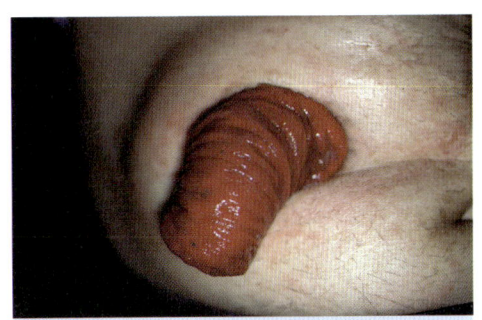

図 9-28　ストーマ基部の変化（還納時）

（図 9-27, 28 写真提供：井口美奈枝氏）

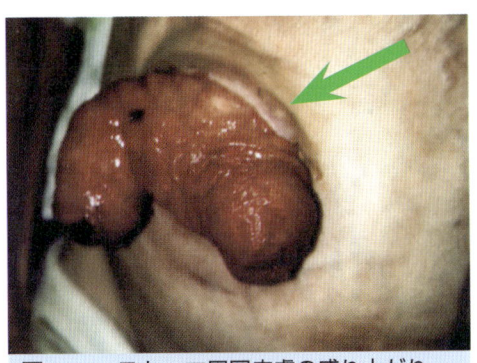

図 9-29　ストーマ周囲皮膚の盛り上がり

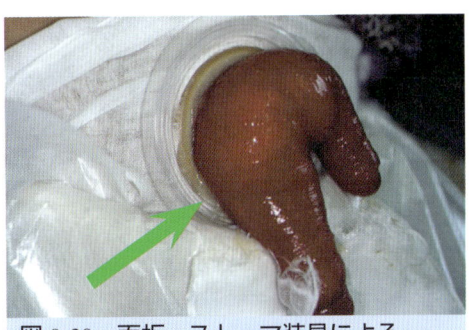

図 9-30　面板，ストーマ装具によるストーマ粘膜損傷

図9-31 面板によるストーマ粘膜の損傷

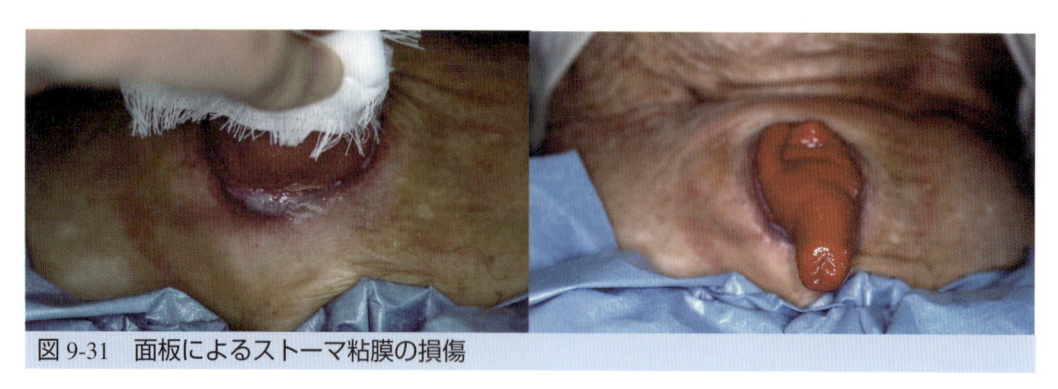

(4) ケアの実際

患者に腹圧がかからないよう臥床してもらい，脱出した腸管を両手で軽く押さえ圧迫しながら腹腔内に還納する．ストーマが脱出しているときと還納しているときではストーマ基部の大きさが変化するため，面板を切るサイズはストーマ径が最も大きい状態に合わせてカットする．脱出した腸を還納した状態でストーマ装具を装着すると，ストーマ周囲近接部の皮膚が露出するため，露出部分を練状皮膚保護剤で保護する．二品系装具を使用する場合には，面板貼付後にストーマ近接部皮膚の露出部分への皮膚保護剤の充填は行いやすいが，フランジが硬いため脱出した腸管の粘膜を損傷しやすい．また，ストーマ袋を嵌合させる際に粘膜を挟み込む危険があるため，二品系装具を使用する場合には十分注意する必要がある．脱出した腸管を傷つけないよう，単品系装具やフランジ部分が比較的硬くない二品系装具を選択する．

ストーマが脱出していると，ストーマ袋が脱出している腸で狭くなり，少量の排便や排ガスでストーマ袋がいっぱいになってしまい，排泄物の漏れの原因となりやすい（図9-32）．そのため，容量が大きいストーマ袋を選択する．また，面板はストーマ径が最も大きい状態に合わせてカットするので，面板の大きさが大きいものを選択する．

ストーマが脱出している状態でストーマ周囲皮膚の清拭を行う場合，脱出している粘膜の損傷を防ぐため，および粘液が皮膚に付着するのを防ぐため，湿らせたコットンペーパーやガーゼなどで脱出している粘膜を覆い愛護的にケアを行う必要がある．

脱出している腸管を傷つけないよう衣服や日常生活上摩擦や圧迫が生じないよう注意するよう説明する．また長時間の立位や腹圧がかかる動作は腸管脱出を進行させるため避けるよう説明する．

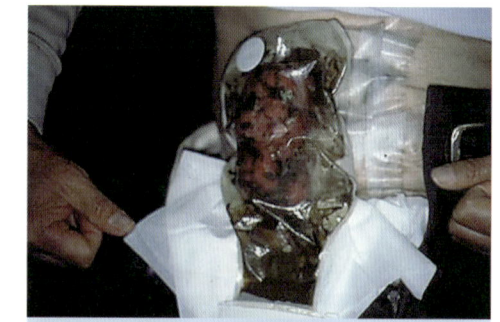

図9-32 脱出した腸でストーマ袋が一杯の状態

（写真提供：井口美奈枝氏）

(5) ケアの評価と観察

ストーマ装具装着中は排泄物の漏れがないか，ストーマ装具交換時にはストーマ近接部およ

び面板貼付部に排泄物の潜り込みがないか，ストーマ粘膜が損傷していないかどうか確認する．また，面板，ストーマ袋の大きさが十分であるか確認する．

脱出した腸管の還納を繰り返すと粘膜浮腫を生じることがあり用手還納が困難になる場合もあるので継続的に十分な観察を行う必要がある．ストーマ脱出の状況，ストーマ粘膜が損傷していないかどうか定期的に観察を行う．

ワンポイントアドバイス
(1) ストーマ脱出時と還納時のストーマ基部の大きさ，ストーマ周囲の腹部状況の変化を確認する．
(2) ストーマ装具選択は，脱出した腸管を傷つけないよう，単品系装具やフランジ部分が比較的硬くない二品系装具を選択する．
(3) 脱出しているストーマ粘膜の損傷がないか十分な観察を行う．

Q&A
Q：ストーマが脱出しているため，装具装着が難しい．

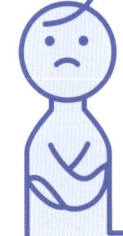

A：腸管が脱出した状態では，ストーマ粘膜から分泌される粘液が皮膚に付着し，ストーマ周囲皮膚の清潔保持が難しいこと，脱出しているストーマのため，ストーマ周囲皮膚がよく見えないためストーマ装具装着が難しくなる．可能であれば，脱出しているストーマを還納したあとストーマ装具装着を行う．

■ 文献 1）〜5）
1) 日本ストーマリハビリテーション学会：ストーマリハビリテーション学用語集．第2版，p90，金原出版，2003．
2) 西山茂夫：皮膚病アトラス．第5版，pp36-37，文光堂，2005．
3) 内藤志穂：合併症のあるストーマケア，ストーマ周囲びらん．消化器外科ナーシング，10(2)：83-85，2005．
4) 井口美奈枝：ストーマ合併症，早期合併症．ストーマケア，伊藤美智子 編，pp164-173，学習研究社，2003．
5) 貞廣荘太郎：消化管ストーマの合併症．ストーマリハビリテーション実践と理論，ストーマリハビリテーション講習会実行委員会 編，pp51-58，金原出版，2006．
6) 倉本 秋，上出良一，渡辺 成：ストーマとストーマ周囲皮膚障害，診断・治療アトラス．pp103-106，Imago，2003．
7) 武田信子：もう迷わない！ストーマ装具選択のベストチョイス，こんな場合の選択ポイントは？ケース⑧〜⑨．消化器外科ナーシング，8(8)：50-57，2003．
8) 佐藤美和：ストーマ傍ヘルニア．カラー写真で見てわかるストーマケア，大村裕子 編，pp96-98，メディカ出版，2006．
9) 伊藤美智子：ストーマ装具にまつわるなんでも相談室，ストーマ傍ヘルニアがある．消化器外科ナーシング，11(2)：51-53，2006．
10) 花田正子：合併症のあるストーマケア，腸管脱出．消化器外科ナーシング，10(2)：78-79，2005．
11) 積美保子：ストーマ合併症，晩期合併症．ストーマケア，伊藤美智子 編，pp175-176，学習研究社，2003．

6） 陥凹型ストーマ

（1）陥凹型ストーマとは

ストーマ口が皮膚面より下にあるストーマ（図9-33）をいう．ストーマ口が皮膚面と同じ位置にある場合を平坦型ストーマ（図9-34）といい，周囲皮膚がストーマにかぶさる場合を没ストーマ（図9-35），ストーマ周囲皮膚の病的なくぼみに関してストーマ周囲陥凹，係蹄（ループ）式ストーマの中隔が落ち込んで単孔式ストーマにみえることをストーマ陥没（図9-36）という[1]．ストーマの形態を正しく把握し，記録するうえで，用語の使い分けは重要である．

また，同一人物でも体位によって腹壁の状態が大きく変化（図9-34, 35）する場合や，軽微な刺激によってストーマ粘膜が瞬時に陥凹する（図9-37, 38）といったストーマの形態変化が起こることは日常的に観察される．よって，ストーマケアを行ううえで仰臥位，座位，立位，呼吸時などのストーマおよび周囲についても観察が必要となる．

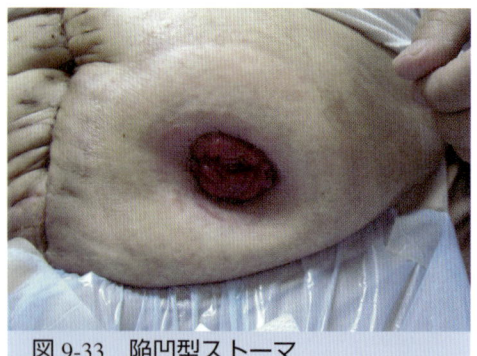

図 9-33　陥凹型ストーマ

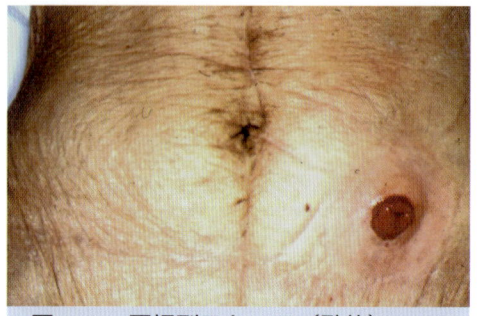

図 9-34　平坦型ストーマ（臥位）

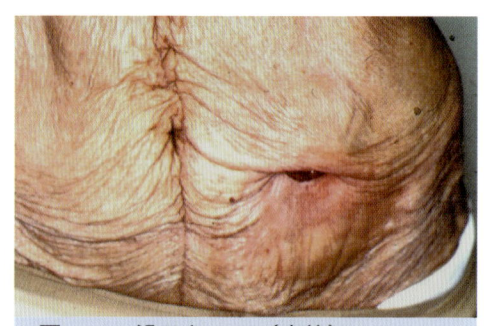

図 9-35　没ストーマ（座位）

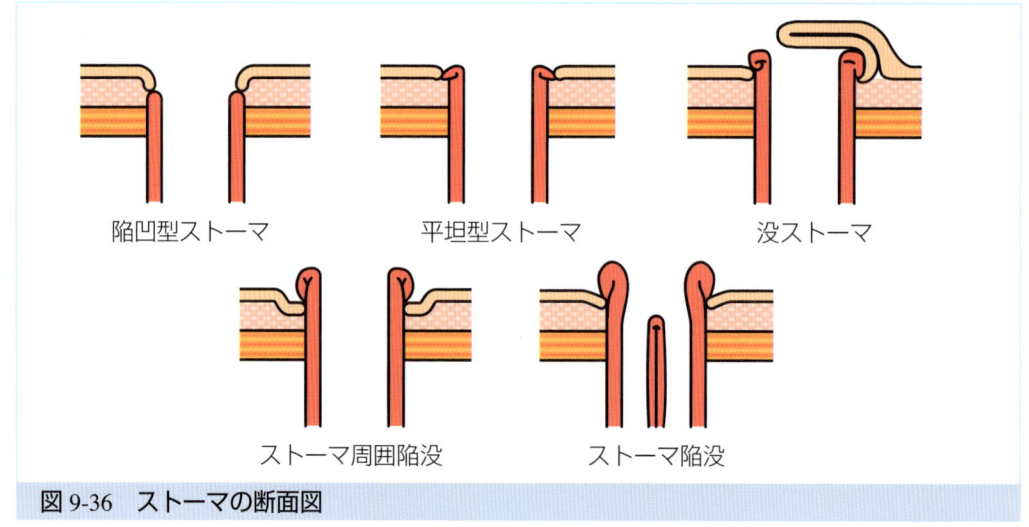

図 9-36　ストーマの断面図
陥凹型ストーマ　　平坦型ストーマ　　没ストーマ
ストーマ周囲陥没　　ストーマ陥没

6）陥凹型ストーマ　127

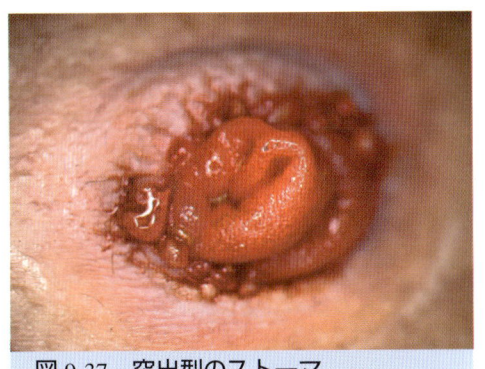

図 9-37　突出型のストーマ

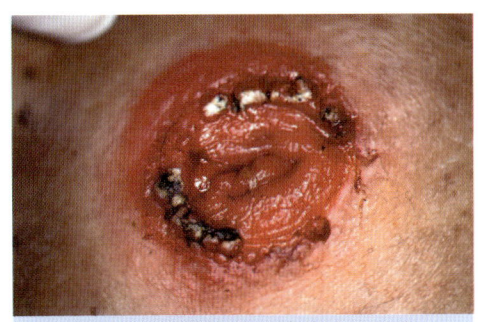

図 9-38　炎症性肉芽の治療中にストーマ口が陥凹

（2）どのような状況で発生しやすいか

病態により手術時に腸管を十分な高さまで引き出してストーマ造設が行えなかった場合や，術後早期にストーマ粘膜皮膚接合部が壊死・離開をきたし脱落には至らず生着した状態，肥満により腹壁に脂肪が蓄積しストーマ粘膜より皮膚が隆起した場合などにみられる．

（3）ケア上の問題点

排泄物が面板下に滲入し，排泄物の漏れやストーマ周囲のスキントラブルをきたしやすい．

（4）ケアの実際

① 腹壁の状態により凸型の面板使用（凸度の浅い～深い）（図 9-39）．
② 面板ストーマ孔のサイズ：近接部皮膚を保護しようとして通常のストーマサイズより 2～3mm 大きい開孔では排泄物がすぐに面板下に滲入する（図 9-40）．そのため比較的平面が確保できるところまで開孔し（図 9-41），露出部分は練状・用手成形可能な板状皮膚保

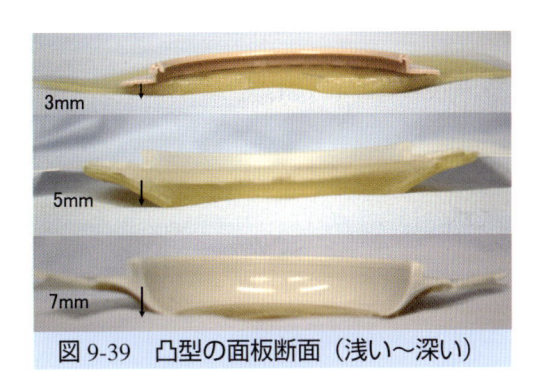

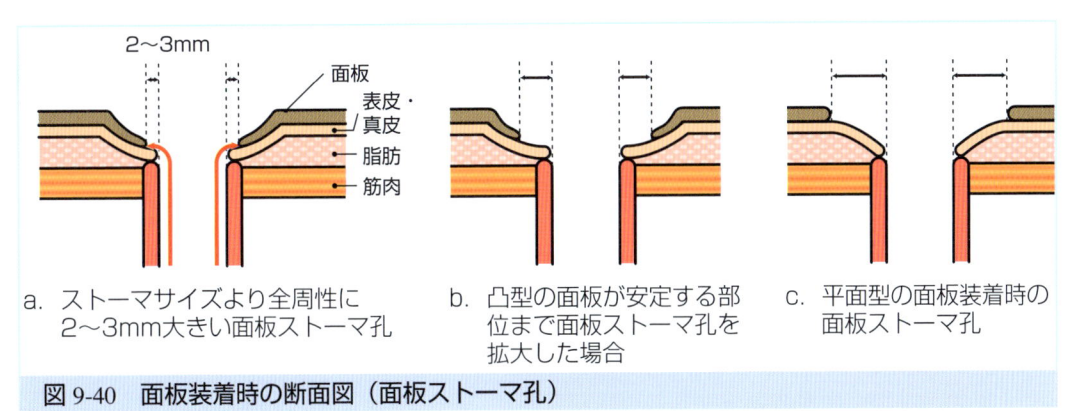

図 9-39　凸型の面板断面（浅い～深い）

a. ストーマサイズより全周性に 2～3mm 大きい面板ストーマ孔
b. 凸型の面板が安定する部位まで面板ストーマ孔を拡大した場合
c. 平面型の面板装着時の面板ストーマ孔

図 9-40　面板装着時の断面図（面板ストーマ孔）

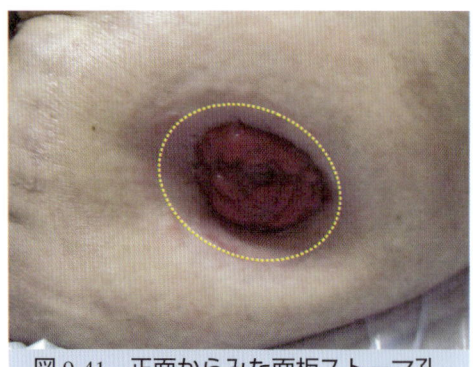

図9-41　正面からみた面板ストーマ孔の位置

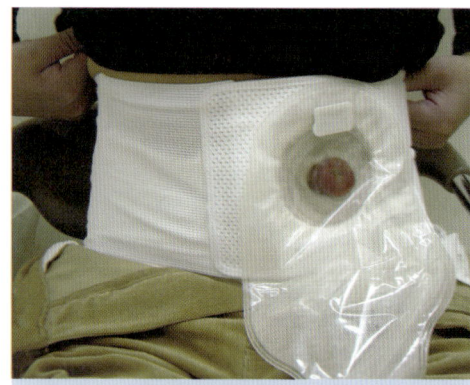

図9-42　面板貼付部位の安定を図るためのヘルニア用固定ベルト

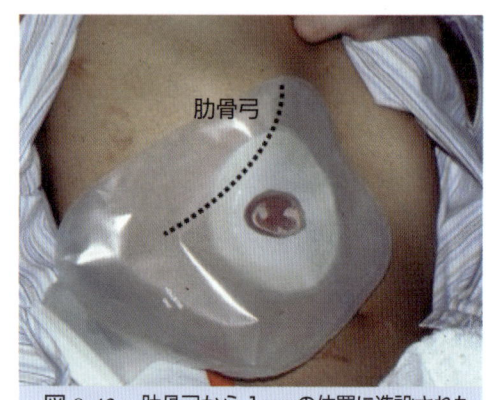

図9-43　肋骨弓から1cmの位置に造設された陥凹型ループ式横行結腸ストーマ

護剤などを用いて保護する．

③ 面板貼付部はストーマ袋内の排泄物の重さで負担がかかること，硬い面板では前屈時に腹壁で弾かれ浮いてしまうこともあり，必要に応じてストーマ用ベルトやヘルニア用固定ベルト（図9-42）などを用いて装着面の安定化を図る．

④ 腹壁が硬いため凸型の面板が使用できない場合，平面型の面板を選択し面板ストーマ孔および露出部分皮膚は②に準じる（図9-43）．

⑤ 術後イレウスをきたさぬよう便通を促す目的で，緩下剤を投与する場面を見かけるが，排泄物が水様便に傾くことで，面板下への滲入が容易となるうえに，皮膚保護剤を溶かしやすい．そのため耐水性の高い面板の選択などを考慮する一方，過剰な排泄物コントロール（下痢）に留意するよう患者指導も併せて行う．

(5) ケアの評価と観察

① 排泄物の性状と量はコントロールされているか．
② 面板下への排泄物の滲入や皮膚保護剤の溶解が，ストーマ周囲皮膚のトラブルを起こさせていないか（図9-44），この点から適切な装具といえるか．
③ 皮膚保護剤の溶け方や発汗を吸収し全面的に白色変化はないか，この点から装具交換周期は適切か．
　・皮膚保護剤は面板ストーマ孔の辺縁から回

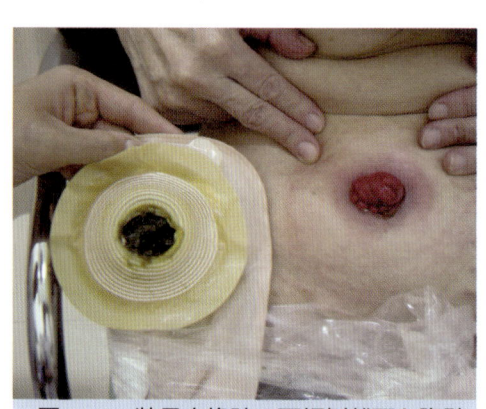

図9-44　装具交換時の面板剥離面と腹壁の比較によりアセスメント

腸ストーマで5mm以内，尿路ストーマ，結腸ストーマは10mm以内の溶解が交換の目安．
・上記の目安により皮膚保護剤が溶解している場合は装具交換周期を現状より1日早め，溶解がなければ1日延長し，次回装具交換時に再度評価する．

④ ストーマ袋の内容破棄は適切に行えているか．
・ストーマ袋の半分ほど内容物を貯留させると重力で面板装着部の負担が大きくなるため，極力半分以下で内容を破棄する．

⑤ ストーマケア実施者は愛護的な面板剥離・スキンケアができているか，また装具が使いこなせているか．

ワンポイントアドバイス
ストーマのどの位置から排泄物が排出されるのか，そして体位によってストーマはどう変化するのかを的確にとらえることである．

Q&A

Q：陥凹型ストーマの場合で凸型と平面型の面板を選ぶにはどこで見分けるのか？

A：腹壁の軟らかい人には硬い面板を，腹壁の硬い人には軟らかい面板を選択することが原則となっている．ここでいう腹壁の硬さとは筋肉が発達した腹部やストーマが骨突出部に近接する場合（p.128 図9-43参照），硬く深いしわなどを指し，軟らかい面板を選択し体の動きに追従するよう貼付する．

Q：凸型の面板を使用するうえで，凸面の深さは影響があるのか？

A：ストーマ周囲の皮膚に過度な圧力が加わることで褥瘡になる可能性がある．凸の深さや形状，素材は各メーカーによって異なるため，装具の特徴を知り，その人に合ったものを探す．

7）ストーマ周囲の壊疽性膿皮症

（1）壊疽性膿皮症とは

原因不明の潰瘍を形成する皮膚の炎症性疾患（図9-45）で，皮疹が多発し融合する（図9-46）．その後，辺縁部が堤防状で薄紫色から赤色の潰瘍が出現し，急激で遠心性に拡大する．この潰瘍は縁下潜蝕性で疼痛を伴う．排泄物の付着が原因で潰瘍が発生するケースとは異なり，潰瘍出現部は排泄物に汚染される部位に特定されない[2]．また，壊疽性膿皮症の診断は経過および皮疹

図 9-45　発症直後

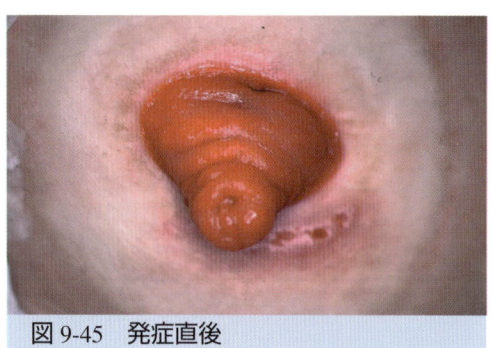

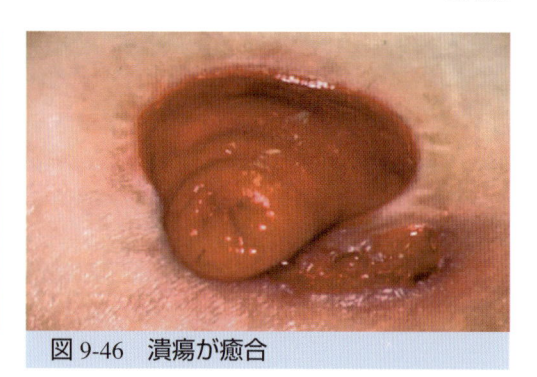

図 9-46　潰瘍が癒合

などの症状によってなされ，皮膚生検による病理診断は他の疾患を除外するうえで実施されることはあるが，本疾患を特定する確定診とはなりにくい．さらに，ストーマ周囲に壊疽性膿皮症が発症した場合，外科的にストーマ位置を変更しても同様の病態がみられる[3]との報告もあり，壊死組織の除去を除き，治療は保存的に行われる．本病態に対しては，局所の管理のみではなく，全身管理（炎症性の疾患などをベースにもつ場合は，病態の改善など）が不可欠となる．

(2) どのような状況で発生しやすいか

ストーマ周囲に発生する壊疽性膿皮症については炎症性腸疾患の人に多いとの傾向はみられるが，原因が特定されておらず，近年では回腸導管の近接部皮膚にも発症した症例[4]が報告されている．また，凸型の面板を使用し，装具が皮膚にいちばん圧をかける部位に病変が集中していた[3]との文献もあるが，原因の特定には至らず，今後の研究が待たれる．

(3) ケアの問題点

有痛性の潰瘍によりオストメイトの身体的苦痛を伴うとともに，潰瘍部の滲出液が装具の密着性を低下させ，装具装着困難をきたしやすい．

(4) ケアの実際

① 主治医，皮膚科医師とのコンタクトを図り，治療方針を確定したうえで，病態に合った装具の選択を行う．
　a. 発症直後で潰瘍が浅く，ローションタイプのステロイド剤を使用する場合
　・潰瘍内部に薬剤を滴下後，周囲に付着した薬剤は面板の密着性を低下させるため拭き取る．
　・粉状皮膚保護剤を散布し，用手成形型の皮膚保護剤でストーマ近接部皮膚を保護する（図9-47, 48）．
　・粘着力が弱いタイプの装具を選択し装着，装具交換周期は粘着力のピークを避けて48時間ごとに行った．
　・面板剝離時は剝離剤を用いてゆっくりと皮膚に負担をかけないように行い，その後，石鹸をきちんと泡立てなでるように洗い，石鹸分を残さず十分にシャワーで洗い流した．
　・本ケースの場合，装具やケア方法（図9-47, 48）は発症前のまま変更せず，治癒に至った．

7）ストーマ周囲の壊疽性膿皮症

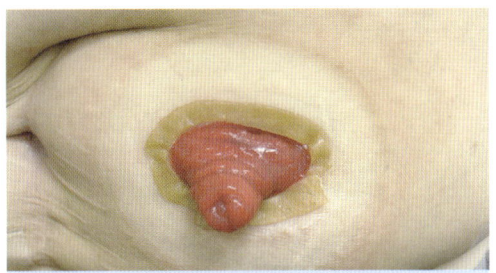

図 9-47 用手成形型の皮膚保護剤で近接部皮膚を保護

b. ストーマの全周性に深い潰瘍が出現しては治癒を繰り返しているケース
・医師の許可を得て局所麻酔剤のゼリーなどを面板剥離後に塗布し，局部の疼痛を緩和させたうえで処置を行うことも考慮する．
・皮膚科医により壊死組織（図9-49）の外科的デブリードマンが実施された直後，止血を確認し軽く洗浄後に水分を押さえ拭きし，ステロイド剤の軟膏塗布か塩基性繊維芽細胞増殖因子（bFGF）製剤を散布する．
・粉状皮膚保護剤を散布（図9-50）し余分な粉は除去．
・面板装着後に面板ストーマ孔の隙間から潰瘍部分へ排泄物が流入せぬよう，用手成形型の板状皮膚保護剤を凸型嵌め込み具内蔵型面板のストーマ孔部分に配し（図9-51），装具装着（図9-52）．
・本ケースは1日1回装具交換を行うことで，QOLの低下がなく生活している．

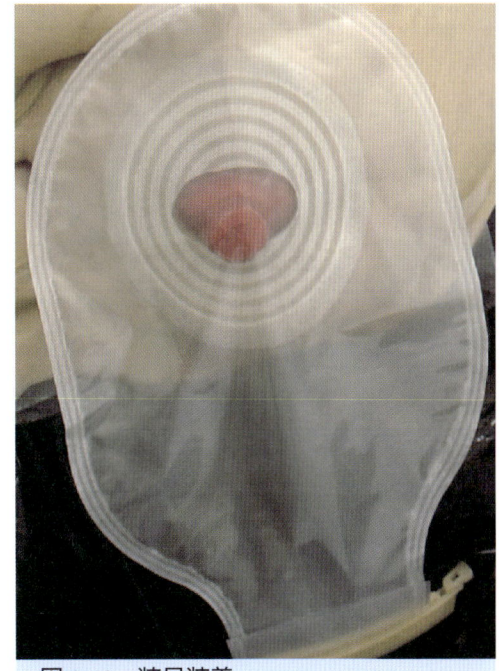

図 9-48 装具装着

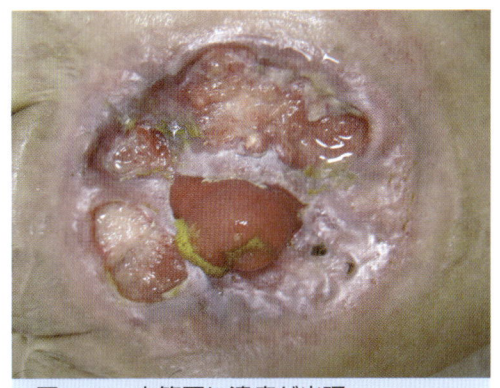

図 9-49 広範囲に潰瘍が出現

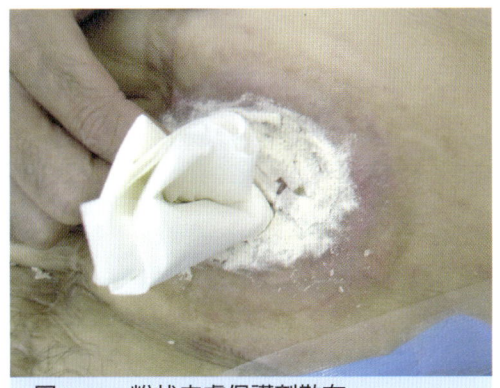

図 9-50 粉状皮膚保護剤散布

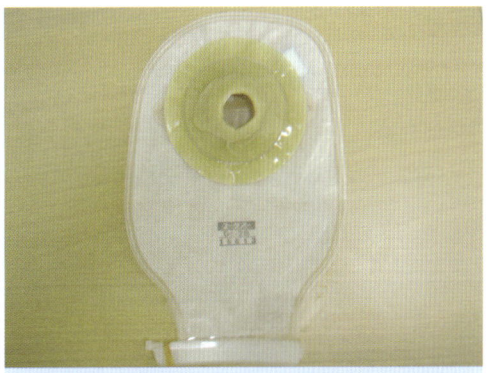

図 9-51 装具のセッティング

＊本ケースは潰瘍性大腸炎の術後に縫合部の狭窄が起こりストーマ造設となった．そのため大腸は全摘されており，炎症性の病変は不明．治療としてステロイド剤や免疫抑制剤などの投与も行われたが，著効が得られず，局所的な治療のみとなっている．

c. ストーマ周囲に深く巨大な壊死組織を伴う潰瘍が出現し，面板装着部が十分に得られない場合（図9-53）

＊入院中のケースで，絶食として経静脈からの栄養管理と全身的にステロイド剤の投与が行われ，ドレッシング剤を用いてストーマケアを実施した．

・医師が創面の壊死組織を切除し，洗浄後水分は押し拭きしアルギン酸塩創傷被覆材を創面にあて，その上からストーマ分だけ開口してポリウレタンフィルム剤で覆い（図9-54），創内に流入せぬよう，柔軟性が高くストーマ近接部をシーリングするタイプの装具（カラヤ系リング状皮膚保護剤付きの単品系装具）を装着した（図9-55）．

・1日1回の処置を行うことで食事開始後も排泄物の漏れもなく，創が改善した（図9-56, 57）．

② 愛護的なスキンケアを心がけ，ケア実施者にも徹底的に指導する．
③ 疼痛コントロール：持続的な疼痛コントロールを必要とする場合もあるため，医師とのコンタクトは密に行う．
④ 全身状態の改善（栄養状態，病状）．
⑤ 創部治癒後のスキンケア：ストーマ周囲皮膚は瘢痕治癒しており，健常時と比較して皮膚は薄く易損傷状態にあるため，より愛護的なケアを指導しておく必要がある．

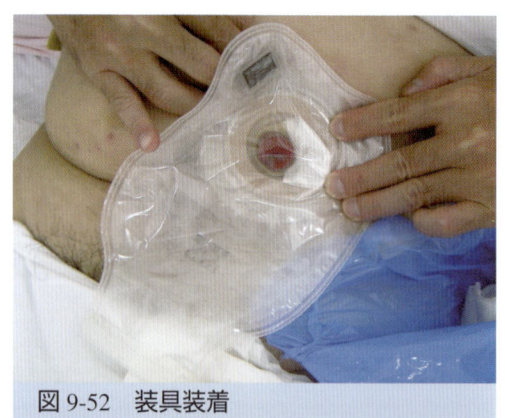

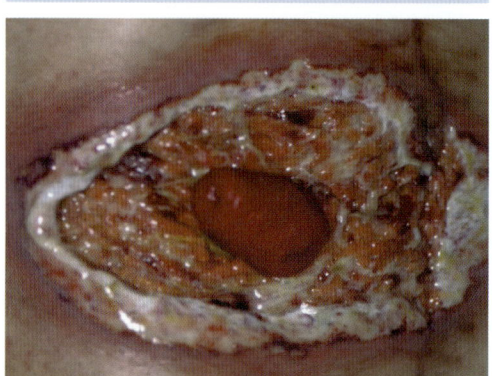

図9-52　装具装着

図9-53　巨大な潰瘍出現

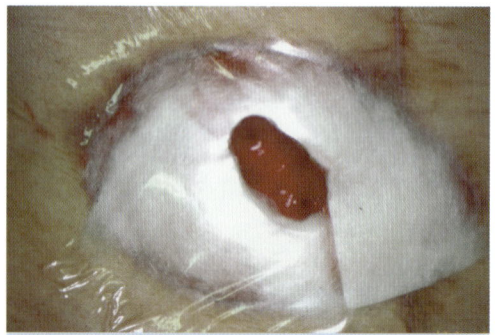

図9-54　アルギン酸塩創傷被覆材をあてポリウレタンフィルムを貼付

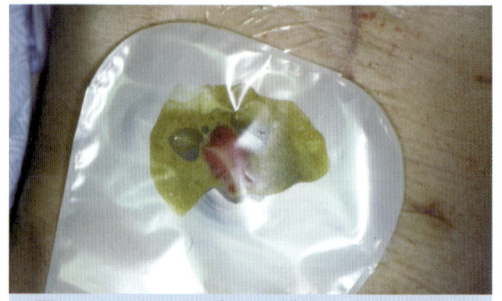

図9-55　カラヤ系リング状皮膚保護剤付きの単品系装具装着

図9-56　4カ月後

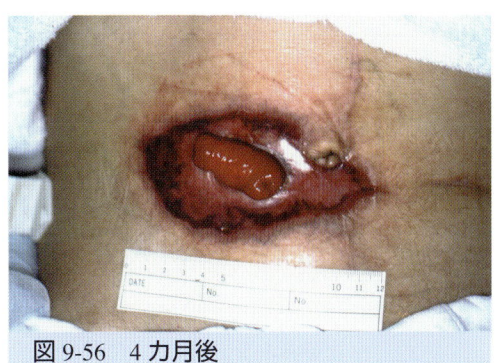

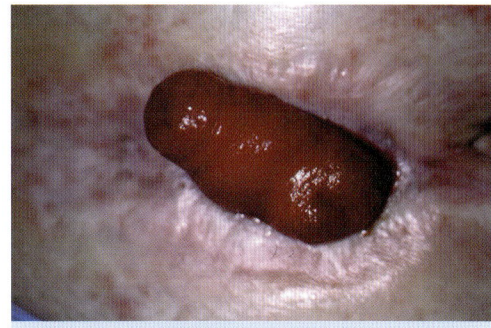

図9-57　8カ月後

(5) ケアの評価と観察

① 排泄物による創部の汚染は予防できているか.
② 創部の治癒促進は図られているか.
③ 全身状態は変化したか（栄養状態の改善，炎症）.
④ 治癒後の皮膚に再発予防目的での愛護的なストーマケアがなされているか.

Q&A

Q：壊疽性膿皮症はストーマ周囲のみに現れるのか？

A：炎症性腸疾患，大動脈炎症候群，関節リウマチ，白血病，糖尿病の人などに発症の報告がなされており，四肢，特に下腿に発生する[5]．
壊疽性膿皮症のケアのポイントは次の3点である．
① ステロイド剤の投与を受けているなど脆弱な皮膚のケースには，常日ごろから問題発生を予測して特に愛護的なスキンケアを心がける．
② 潰瘍部分の疼痛を助長せぬよう，アルコール含有の練状皮膚保護剤の使用は避ける．
③ 潰瘍からの滲出液により面板の耐久性が下がることを考慮した装具交換周期の設定を行う．

8）ストーマ静脈瘤

（1）ストーマ静脈瘤とは

慢性的静脈血還流不全によりストーマにできた静脈の拡張蛇行[1]であり，原因は肝硬変やがんの高度な肝転移などのために門脈圧が亢進することで，ストーマ粘膜皮膚接合部に腸管の静脈と腹壁の静脈との側副血行路が形成され，最小静脈にも血流が増加し血管の拡張蛇行が生じる（図

9-58).岩本らはストーマ静脈瘤の診断基準として,①門脈圧亢進をきたす可能性のある疾患がある,②ストーマ周囲皮膚および粘膜皮膚接合部に静脈の怒張拡張を認める(図 9-59),③ストーマ周囲皮膚に原因不明の色調変化を認める[7],の3項目を挙げている.

なかでもストーマ周囲の色調変化(図 9-60)は,接触性皮膚炎などによって生じる紅斑や炎症が沈静化したあとの色素沈着と類似しているが,ストーマ静脈瘤の場合は近接部皮膚をガラス板などで圧迫すると,赤色部分に放射状の細かな血管の怒張を認める.また,色素沈着部分においても,圧迫を解除すると粘膜近接側から放射状に色調が戻る点が炎症所見と異なる.

そして,ストーマ静脈瘤の症状として最も懸念されるべきは出血(図 9-61,62)であり,大量の出血をきたした場合は生命に危険を及ぼすため,オストメイトには出血の予防と出血時の対処方法を指導しておく必要がある.

図 9-58 ストーマ静脈瘤の断面図

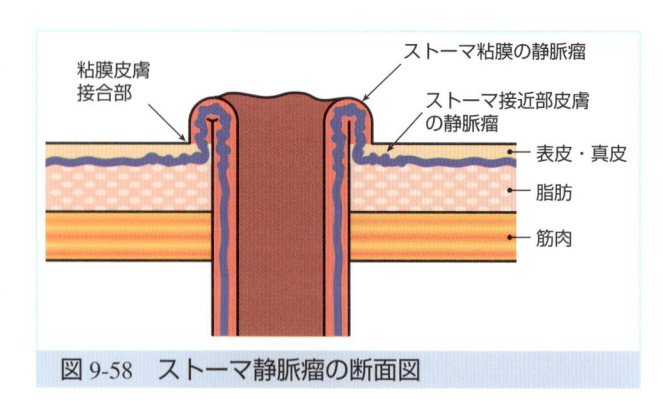

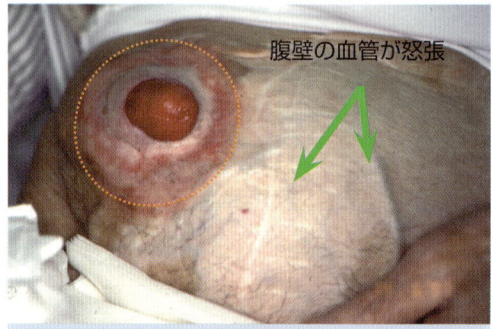

図 9-59 ストーマ静脈瘤

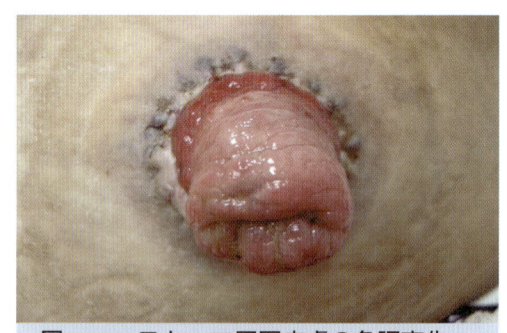

図 9-60 ストーマ周囲皮膚の色調変化

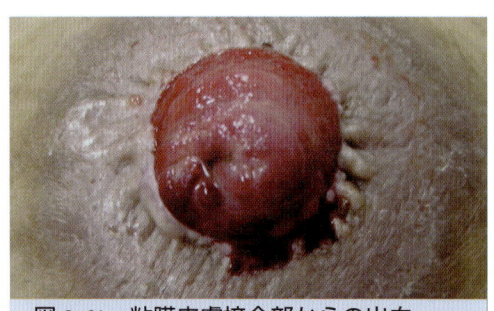

図 9-61 粘膜皮膚接合部からの出血(止血直後)

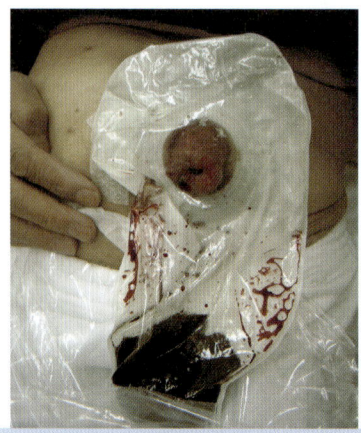

図 9-62 ストーマ粘膜皮膚接合部からの出血(バッグ内への血液貯留)

(2) どのような状況で発生しやすいか

肝硬変，がんの高度な肝転移，突発性門脈圧亢進，原発性硬化性胆管炎などの門脈圧亢進をきたす疾患をもつオストメイト．

(3) ケア上の問題点

ストーマ静脈瘤を合併すると軽微な刺激によりストーマ粘膜や皮膚粘膜接合部などから出血が起こり，出血量によっては生命に危険を及ぼす．

(4) ケアの実際

① 観察
- 粘膜，粘膜皮膚接合部，近接部皮膚の色調および血管の怒張．
- 出血の有無と出血時は部位の特定．

② 出血を予防するための適切な装具選択およびケア指導

a. 装具の選択
- 数日間装着可能な面板を選択し，毎日の交換を避ける．
- 粘膜および粘膜皮膚接合部の切創を避けるため，面板ストーマ孔はストーマサイズより1.5cm大きく開孔する．露出するストーマ近接部皮膚は練状皮膚保護剤や用手成形型の皮膚保護剤などで保護する（図9-63）．
- 脱臭フィルターは用いず，ストーマ袋内に少量の空気を入れクッション効果によりストーマ粘膜の圧迫・摩擦刺激を避ける．
- 人ごみですれ違う人がストーマにぶつかることを回避するため，当院オストメイトが排水口用金属性水切りを加工し，ヘルニア用固定ベルトとともに装着するよう工夫した一例（図9-64）．

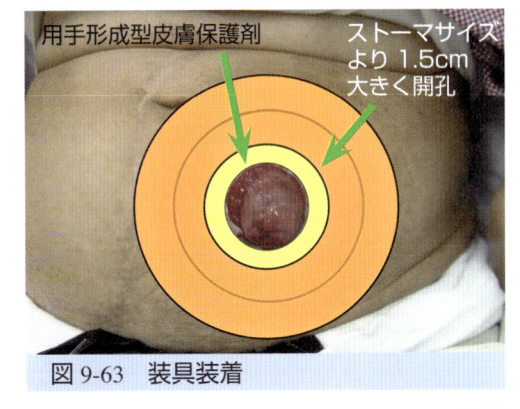

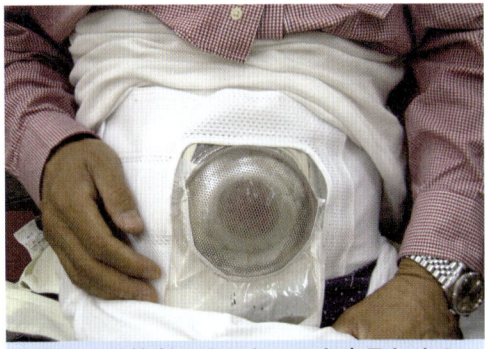

図9-63　装具装着

図9-64　他者からストーマを守るための自作道具

b. 装具交換
- 面板は粘着力のピークを避けて定期的な交換を行う．
- 面板の剥離刺激を軽減するため，剥離剤やサニーナ®を用いて愛護的に剥離する．
- 清拭時の摩擦刺激を最低限にするため，石鹸をよく泡立てなでるように汚れを浮かせ，シャワーなどで石鹸分を洗い流す．
- 粘膜部分の摩擦刺激を避けるため，粉状皮膚保護剤を粘膜に散布する．

③ 出血時の対処方法を指導する.
- 出血は恐怖感を助長するため出血することを前提に止血法の指導を行い，オストメイトや家族があわてないよう説明する
- 単品系の装具であれば面板を剝離し，二品系装具はストーマ袋のみ外し，水道水で濡らしたティッシュやタオルを出血部位にあて，指で圧迫する.
- 10分間ほど圧迫し，静かに圧迫を解除し再出血する場合は，同様に止血手技を繰り返す. 3回ほど試みても止血不能な場合は医療機関に連絡し医師の指示を仰ぐ.

④ 病院来院時の止血対応
a. 止血剤を含ませたガーゼやアルギン酸塩創傷被覆材を用いて圧迫を行うと止血可能な場合があるが，一時的な処置にとどまる.
b. ストーマ静脈瘤を結紮する方法は針穴からさらに出血する場合があり，侵襲が少なく出血を著明に減少させる方法に硬化療法がある
- 必要物品の準備：酒精綿，ポリドカノール（1%エトキシスクレロール®），塩酸リドカイン（1%キシロカイン®），1ml注射器，2.5ml注射器，27G注射針.
- オストメイトへ処置の説明を行い，処置台の上で仰臥位をとってもらう.
- 薬剤を間違えないため塩酸リドカインは2.5mlの注射器に用意し，医師は注入部位の消毒後に局所麻酔を行う（局麻剤を先に注入すると目標血管が見えにくくなるため，ポリドカノール注入後に疼痛緩和目的で使用することもある）.
- ポリドカノールを吸った（1cc）注射器に27G注射針を装着後，医師が局所に注入する（1回の治療では1カ所に1〜2cc）（図9-65）.

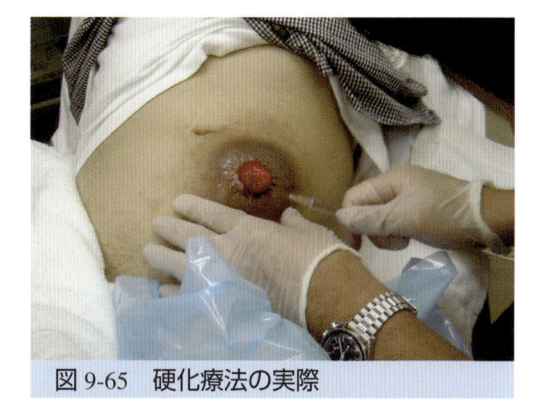

図9-65　硬化療法の実際

- 注入後針穴からの止血が確認されたらストーマ装具を装着する.

⑤ 対応の工夫
- 門脈圧亢進の改善には肝移植といった根本的な治療が望まれるが，臨床の場面で遭遇するケースはがんの末期状態にあり根治術が不可能な場合も少なくない. そのため出血により余命を縮めることのないよう対応方法の工夫が必要であろう. 出血によりオストメイトがショック状態で来院した場合や夜間帯の出血でも，病院到着後に迅速な診断がなされ処置が行えるよう医師と相談し，カルテの表面に「ストーマ静脈瘤あり，止血方法文献（カルテ裏）」などと明示し，文献などをカルテ裏に入れておくのも一案である.

(5) ケアの評価と観察

① ストーマ粘膜および粘膜皮膚接合部からの出血がないか.
② 出血時の対処方法をストーマケア実施者が理解しているか.

③ 出血に対しオストメイトが必要以上に不安を感じ，ADL の低下が起きていないか．
④ ストーマ静脈瘤からの出血はさほど認知度が高くないため，出血時医療者が迅速に対応できる体制が整っているか．

ワンポイントアドバイス

門脈圧が亢進する疾患をもつオストメイトには，ストーマ静脈瘤の合併を念頭において観察することである．また，ストーマ静脈瘤を合併しているケースは病態悪化により出血を起こすリスクが高くなるため，局所のみではなく全身状態の把握も必要である．

Q&A

Q：ストーマ静脈瘤の硬化療法は 1 度だけで済むのか？

A：侵襲性の少ない処置で短時間のうちに止血が可能だが，根本的な治療ではないため再出血を起こす可能性は高い．血管の拡張が著明な場合，予防的な治療として繰り返し行われることもある．

9）ストーマ粘膜皮膚移植（ストーマ粘膜皮膚侵入）*

*症例提供：中島　進 医師（横須賀共済病院外科ストーマ外来），病理診断：赤羽久昌 医師（同病院病理）

（1）ストーマ粘膜皮膚移植（ストーマ粘膜皮膚侵入）とは

ストーマ粘膜皮膚移植（図 9-66）とは，ストーマ周囲皮膚に腸粘膜が島状に独立して認められる，あるいはストーマから連続的に広がった状態をいう．ストーマ造設時に行う腸管と皮膚の縫合操作時に，腸管の粘膜成分が縫合糸により皮膚に運ばれて移植されたものと考えられている[9]（図 9-67）が，粘膜移植を予防するストーマ造設手技が叫ばれて久しい今日において，このような合併症が途絶しないのはなぜか．また，粘膜皮膚移植を予防する手技によりストーマ造設直後は皮膚

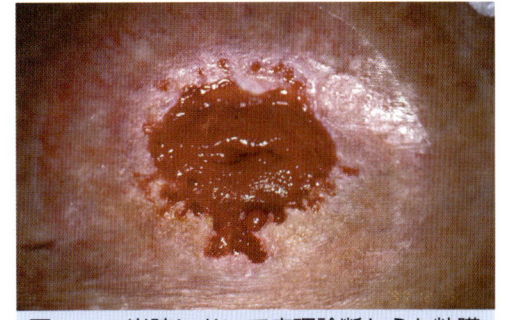

図 9-66　当院において病理診断からも粘膜皮膚移植と確定された症例

に移植された粘膜の痕跡をみせず，数カ月後に病変が出現した報告[10]からも，縫合により発生するといわれる粘膜皮膚移植の原因に疑問を感じる．ストーマリハビリテーション学用語集には「粘膜皮膚侵入」という用語もあり，粘膜組織が皮膚に連続的に置き換わることとある．すなわちストーマ粘膜皮膚侵入とは，ストーマ近接部皮膚が欠損し，そこに腸粘膜が置き換わり皮膚欠損部を覆っ

た状態である（図9-68）．この皮膚欠損は，排泄物による刺激が原因で基底層を失うほどの潰瘍となり，そこへ粘膜が侵入したという説も考えられるが，同様に皮膚欠損が発生しても粘膜侵入が生じない症例との差異は明らかにされていない[11]．これらの発生原因を含め，さらなる研究をまたなくてはならない．いずれにしてもストーマ近接部皮膚が粘膜に置き換わるため，ストーマ辺縁は微少な光沢を伴う粘膜で不整形となり，摩擦刺激に対し易出血状態を呈する．また，粘膜部分からの粘液分泌が皮膚保護剤を溶解することは共通している．肉眼的には排泄物による接触性皮膚炎がもとで起こる潰瘍や縫合糸の抜糸が遅れたことで発生するストーマ近接部の炎症性肉芽（図9-69）と類似しているが，粘膜部分は痛覚がないのが特徴である．ストーマ粘膜皮膚移植，ストーマ粘膜皮膚侵入のいずれも生検を実施し病理診断にて確定されるが，2つを識別するには至らない．

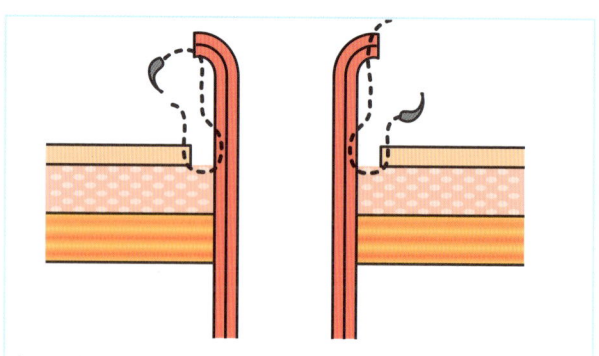

右：腸管断端部ストーマ粘膜下層→漿膜筋層→真皮・表皮
左：粘膜移植を予防するため，真皮から縫合

図9-67　粘膜皮膚移植の原因となるストーマ縫合固定法

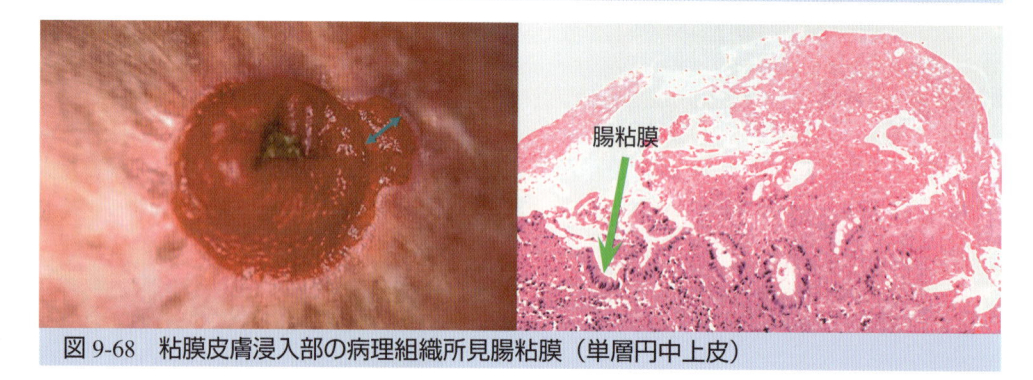

図9-68　粘膜皮膚浸入部の病理組織所見腸粘膜（単層円中上皮）

（写真提供 左：中島 進 医師，右：赤羽久昌 医師）

（2）どのような状況で発生しやすいか

突出型，平坦型ストーマのいずれにも上記合併症は発生し，原因は明らかではない．強いていえば晩期合併症として観察されている．

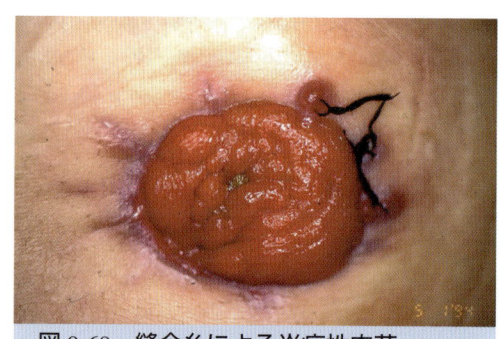

（3）ケア上の問題点

粘膜皮膚移植（侵入）部は易出血性で，また粘液を分泌するため皮膚保護剤の溶解を早め装具装着時間を短縮してしまう．

図9-69　縫合糸による炎症性肉芽

(4) ケアの実際

① 粘膜部分の治療前
- 不整形な粘膜部分に皮膚保護剤がのらないように面板ストーマ孔を開口する（図 9-70 左）.

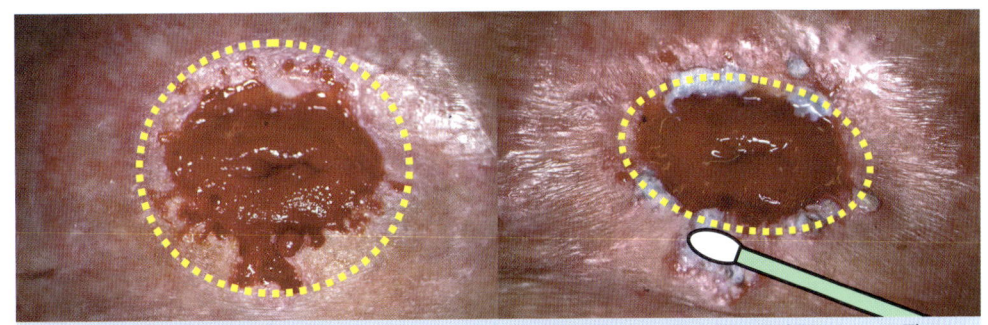

図 9-70 　左：治療前の面板ストーマ孔，右：硝酸銀液での治療後の面板ストーマ孔

- 粘膜部分には粉状皮膚保護剤を散布し，粘膜の合間の皮膚を保護する目的で練状皮膚保護剤を面板ストーマ孔の辺縁に塗布し貼付する．

② 粘膜移植（侵入）部分の治療
- かつては硝酸銀棒を用いて粘膜部分の焼灼を実施してきたが，入手が困難となったため，10% または 40% の硝酸銀溶液を処置に合わせて薬剤部に作製してもらい，綿棒に浸して局所の焼灼を行う方法（図 9-70 右）や，液体窒素による局所の凍結療法，炭酸ガスレーザーによる焼灼方法などにより，腸粘膜化した部分を壊死させ，皮膚側からの基底細胞が創面を覆う環境をつくる．

③ 粘膜移植（侵入）部分の処置後
- 不整形な粘膜の処置後は再び潰瘍となるため，粉状皮膚保護剤を散布後，面板の皮膚保護剤部分が処置した部分にのるよう，または用手成形型皮膚保護剤や練状皮膚保護剤で創面を覆うように装具を装着する（図 9-71）.
- 一度で創傷治癒がなされず，上記処置は数回繰り返される．

図 9-71 　治療後に粉状皮膚保護剤を散布し面板貼付

④ 適切な装具の選択
- 排泄物の刺激から潰瘍に至り，本合併症が発生することも考えられ[11]，面板交換周期を設定し，むやみに装具装着期間を延長しない．

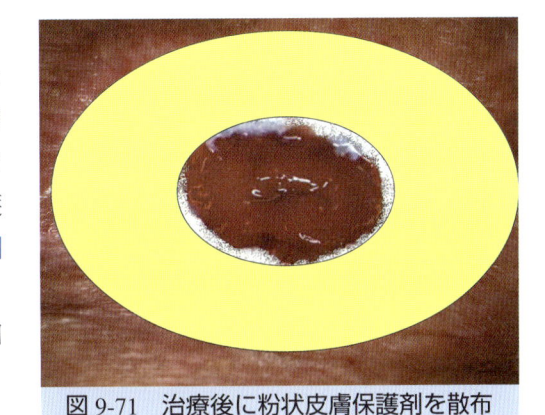

(5) ケアの評価と観察

① ストーマ近接部皮膚は不整形を呈し出血はないか．
② 面板ストーマ孔サイズは適切か．
③ 定期的な装具交換周期が守れ，近接部皮膚に排泄物が停滞していないか．

ワンポイントアドバイス
治療前後で適切な面板ストーマ孔のサイズが異なるため注意することである．

Q&A
Q：ストーマの周りがぎざぎざになってじわじわ出血するといわれた場合，どうしたらいいのか？

A：まず面板を剥離してきちんとストーマ周囲の状況を確認する．粘膜皮膚移植などは形状がいびつではあるが比較的平坦で疼痛を伴わない病変である．また，面板ストーマ孔の辺縁がストーマ粘膜にこすれて隆起し，炎症性肉芽が発生することもある．粘膜皮膚移植とは異なるが治療や処置は同様となる．

10）ストーマ近接部瘻孔形成

(1) ストーマ近接部瘻孔形成とは

瘻孔とは相異なる部位または臓器間にできた異常交通路で，皮膚に開口しない内瘻と，開口する外瘻とがある[1]．ストーマ近接部に形成される瘻孔の原因として縫合不全や手術手技による腸管の損傷（図9-72），放射線治療といった医原性のもの，クローン病などの腸疾患によるもの，外傷による腸管損傷（ストーマ狭窄時の過度なフィンガーブジーによる腸管損傷も含む）がある．

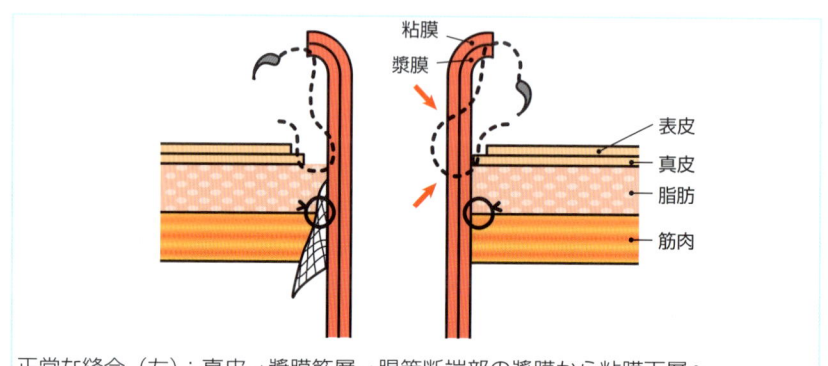

正常な縫合（左）：真皮→漿膜筋層→腸管断端部の漿膜から粘膜下層へ
瘻孔の原因となる縫合（右）：真皮→漿膜筋層から粘膜全層を貫き腸管断端部へ

図9-72　ストーマ造設時の縫合が原因で瘻孔を形成する

(2) どのような状況で発生しやすいか

クローン病，放射線治療の既往や長期にステロイド剤を使用しているオストメイト．

10）ストーマ近接部瘻孔形成　141

（3）ケア上の問題点

瘻孔部からの排液により皮膚障害をきたしやすい．また瘻孔の部位・大きさによりストーマ装具の装着困難が起こる（図9-73）．

（4）ケアの実際

① 瘻孔部の状況（形態，大きさ，交通している臓器，ストーマからの距離，周囲皮膚の状況，排液の量，色，性状，臭気）により処置方法を選択（パウチングの有無）．

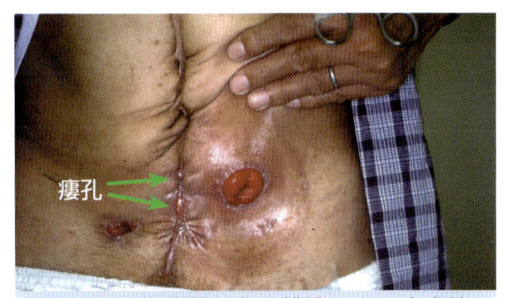

図9-73　瘻孔部からの排液により皮膚障害をきたしやすい．

a. 排液量が最も多い部位に（100ml以上／日）優先的なパウチングを行い，必要時はドレナージも検討する．
b. ストーマ粘膜皮膚接合部および近接部皮膚に瘻孔が形成された場合は1つの装具でストーマと瘻孔部をパウチングするが，局所の安静を保つために絶食とする．
c. 排液量が複数個所で100mlを超える場合はそれぞれパウチングを試みる．
d. 比較的瘻孔部の排液量が少ないが，臭気に問題のあるケースについてはパウチングも考慮する．ストーマ装具の排泄口が上にくるように装着し，ストーマ袋を適度な長さに切り，吸収体などで排液を吸収し，そのつど捨てる（図9-74）．

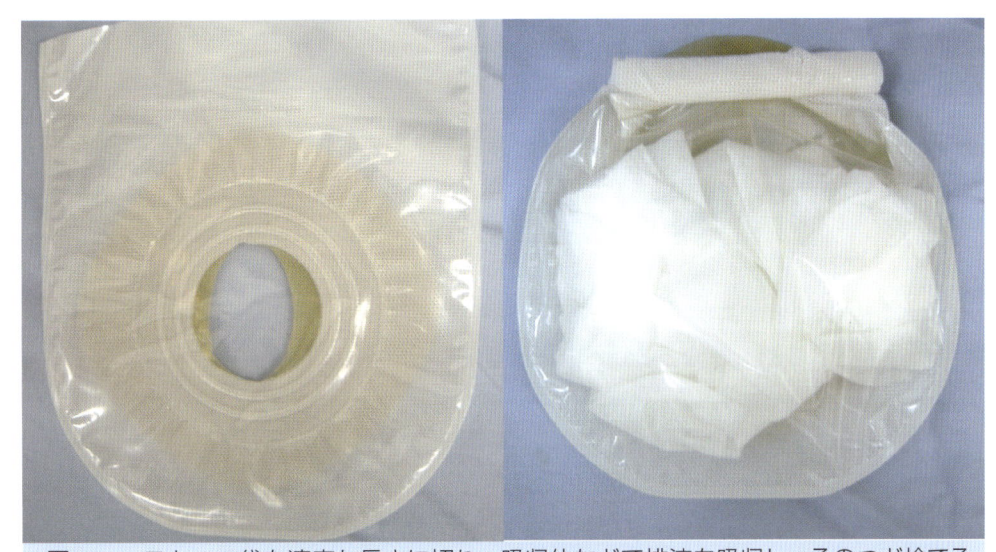

図9-74　ストーマ袋を適度な長さに切り，吸収体などで排液を吸収し，そのつど捨てる．

e. ストーマ以外に装具装着が困難な場合，または排液が少量のため装具装着が必要ない場合は瘻孔部のスキンケアを行い，亜鉛華単軟膏を周囲に塗布することで撥水効果が得られ，排液から皮膚を保護する．また，その上に吸収パッドなどを置き排液を吸収させる（図9-75）．本ケースは装具が漏れるとの主訴で受診したクローン病症例で，結腸ストーマから約3.5cm離れた正中創の瘢痕部に瘻孔が形成されていた．結腸ストーマに装着する面板の正中側辺縁を必要最小限残してカットし，正中創にかからぬように貼付．瘻孔周囲は亜鉛華単軟膏を塗布

し排液を撥水させて皮膚を保護し，吸収パッドをあてて管理した．
f. ストーマに装具装着は可能だが瘻孔部分の皮膚がイレギュラーで装具装着が困難なうえに排液の多い場合，クローズドサクション（閉鎖式持続吸引）法を併用することもある．

② 全身状態（栄養状態，病状）の改善：排液量を正確に測定し，電解質異常や脱水に留意する．

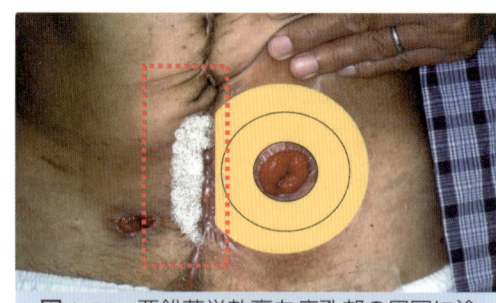

図 9-75 亜鉛華単軟膏を瘻孔部の周囲に塗布し，排液から皮膚を保護する．またその上に吸収パッドなどを置き排液を吸収させる．

③ 環境整備：瘻孔からの排液が臭気を伴う場合，ドレナージなども閉鎖型のバッグを用いるなど，同室（同居）者への配慮も行う．
④ 治療方針を確認し，ゴールを設定（外科的治療，保存的治療）．

(5) ケアの評価と観察

① 瘻孔周囲皮膚の清潔が保持でき，トラブルは発生していないか．
② 処置内容の継続が図れているか（在宅のケースであればオストメイト自身または介助者がケアの継続が可能であるか）．
③ オストメイトの QOL は低下していないか（食事摂取や生活）．
④ 栄養状態は改善・保持されているか．

ワンポイントアドバイス
治療前後で適切な面板ストーマ孔のサイズが異なるため注意することである．

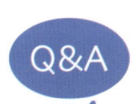

Q&A

Q：ストーマ装具と瘻孔をパウチングしたいが，2種類の装具を貼るにはスペースが十分にとれない場合どうしたらいいのか？

A：瘻孔によってはストーマより排液量が多いこともまれではない．そのためどこからの排液が最も多く，装具装着可能な部位かを判断し，最小限の面積でパウチングを行う．その後2カ所目の装具は粘着部分を必要性に合わせてカットし貼付するが，1カ所目の面板の上に重なることはやむを得ない．

Q：仰臥位だと恥骨部の上縁に瘻孔がみえるが，座位になるとしわの中に隠れて全くみえなくなってしまう場合はどう管理するのか？

A：体位による皮膚の変化が著しい場合は装具装着に向いていないことが多いので，撥水性の軟膏やクリームを塗布して皮膚を保護し，吸収パッドなどを利

用する．排液が多ければ頻回な交換が必要となる．びらんが出現すると軟膏が定着しなくなるため，紛状皮膚保護剤を散布後軟膏を塗布する．吸収パッド交換時に軟膏が剥がれていたら露出部皮膚に撥水性の軟膏を重ねて塗布する．ケアは油性基材の軟膏を使用するため，1日1回オリーブ油で古い軟膏を溶解し，石鹸と微温湯で洗浄する．その後新たな軟膏を塗布する．

■ 文献 6)～10)
1) 日本ストーマリハビリテーション学会 編：ストーマリハビリテーション学用語集．第2版，p67，金原出版，2003．
2) 伊藤美智子 編：Nursing Mook 15 ストーマケア．pp171-187，学習研究社，2003．
3) Lyon CC, Smith AJ 著，倉本 秋，上出良一・他 監修：ストーマとストーマ周囲皮膚障害診断治療アトラス．dansac，2003．
4) 山田晶子，山崎 修・他：膀胱全摘術（尿路変更術）後に発症した peristomal pyoderma gangrenosum の1例（会議録）．日本皮膚科学会雑誌，115(11)：1649，2005．
5) 佐藤良夫，池田重雄 編：壊疽性膿皮症．西川武二 監修 標準皮膚科学，第8版，医学書院，pp499-500，2007．
6) ストーマリハビリテーション講習会実行委員会 編：ストーマリハビリテーション実践と理論．金原出版，2006．
7) 岩本公和：静脈瘤発生をみたストーマとその診断．日本ストーマ学会誌，9(2)：9-13，1993．
8) 岩本公和：ストーマ静脈瘤の治療．消化器外科，19(13)：1999-2002，1996．
9) 金光幸秀，平井 孝：ストーマ周囲静脈瘤・粘膜皮膚移植．消化器看護，112(2)：47-50，2007．
10) 川島秀昭：人工肛門周囲皮膚への粘膜皮膚移植に対し凍結療法が著効した1例．日本ストーマリハビリテーション学会誌，120(1)：56-58，2004．
11) 大村裕子 編：1-6 瘻孔ケア，3-8 ストーマ粘膜皮膚侵入．カラー写真で見てわかるストーマケア，pp37-41,120-122，メディカ出版，2006．

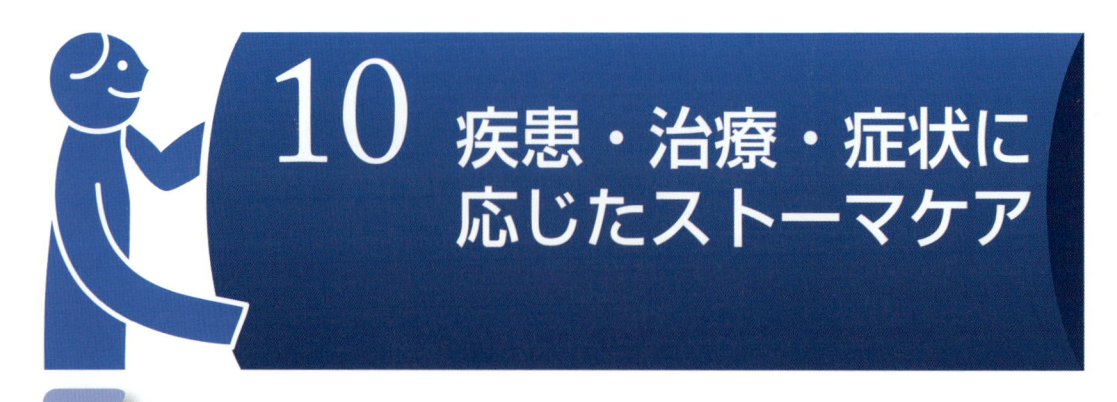

10 疾患・治療・症状に応じたストーマケア

はじめに

本章では臨床で比較的遭遇する機会の多い炎症性腸疾患，化学療法を受ける患者，がん終末期のオストメイトのケアについて，その特徴とケア上の留意点について述べる．

1) 炎症性腸疾患のストーマケア

(1) ストーマを造設する炎症性腸疾患とその特徴

炎症性腸疾患（inflammatory bowel disease：IBD）は，潰瘍性大腸炎（ulcerative colitis：UC）とクローン病（Crohn's disease：CD）に代表される原因不明の慢性・難治性腸疾患である．わが国では1970年代まではまれな疾患とされていたが，1970年代以降急激に増加している．多くは慢性の経過をたどり，再燃と寛解を繰り返す．治療は，薬物療法や栄養療法を主体とした内科的治療と，緊急手術を含めた外科的治療があり，UCでは白血球吸着除去療法なども行われる．

待期的手術でのストーマ造設の適応には，内科的治療によって症状が改善しないものや，腸管吻合部の縫合不全予防などがあり，腸穿孔などの場合は，緊急手術でストーマが造設されることもある．CDでは，難治性の複雑痔瘻により，日常生活に支障をきたすような場合にも適応となる．また，UCでは，根治手術として大腸全摘，回腸嚢肛門吻合または肛門管吻合時に一時的な回腸ストーマが造設される場合があり，患者の全身状態やステロイド投与状況により術後約3カ月以降にストーマ閉鎖術が行われる[1]．

IBDにおけるストーマの特徴は，回腸ストーマが多いことである．それは一時的なこともあれば永久的なこともある．IBDのストーマ関連合併症は，術前の全身状態やステロイド剤の使用，疾患特有の合併症により，通常のストーマ造設に比べリスクが高い．20～30歳代の比較的若年者に多い疾患であることも特徴である．

(2) 主なトラブル

❶ ストーマ合併症

最も頻繁にみられるストーマ合併症は，ストーマ周囲のスキントラブルといわれている[2]．そ

1）炎症性腸疾患のストーマケア

のなかでも特に多いのが，ストーマ近接部にみられるびらんである（図 10-1）．回腸ストーマから排泄される便は，水様から粥状で量が多く，アルカリ性で消化酵素の活性も高いため，皮膚に付着すると容易にびらんが生じる．また，カンジダ皮膚炎，面板やテープの剝離に伴う表皮剝離，搔破に伴う皮膚の損傷がみられる．IBD で手術を受ける患者は，術前から低栄養や貧血を伴い全身状態がよくないことや，大量のステロイド剤が使用されていることが多く，皮膚が脆弱になっているため，スキントラブルが生じやすい（表 10-1）．

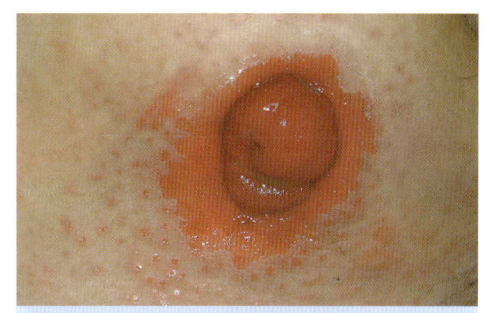

図 10-1　ストーマ周囲のびらん

■ 表 10-1　副腎皮質ステロイド剤の副作用―皮膚への影響

- 痤瘡，多毛，脱毛，色素沈着，紫斑，皮下溢血，線条，発汗異常，顔面紅斑
- 創治癒遅延
- 皮膚菲薄化，皮膚脆弱化
- 皮膚の感染症（カンジダ皮膚炎，白癬など）
- 皮膚萎縮，毛細血管拡張　　など

粘膜皮膚接合部の離開は，術後早期にみられることが多い（図 10-2）．面板による物理的刺激が，脆弱なストーマ粘膜への損傷につながることもある（図 10-3）．

そのほか，IBD 特有の皮膚障害として，CD では瘻孔形成，UC では壊疽性膿皮症がある．特にストーマ近接部に瘻孔が形成されると，周囲にスキントラブルが発生したり，面板の装着に支障をきたすことがある（図 10-4）．また，壊疽性膿皮症は，下腿に生じることが多いが，ストーマ周囲にみられることもある．はじめは，ごく小さな潰瘍だが，しだいに拡大し，強い痛みを伴う．これらは，原疾患の再燃，

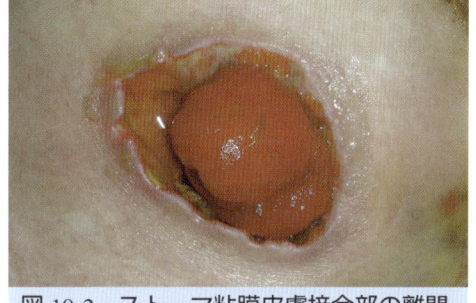

図 10-2　ストーマ粘膜皮膚接合部の離開

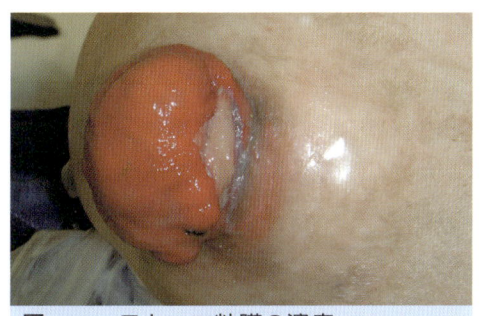

図 10-3　ストーマ粘膜の潰瘍

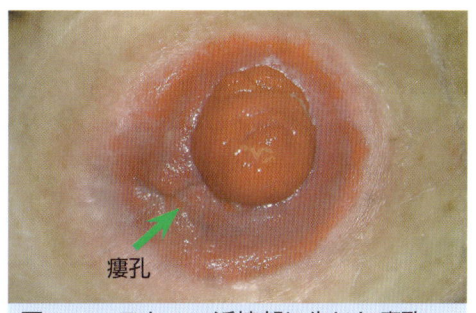

図 10-4　ストーマ近接部に生じた瘻孔

全身状態の悪化，ステロイド剤の離脱中などにみられることが多い．

❷ 日常生活に関すること

　IBDのオストメイトは，比較的若年者に多いことからライフプロセスにおいて様々なことに直面する．たとえば，学童期や青年期では，入院が長引いて留年したり，体調不良のために体育の授業を休んだり，修学旅行を断念しなけばならないことがある．成人期では，就職，恋愛や結婚，妊娠や出産，育児に関することなどがある．

　経済的な問題もある．UCとCDは医療費助成対象疾病（指定難病）だが，一時的なストーマの場合，ストーマ装具にかかる費用は，全額自己負担となる．また，入院や通院のために収入が減ってしまうこともある．

　日常生活における問題は，ストーマに関することだけではなく，栄養管理や薬物療法の継続，病気の再燃，就学や就職，仕事の継続，結婚，出産や育児など様々なことがある．

(3) ケアのポイントと留意点

❶ 合併症やトラブルの予防と早期対処

　ストーマ近接部のびらんは，便の付着によることが多い．びらんの範囲と剝がした面板の裏をみて皮膚保護剤の溶解程度から練状皮膚保護剤，ストーマ用ベルト，凸型嵌め込み具などを考慮する．そして，びらん部は，上皮化するまで粉状皮膚保護剤を薄く散布する．また，便が水様で多量に排泄される場合は，止痢剤の増量や服用時間を検討する．

　カンジダ皮膚炎と診断された場合は，抗真菌薬による治療が必要である．この場合，医師にクリームや軟膏は面板の粘着の妨げになることを説明し，粉剤か液剤にしてもらう．少なくとも3日ごとの装具交換を行い，薬をつける．装具交換時は，できるだけ皮膚を露出させる時間を確保するために，食事の直後は避け，便の排泄が最も少ない早朝や食前にケアを行う．

　壊疽性膿皮症や瘻孔の根本的治療は，原疾患の治療が優先される．全身的なステロイド剤の再開または増量，その他の薬物療法，栄養療法が中心となる．特に，壊疽性膿皮症や炎症を伴う瘻孔は強い痛みを伴うので，①できる限り痛みのないケア方法を工夫する，②創部への便付着を最小限にする，③新たなスキントラブルが生じないことに留意する．オストメイトの苦痛や局所状況の変化をアセスメントしたうえで創部の洗浄方法，創傷被覆材や皮膚保護剤の種類，処置を行うタイミング，装具の選択と交換間隔などを考慮する．

❷ セルフケアのサポート

　ストーマケアに慣れてくると，できるだけ簡単・便利・安全な方法でケアができるように自ら工夫をしている人もいる．その前向きな意欲は大切なことである．しかし，時には漏れるのが心配だからといって面板の周りに強固にテープを貼ったり，痒みに耐え切れず，硬いナイロンタワシで皮膚を強く擦ったために，スキントラブルが生じてしまうこともある．このような場合，本人のケアを一方的に否定するのではなく，どのような心配があるのか，困っていることは何かを聴き，その原因と対策をオストメイトとともに考える．例えば，外出中に便が漏れてしまった体験から，常に漏れに対する不安を抱いているのであれば，漏れた原因を考え，装具の選択や工夫を考慮する．また，搔痒に関しては，スキンケアの方法，面板の種類や交換間隔をオスト

メイトとともに再検討する．ステロイド剤の離脱中には搔痒感が生じやすいこともあらかじめ説明しておく．

❸ 日常生活におけるアドバイス

　IBDのオストメイトは，疾患に対する認識をもち，日常生活において自分自身の心身の状態をうまくコントロールしていくことが大切である．オストメイトの悩みや相談は，過去の体験，病状，生活環境などによって個人差がある．そのため，わからないことや困っていることがあればいつでも相談にのる．たとえば，妊娠を希望しているオストメイトには，医師と相談してストーマがあっても妊娠や出産は可能であることを伝える．実際に出産した人の話を紹介することが励みになる人もいる．また，経済的なことについては，社会保障に関する情報，医療ソーシャルワーカーの紹介，公的機関の相談窓口などを紹介する．個別的な相談の機会をつくり，アドバイスや必要な情報を提供しつつ，オストメイト自身が目標や希望をもち，自律していけるようにサポートしていく．

2）化学療法中のストーマケア

（1）化学療法を受けるオストメイト

　がんの治療には，局所的な治療として「手術療法」と「放射線療法」，全身的な治療法としての「化学療法」がある．化学療法に期待される効果は，がんの治癒，延命や再発予防，症状緩和，QOLの改善などがある．最近ではがんの部位や種類によって，様々な抗がん剤が選択され投与方法も多岐にわたっている．数種類の抗がん剤を組み合わせたり（多剤併用療法），化学療法と放射線療法を併用することもある（化学放射線療法）．

　抗がん剤は，がん細胞だけではなく，正常な細胞にも影響するため，ある程度の副作用は避けられない．抗がん剤の一般的な副作用としては，骨髄抑制に伴う血小板や白血球数の減少，貧血，脱毛，悪心・嘔吐，味覚障害，倦怠感，末梢神経障害，下痢・便秘，皮膚障害，粘膜障害などがある[3]．副作用の種類や程度は，抗がん剤の種類や組み合わせ，対象の合併症や既往歴，過去の治療歴などによって異なる．また，化学療法への理解や不安の程度によっても影響することがあり個人差が大きい．そのため，化学療法を受ける前から，使用される抗がん剤の特徴を把握し，全身状態，皮膚やストーマの状態，心理状態をアセスメントしておく必要がある．

（2）主なトラブル

　ストーマ自体への影響としては，ストーマ粘膜の炎症とそれに伴う浮腫である．特に血小板減少を伴うと，スキンケアや装具交換のときに容易に出血し，止まりにくい．また，浮腫が顕著になると，ストーマサイズが大きくなり，面板の物理的刺激によって粘膜にびらんを生じたり，潰瘍に至ることもある．

　ストーマ周囲のスキントラブルとしては，面板粘着面に一致した発疹，表皮剝離やびらん，搔痒などがある．多くの抗がん剤は，皮膚や粘膜に障害を起こす．特に，面板装着面やストーマ袋

との接触部は，物理的刺激や機械的刺激が加わることからスキントラブルが生じやすい．また，掻痒があるために掻いたり強く擦ったりすると，さらにスキントラブルが生じやすくなる．

抗がん剤による腸管粘膜の障害によって下痢がみられることがある．結腸ストーマでも1日に1,000ml以上の水様便が排泄され，回腸ストーマになると，2,000～4,000ml以上に及ぶことがある．下痢が持続すると，脱水や電解質の喪失につながる．そして，倦怠感や脱力感からストーマ装具の交換ができず，面板溶解が早まりスキントラブルや漏れの原因にもつながる．

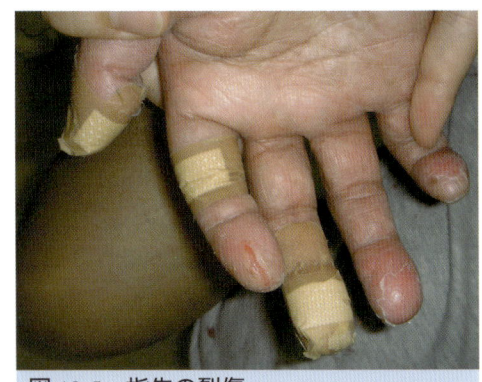

図10-5 指先の裂傷

そのほか，ストーマケアに影響するトラブルとしては，手指の末梢神経障害，指先の乾燥と裂傷，爪の損傷などがある（図10-5）．これらは，装具交換や排泄物を処理するといった，細かな作業がしにくくなる．抗がん剤の副作用で最も頻度の高い吐き気は，今までは何ともなかった自分の便臭でも吐き気をもよおし，いっそう食欲が低下して不快な感覚をもつことになる．また，貧血や低血圧などによる著しい倦怠感のために装具の交換が延長してスキントラブルや漏れにつながることもある．

(3) ケアのポイントと留意点

❶ ストーマおよび皮膚状態の観察とケア

化学療法を開始する前から，ストーマのサイズ，粘膜や皮膚の状態を客観的によく観察しておく．オストメイトにもスキントラブルのリスク，予防と対策についてあらかじめ説明する．

治療前から，装具やケア方法を変更する必要はないが，たびたび漏れを生じていたり，スキントラブルがある場合は，できるかぎり改善に努める．そして治療中は，①面板はゆっくり丁寧に剥がす，②皮膚を強く擦らない，③粘膜にはなるべく触れない，④定期的な装具交換に努めることである．排泄物の量が多く面板の溶解が進んでいるときには，練状皮膚保護剤を追加したり，装具交換間隔を短縮してみる．ストーマ近接部に軽度のびらんがみられる場合は，粉状皮膚保護

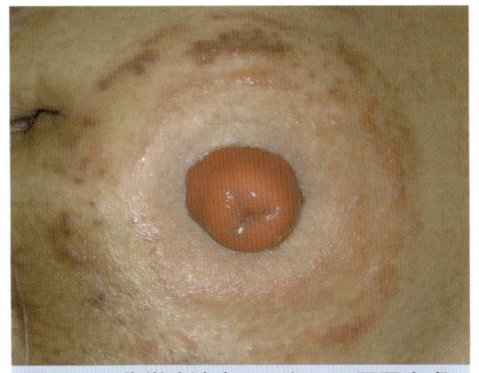

図10-6 化学療法中：ストーマ周囲皮膚の一部に掻痒と滲出液がみられる

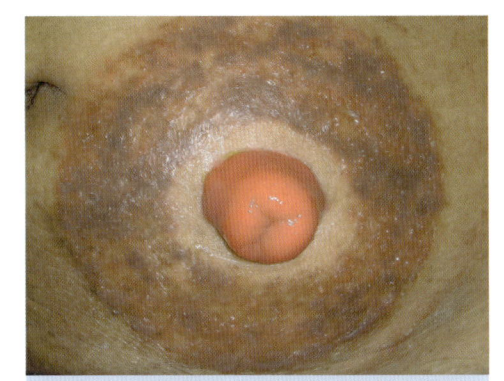

図10-7 2週間後：面板貼付部全体にわたるスキントラブルと滲出液

剤を使用する．

　抗がん剤の影響によるスキントラブルがみられた場合は，日常生活に支障をきたす前に，早期からの対処が必要である．医師に相談し，状況によっては抗がん剤の種類や量の変更や，局所にステロイド剤などの薬剤が必要なこともある（図10-6, 7）．

❷ 副作用対策と日常生活のアドバイス

　予測される副作用には，あらかじめ対策を立てておくと悪化を防ぐことができる．オキサリプラチン（エルプラット®）は，結腸がんや直腸がんに対して使用され，手足や口の周りに末梢神経障害による痺れや痛みが生じることが多い．日常生活のなかでは，冷蔵庫の中のペットボトルを取り出すとき，冷たくなった面板，ストーマケア用はさみなどの金属製品など，冷たい物に触れたときに感じることが多い．そのほか，末梢神経障害を起こしやすい抗がん剤としては，パクリタキセル，シスプラチン，ビンクリスチンなどがある．

　治療中は，冷たい物に触れたり，冷たい食べ物や飲み物を避ける．面板のカットにはさみが必要な場合は，症状がないときにまとめてカットしたり，家族の協力を得る．また，スキンケアのときには冷水ではなく微温湯で行う．普段の生活では，靴下や手袋など手足の保温に努める．

　抗がん剤の最も一般的な副作用としての骨髄抑制により白血球，好中球減少がある．そのため抗がん剤投与中は，感染症予防に努めることが大切である．特にストーマケアにおいては，排泄物の処理後はもちろんのこと，外出から戻ったときや食事前の手洗いを励行する．

　下痢が持続して脱水や電解質の喪失が生じると，様々な症状をきたす．特に回腸ストーマの場合，普段から水様や粥状便のために，どのような状態が下痢なのか，判断がつかないオストメイトもいる．あらかじめ「普段と比べて便の量よりだいぶ多い」「薬を開始してから急に便が増える」「水様便が続いて身体がだるい」といった表現で説明しておく．下痢は，腸管粘膜の炎症による副作用なので，食事や飲水を摂ると，さらに排泄量が増してしまうことがある．このような場合は，一時的に輸液が必要になることもあるので，定期の外来受診日に限らず，早めに受診するように促す．

❸ 心理的サポート

　化学療法を初めて体験するオストメイトにとっては，十分説明を受け，自分の意志で治療を決心し，副作用の対策を理解していても予期的な不安は少なからずある．がんを治すためにストーマを造設したことだけでもショックは大きい．オストメイトは，ようやくケアに慣れたところで，さらに化学療法という治療を受けることになり，様々な不安を抱く．特に，化学療法に伴う副作用は，脱毛や顔面の色素沈着といったボディイメージの変化，食事や排泄といった日常生活行動などへの影響だけでなく，致命的な合併症が生じることさえある．また，化学療法は，繰り返し行われるため，経過中に新たな不安が生じることもある．そのため化学療法を受けるオストメイトの状況や心理状態に応じたサポートが必要である．

　様々ながん治療を乗り越えて，がんとともに生きる患者の意志や強さを尊重し，落ち込んだり，困ったときにはじっくりと話を聴く姿勢をもつことが大切である．特にストーマ外来では，比較的ゆっくり時間をとってケアを行い，オストメイトが心のうちで抱えている不安や苦悩を共感し，その気持ちに寄り添うことができるように努める．

❹ 抗がん剤の曝露予防

　抗がん剤は，直接薬物に触れなくても，排泄物を介して抗がん剤やその活性代謝物に曝露する可能性がある．オストメイトや家族には，排泄物の処理時，ケア時の留意についても説明しておく．欧米では，一時的ストーマでもストーマ装具の費用は，補償されていることが多く，抗がん剤使用中は下部閉鎖型ストーマ袋を毎日使い捨てにしているところもある．しかし，日本では一時的ストーマの場合は全額自己負担，永久的ストーマでも1割程度の自己負担がある．そのため一般的に下部開放型のストーマ袋を使用し，1日に数回は排泄物の処理を要する．最近は，閉鎖具が内蔵されて排泄口を折り曲げてマジックテープで止めるものや，キャップ式になっているものなどが市販され，排泄処理が比較的容易になってきた．オストメイトやケアを行う家族にはできるだけ排泄物が手指に付かないように，排泄口が扱いやすいものを紹介し，ケア後の手洗いを励行する．また，医療者は，施設の中で抗がん剤投与中の排泄物を取り扱う場合には，必ず手袋を着け，便器に捨てるときには飛び散りに注意する．そして，使用済みのストーマ袋は，ビニール袋に入れて口を縛り所定の場所に廃棄する必要がある．

3）がん終末期のストーマケア

（1）がん終末期における患者の変化

　がん終末期におけるストーマ造設の適応は，腹膜播種に伴う腸閉塞，がんの浸潤による直腸腟瘻や直腸膀胱瘻などで症状緩和を目的として行われることが多い．ストーマを造設することで腸管内に停滞していた便やガスが排泄されて食事が摂れるようになると，在宅での生活が可能になることもある．しかし，がんの進行に伴い，痛み，しびれ，呼吸困難，浮腫，胸水や腹水の貯留，麻痺などの症状が顕著になってくると，再びADLが低下してストーマのケアにも影響を及ぼす．また，がんの進行に伴う体型の変化もある．るいそうが進むと，臥位では肋骨や腸骨の突出が著しくなって腹部がすり鉢状に陥凹したり，しわやたるみがみられることもある．腹部の腫瘍増大や腹水貯留が進むと，腹部の膨満が顕著になり，ストーマの形状が変化してくる．

（2）主なトラブル

　がん終末期は，栄養状態の低下や貧血といった全身状態の悪化に加えて，腹部膨満や浮腫によって皮膚は伸展して薄くなり，脆弱化している．そのため面板や粘着テープの剥離刺激でさえも表皮剥離が生じることがある．また，肝不全や皮膚の乾燥，オピオイド系鎮痛薬の使用により搔痒感が増していることもある．特に面板を剥がしたときや夜間布団に入って身体が温まっているときには，搔痒感が強くなる．このときに強く擦ったり掻いたりすると皮膚に損傷をきたすリスクが高まる．

　腹部の陥凹，しわやたるみ，腹部の膨満などの腹部状況の変化により，面板周囲にしわがよる，剥がれやすい，めくれやすくなるなど面板の密着が得にくくなる．また，腹腔内のがん浸潤により，ストーマの脱出（図10-8）やストーマ旁ヘルニア（図10-9）が生じることもある．さらに，

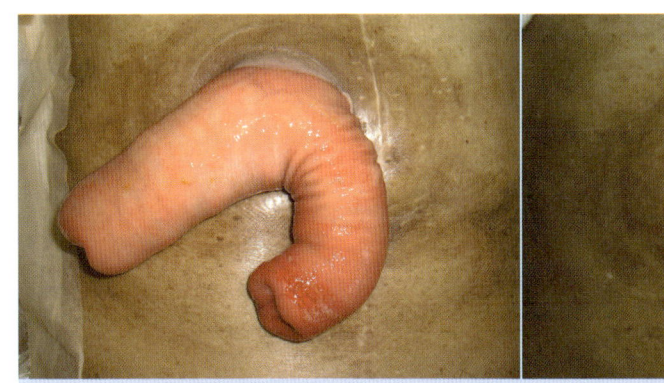

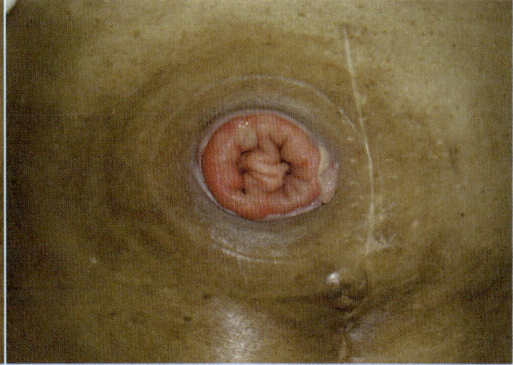

図10-8　がん終末期に生じたストーマ脱出
　　　　左：ストーマ脱出　右：臥位になり，脱出した腸管を還納

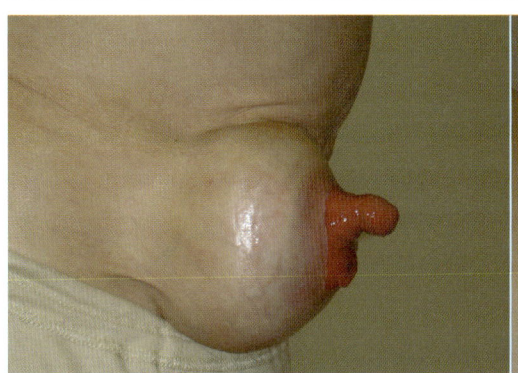

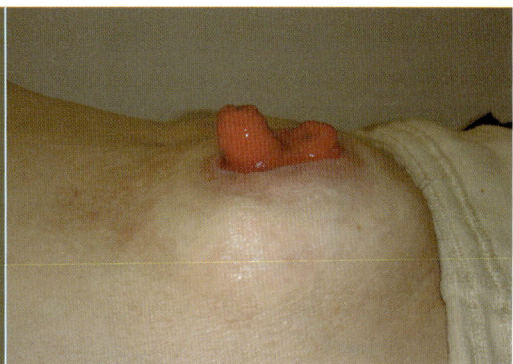

図10-9　ストーマ傍ヘルニア
　　　　左：立位　右：仰臥位

脆弱な粘膜や皮膚は，装具との接触によって，容易にびらん，出血，潰瘍が生じる．

　ストーマのセルフケアが困難になり，それを他人に委ねなければならないことへの不安や心配を抱えていることもある．自分が普段行ってきたのと同じようにケアしてもらえるか，皮膚やストーマに異常はないかと気にすることもある．また，オストメイトに代わってケアを担うことになった家族も，本人への気づかいや心配，ケアに対する不安を抱えている．

(3) ケアのポイントと留意点

❶ QOLを考慮した症状緩和

　がん終末期のストーマケアで大切なことは，苦痛の緩和を図りながら患者が自力で行うことができなくなったケアをサポートしていくことである．術前の身体的な苦痛が緩和し，退院を目指してストーマのセルフケアに意欲的に取り組む人もいれば，病状が悪化してセルフケアが困難な人もいる．はじめからすべてのケアを介助するのではなく，身体状況の変化，ストーマケアへの意欲や希望を尊重しながらサポートの方法を考える．

　また，症状緩和を図りながらケアを行うことも大切である．特に回腸ストーマで多量の水様便が持続しているときは，経口鎮痛剤の効果が十分に得られないことがある．このような場合は，貼付薬，旧肛門からの坐薬，静注や皮下注といった投与ルートの変更を考慮する．オストメイト

にとってのQOLを重視し，症状緩和と安心して過ごせる環境に考慮したストーマケアに努める．

❷ 変化の状況に見合ったケア

がん終末期は，ストーマの部分だけではなく，病状の悪化に伴って体位，活動性，痛みの部位などが変化してくる．その変化の状況を全人的にアセスメントしたうえでケア方法や装具の変更の必要性を考える．

ストーマ傍ヘルニアやストーマ脱出が生じた場合は，漏れやスキントラブルがなくても使用中の装具を再検討する．評価の視点として，剥がした面板の皮膚保護剤の溶解程度と部位，装着中の面板にしわやよれはないか，面板の一部が剥がれていないか，ストーマサイズの変化，皮膚接合部や粘膜損傷の有無にトラブルはないかなどをみる[4]．

ストーマ部のがんは，ストーマ自体，ストーマ粘膜皮膚接合部，ストーマ近接部のどこにでも生じる．腫瘍部は容易に出血するのでできるだけ触れないように留意する．また，腫瘍の増大とともにストーマの形状の周囲の凹凸が刻々と変化していくので装具交換ごとにみられるため，装具や面板ストーマ孔のサイズが適切かどうかをみて調整する（図10-10, 11）．

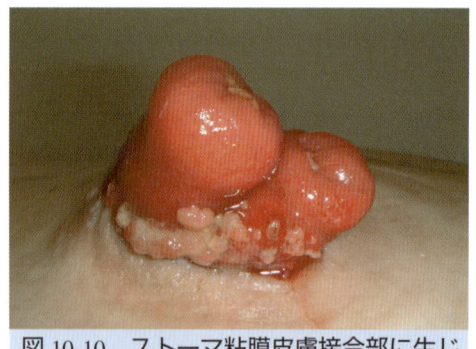

図10-10　ストーマ粘膜皮膚接合部に生じたがん

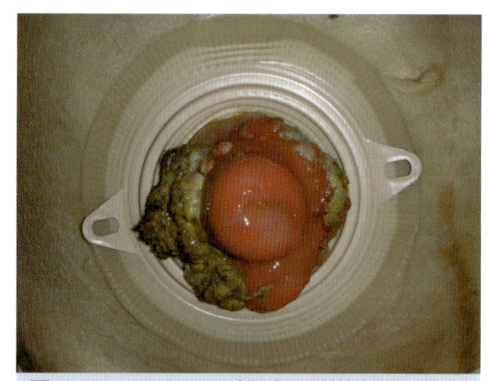

図10-11　ストーマ部がんが増大

腫瘍の自壊や悪液質による腸内細菌叢の変化などにより，排泄物の臭いが強くなることがある．臭いは，本人の不快感だけではなく，周囲の人々にも影響を及ぼす．そのため，病院内，在宅のどちらにおいても，臭い対策に意識的に取り組む必要がある．環境面では，消臭スプレー，脱臭機などを活用し，排泄物を処理する場所，換気などに配慮したケアを行う．また，排泄物は速やかに便器に流し，剥がした装具はその場でビニール袋に入れてすぐに口を縛り，蓋付の汚物入れに廃棄する．また布製の脱臭シートをストーマ部にあてておくのもひとつの方法である．

オストメイトは，しだいに変化していく自分のストーマや腹部の状況をみて，ストーマに対する嫌悪感がよりいっそう強くなったり，病状が進行していることへの悲嘆や不安を抱くことがある．私たちストーマケアを担う看護師は，スキントラブルや漏れなどの管理面上のトラブルがないことに最大限に努め，いつもオストメイトの気持ちに寄り添いながらケアを行うことが大切である．

❸ 家族へのアドバイスとサポート

患者の意識の変化を前にした家族の理解も重要である．家族の動揺や不安，悲嘆，後悔，無力感，不安といった様々な思いを理解することに努め，家族が行うケアをサポートしていくことも大切

である．それには，入院中から家族とのかかわりをもち，ストーマケアに参加してもらい，協力を得ておく．そして，退院後は，家族が困っていることや不安なことがあればいつでも相談に応じ，継続的にサポートする．

がん終末期におけるストーマケアで重要なことは，患者と家族が，残り少ない日々をその人らしく，大切に安心して過ごせるようにサポートしていくことである．

Q&A

Q：ストーマからの出血にはどのような原因があるのか？

A：まず，どこから出血しているのかを見極め，そのうえで出血の原因をアセスメントする．以下に主な出血の原因と部位を挙げる．

■ 表　出血の原因と出血部位

出血の原因		出血部位
管理上のトラブル	装具の物理的刺激 ・フランジによる粘膜損傷 ・面板の穴あけが小さい　など	粘膜，粘膜皮膚接合部
	ケア時の刺激 ・強く擦る，拭く ・爪で引っ掻く　など	
ストーマ合併症	ストーマ静脈瘤，炎症性肉芽，炎症性ポリープ	粘膜，粘膜皮膚接合部，ストーマ口
	ストーマ粘膜皮膚接合部離開	粘膜皮膚接合部
治療の影響	化学療法，放射線療法，抗凝固剤，ステロイド剤　など	粘膜，粘膜皮膚接合部，ストーマ口
現疾患の影響	血小板減少，血液疾患，腸管内のがん・ポリープ・潰瘍・憩室　など	粘膜，粘膜皮膚接合部，ストーマ口

■ 文献

1) 岡本欣也：消化器ストーマ．臨床医のための炎症性腸疾患のすべて，高添正和 編，pp178-181，メジカルビュー社，2002．
2) Colwell JC：Enterostomal care in inflammatory bowel disease. Inflammatory Bowel Disease, Kirsner JB(Ed), pp710-717, WB Saunders, 2000.
3) 森　文子：がん化学療法による好中球減少に対するケア．EB NURSING，7(2)：36-42，2007．
4) 松原康美：ターミナル期や他の疾患の治療のためのストーマ造設とケア．ストーマリハビリテーション実践とケア，ストーマリハビリテーション講習会実行委員会 編，pp319-322，金原出版，2006．

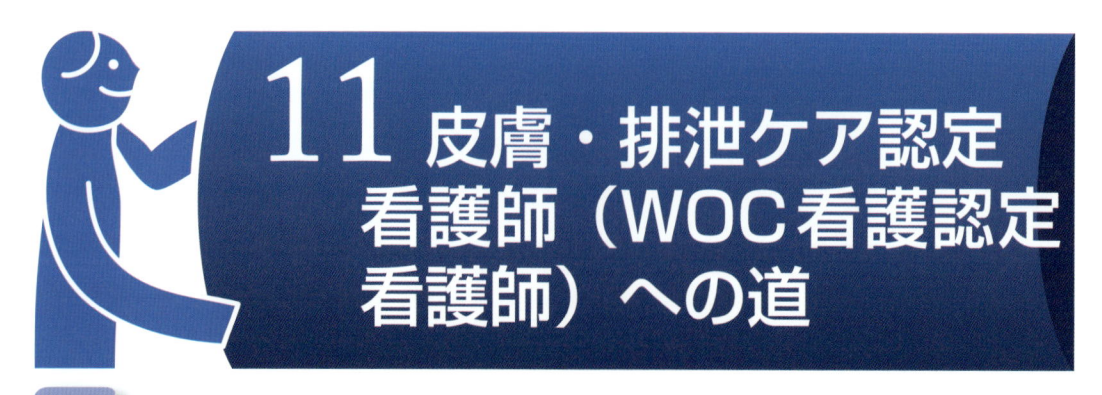

11 皮膚・排泄ケア認定看護師（WOC看護認定看護師）への道

1）認定看護師誕生まで

　日本看護協会では専門領域で高度な実践能力をもつ看護職を育成するために1996年から認定看護師教育をスタートさせた．その背景には，社会の急速な高齢化と在宅医療の拡充などから質の高い看護へのニードが高まってきたことにある．国の施策として，数年前から医療費の高騰が大きな問題となっていることから入院期間を短縮し，高齢者がその人らしい生活を取り戻すために，病院ではなく自宅で生活ができるような環境づくりを目指している．大病院一極集中にならないような在宅ケアの充実も期待されている．また退院後間もない高齢者では手術後の後遺症や薬の副作用などが起こる可能性が高く，変化に対応したケアが行われなければならない．しかし，入院中であれば何か問題が起きてもすぐに対応できるシステムが整えられているが，在宅では行政的にもいまだ十分とは言い難い．むしろ退院後の方が個別性が高く，その場で判断し，ケア計画を立てて実践するためには高度な知識と技術が求められている．このような現状から臨床でも在宅においても，対象者のアセスメントを適切に行い実践し，変化に対応できる専門の看護職の育成が急務になってきた．

　WOC〔創傷（wound）・オストミー（ostomy）・失禁（continence）〕看護認定看護師（皮膚・排泄ケア認定看護師）が誕生した大きな理由は，それまで海外でETナース（enterostomal therapist）の教育を受けてきた人たちが臨床の現場でストーマケアやスキンケア，失禁ケアで大きな成果を上げていたことである．特に高齢者に対する失禁や褥瘡ケアが注目されてきたことも一因といえる．WOCナースが専門職としてその先駆的な活動が認められてきたことが，認定看護師誕生につながりそして今日に至っているといえる．

2）皮膚・排泄ケア認定看護師（WOC看護認定看護師）の役割

　認定看護師の役割には「実践」「指導」「相談」の3つの役割がある．今まで，現場で看護職に求められることは実践指導の能力であり，その機能を発揮することが大きな役割であった．しかし，看護も専門分化してきてすべてのケアに対応できなくなってきたことや，海外での看護職専門家の誕生が大きな引き金になり，相談機能がその専門家の特殊技能として位置づけられた．

WOC看護の3つの役割

　実践とは，スキンケアの技術を基盤として，ストーマケア，創傷ケア，失禁ケアを行うもので，精神的・身体的・社会的な問題を含むクライエントに対して問題のアセスメントを行い，実際のケアを提供するものである．ストーマや瘻孔周囲の皮膚に対して行ってきた皮膚の保護や皮膚障害への対処によって開発された知識や技術を，排泄物による皮膚障害だけでなく褥瘡や慢性潰瘍への対処や予防に活用し，発展させてきた．

　ストーマケアはオストメイトがもつ問題のアセスメントを行う．そして問題を解決するためにアプライエンスの選択，ストーマを受容するプロセスへの援助など全人的にとらえ専門的な知識と技術で解決を図る．創傷ケアは創傷治癒の知識をもとに創傷のアセスメントを行い，創傷治癒環境を整えて自然治癒を促すケアである．治癒環境が特に重要な要因となる褥瘡や瘻孔などの慢性創傷をメインに，局所の清浄化とドレッシング材の使用，物理的負荷の管理など予防と治療的ケアを行う．失禁ケアは手術に伴って起こった器質的な失禁に対してアセスメントを行い，失禁に伴う問題の改善を促すケアである．骨盤内手術後の排尿障害時の間歇的自己導尿法，低位前方切除術後の便失禁に対する骨盤底筋の強化，失禁に伴う皮膚障害の改善と予防を行う．昨今は，糖尿病患者の増加に伴い，足潰瘍についてのアセスメントとケアをカリキュラムに入れている学校もある．

　指導とは，ストーマのセルフケアを始めるときの患者指導や，在宅での本人や家族に対してのスキンケアの指導，さらには病院内での看護スタッフや医師に対する教育指導，理学療法士，作業療法士，訪問看護師，介護福祉士などの人たちへの教育や講習会，講演会なども含むものである．認定看護師がどんなに優れた判断ができたり，ケアを実践しても，それがチームで継続されなければ良い看護はできない．ケアを継続させて質の高い看護を行うための指導技術である．

　相談とは，専門の知識や技術を用いて対応するコンサルテーションであり，本来は相談者の成長を促すことを意図している．患者に対する相談か組織の管理に関する相談か，また1回で完結するのか経過をみていくものかなど，相談があったときにアセスメントを行い，計画を立てる．患者からの相談は実践指導であり，コンサルテーションの依頼者は医師，看護師，MSW（medical social worker：医療ソーシャルワーカー），訪問看護スタッフなどである．ただし，契約社会である米国で始まったもので，求められないことまではしてはいけないというのが根底にある．実際の相談は患者のケアに関する相談内容が最も多いといえる．

3）皮膚・排泄ケア認定看護師（WOC看護認定看護師）の活動

　平成24年10月現在，1,778名（JAN）が皮膚・排泄ケア（WOC）看護認定看護師として登録している．平成18年度の診療報酬改定で褥瘡のハイリスク患者ケア加算が認められたことにより，皮膚・排泄ケア（WOC）看護認定看護師として専従で従事しているものが多くなってきた．しかし，なかにはまだナースの人員不足が原因で専任ではなくスタッフの一員として活動しているものがいるのも現実である．そして，複数のWOC看護認定看護師がいる施設も増えてきた．

日本看護協会の2006年の調査でも活動範囲が教育課程入学前には回答者の63%が所属部署内に限られていたが，資格取得後は所属部署内が14%，施設内全体が33%と入学前に比較して5.4倍に増えている[3]．特に皮膚・排泄ケア（WOC）看護認定看護師は病院全体で横断的に活動しているものが多い．ほとんどの卒業生が資格取得と同時にストーマ外来やスキンケア外来などの専門外来を開設している．

　教育課程に入学するときはストーマ装具・創傷被覆材の知識や選択の基準，装具交換の技術などを知りたいと期待して入学してくる．どうしても局所のケアに走りがちになる．しかし，専門の技術を提供するためには看護の基盤がしっかりしていないとアセスメントができない．患者や組織の全体的な問題が的確にとらえられないのでは専門家とはいえない．専門家とは患者や組織の診断を行うことである．それは疾病の診断ではなく，患者の生活全般をアセスメントしてケアを提供するための診断であったり，組織に働きかけるための診断である．そのために認定看護師はリーダーとしての資質が求められ，常に責任がつきまとう．そのための共通科目として，リーダーシップ論や看護管理，看護倫理，コンサルテーションなどの科目が設定されている．今まで病棟スタッフとしての活動しかしてこなかった研修生がほとんどで，なぜこんな科目が必要なのかと疑問をもつものもいるが，カリキュラムが進むにつれてそれが理解できてくるようになる．卒業後は自施設で活動を始めるにあたり，自分の目標を決めて活動方針を立て，看護部長と年間の活動契約ができるようになると一人前の専門家になったといえる．

4）資格取得のための要件

　認定看護師になるためには認定審査に合格しなければならない．その受験資格は，①日本国の保健師，助産師および看護師のいずれかの免許を有すること，②保健師，助産師および看護師の資格取得後，実務経験が通算5年以上であること，そのうち通算3年以上は特定の看護分野の経験を有すること（各分野ごとに要件が異なる），③日本看護協会が認定した認定看護師教育課程を修了していることである．③の認定教育機関において共通科目105時間以上，専門基礎科目と専門科目（指定なし）学内演習および臨地実習200時間以上で合計615時間以上のカリキュラムを修了したもので，毎年1回，日本看護協会が行う認定看護師認定審査に合格し，登録申請をしたものが認定看護師として認められる．その際，認定証が交付され，有効期間は交付の日から5年である．5年ごとに実践評価を行って，資格更新を義務づけている．詳細は日本看護協会のホームページ http://www.nurse.or.jp を参照していただきたい．

5）WOC看護の今後の展望

　認定看護師教育が始まって15年が経過し，教育機関が増え卒業生も増加してきた．それはひいては彼らの努力の賜物であり，卒業後に現場でたくさんの障害にぶつかり，認定証があったと

しても思うようにできない組織のなかで苦しみ現在の位置を築いてきたといえる．数年前までは現場に戻り，自分たちの役割を説明し，実績をつくり，認めてもらうまでには相当な時間を要していた．認定看護師教育が始まるまでの現場では，ゼネラルで何でもできるナースが求められていた．しかし，日進月歩する医療の現場では即決判断が求められ，専門の知識がないために実践できないことがあると，勉強会や講習会などに自ら参加し，スキルアップを個人的にやっていたのが現状であった．日本看護協会が認定看護師教育をアドバンスの教育と位置づけ，公に組織のなかで活動できる環境をつくるための公的機関としてバックアップの役割をとる必要があった．そして本人たちの努力と協会の活動が結び付いて現場を動かしてきた背景がある．今後，日本看護協会にはさらなる領域拡大が求められるし，認定看護師にはエビデンスのあるケアが実践できるような研究活動が求められてくる．学士号をもつ看護師もこれからは増えていくことから，さらにレベルの高い看護実践ができる人たちを育成し，専門職がモチベーションを高くもって仕事ができる環境をつくっていくことが今後の課題といえる[※1]．

皮膚・排泄ケア（WOC）看護認定看護師は創傷被覆材の選択や薬剤の使用について医師からも相談を受けることが多い．それは特化した技術と創傷材料についての知識が豊富だからである．厚生労働省は「チーム医療の推進」の検討会報告書を平成22年3月に発表していて，そのなかでは看護師の役割拡大をうたっており，特定看護師（仮称）が特定の医療行為を実施することをとりあげている．今後裁量権が拡大し，諸外国のようなナースプラクティショナー（NP）が誕生すれば，1施設に最低でも1人いれば，医師不足の解消にもつながるし，WOC領域のケアは各段に向上するものと思われる[※2]．

2012年の診療報酬改定で，「効率的かつ質の高い訪問看護の推進」がうち出された．WOC看護領域では，「真皮を越える褥瘡の状態にある在宅療養中の患者について，医療機関等の専門性の高い看護師と訪問看護ステーションの看護師が同一日に訪問すること等について評価を行う」ことに保険点数が算出されることになった（在宅患者訪問看護・指導料＜褥瘡専門訪問看護・指導料＞＝1,285点）．

※1 2009年の日本看護協会認定更新者活動状況調査の結果では，活動の推進力となるものは何かの問いに，「組織経営層の理解・評価」「看護部長の理解・評価」との回答が51.2％と最も高かった．また，関連のない部署への配属は15.3％あった．そのうち，管理職となった人もいるが，うまく運用されていないことがわかる．手当の支給については，支給のないものは71.8％であった．支給されている人の中で最高額は月額6万円であった．

※2 平成21年8月から厚生労働省「チーム医療の推進に関する検討会」が発足し，平成22年5月から「チーム医療推進会議」が発足，現在まで続いている．ここでは看護師特定能力認証制度（仮）の創設に向けて活動が行われている．看護師の役割拡大として，高度な知識・判断が必要な一定の医行為を「特定行為」として明確化し，これを看護業務（診療の補助）の範囲内とするものである．現在，日本看護協会では試行事業が行われている．今後，保健師助産師看護師法まで変える必要が出てくる可能性も示唆される．

■ 文献
1) WOCNホームページ：About WOCNCB® http://www.wocncb.org/about/
2) 日本看護協会ホームページ：http://www.nurse.or.jp/
3) 田中秀子：WOC看護の変遷と展望．日本創傷・オストミー・失禁ケア研究会誌，10(2)：1-5，2006．
4) 前川厚子，永野みどり・他：ET看護婦からWOCN認定看護師制度への発展と役割の変遷．日本ET協会学術雑誌，1(1)：22-28，1997．
5) 社団法人日本看護協会：WOC看護技術の有効性に関する調査報告書，2005．
6) 田中秀子，溝上祐子・他：WOC看護認定看護師の診療報酬改定に伴う実践活動状況．日本看護学会誌，14(2)：130-137，2005．

索 引

■あ
アイデンティティの確立　100, 101
アクセサリー　23, 81
アルギン酸塩　116
アルギン酸塩創傷被覆材　132
脚用蓄尿袋　17, 80

■い
イリゲーション　48
イレオストミー　1, 3
衣服　39
　──の工夫　40
医療制度　110
医療チームの連携　67
医療費の控除　44
育成医療　45
板状皮膚保護剤　76
痛み　117
　──のコントロール　117
一時的ストーマ　1, 90

■う
ウロストミー　3
裏張り（不織布）　77, 78
運動　33
　──の注意点　33

■え
エルプラット　149
壊疽性膿皮症　129, 145
永久的ストーマ　1, 90
易出血状態　138
液体窒素　139
炎症性腸疾患　130, 144
炎症性肉芽　138
塩酸リドカイン　136

■お
オキサリプラチン　149
オストミービジター　11
オストメイト会　99, 102
オストメイト対応トイレ　34
オストメイト非常用携帯カード　35

■か
カテーテル　25
カテーテル管理　14
カテーテル留置の目的　4
カンジダ皮膚炎　146
がん終末期　150
　──における患者の変化　150
　──のストーマケア　150
化学療法　147
化学療法中のストーマケア　147
家族のケア　92

家族への指導　97
回腸ストーマ　1, 3, 28
回腸導管　3, 85
海外旅行　34
海外旅行用の携帯カード　35
開放型　79
潰瘍性大腸炎　144
外出　33
学童期のストーマケア　96
肝硬変　133, 135
肝転移　135
陥凹型ストーマ　126, 129
患者会　46
間歇的自己導尿　97
感染コントロール　117
感染症予防　149
感染徴候　115
感染予防　18
灌注排便法　48, 111
　──の欠点　48
　──の適応　49
　──の不適応　49
　──の利点　48
灌注排便法実施時のトラブル　51

■き
キャップ　77, 78
キャップ式　79
既製孔（面板ストーマ孔）　77, 78, 79
記録用紙　69
機械的な刺激　24
逆流防止弁　77, 78, 79, 80
吸着型　81
緊急手術　10

■く
クリーブランドクリニックの基準　7
クローズドサクション　142
クローズ型　79
クローン病　144
空気浴　21

■け
下痢　28, 149
経口消臭剤　81
継続的サポート　65
結腸ストーマ　1, 2
原発性硬化性胆管炎　135

■こ
コック式　79
コネクター　77, 78
コーピング　16, 106
コミュニケーション技術　25

コロストミー　1, 2
固定型　80
固定具　82
公共料金の減免　44
公衆浴場　31
好中球減少　149
交通機関の優遇措置　43
抗がん剤　147
　──の曝露予防　150
更生医療　44
肛門周囲皮膚炎　97
高圧浣腸　73
高位浣腸　73
高齢者　108
硬化療法　136
構成部品　79
粉状皮膚保護剤　76, 114

■さ
サポート体制　25
災害　35
災害時の備え　35
採便袋　77, 78
在宅療養指導料　73

■し
シャワー　30
支持体　76
仕事　40
仕事復帰　40
思春期・青年期のストーマケア　100
指導　154
自己概念の低下　105
児のセルフケア　98
実践　154
社会的な孤立　12
社会福祉事務所　41
社会福祉制度　41
社会福祉担当課　41
社会復帰用装具　81
手術室でのストーマケア　13
手術創の管理　14
手術前のストーマケア　91
趣味　33
受便口（便）排出口　77, 78
周囲の人々との関係　55
羞恥心への配慮　12
出血　134
術前オリエンテーション　6
術前ケア　5
術直後用装具　81
初孔　77, 78, 79

索引

小児オストメイトが受けられる医療制度　110
小児ストーマリハビリテーション　99
小児におけるストーマ造設　91
消化管ストーマ　1, 2, 85
　──の分類　1
消化管ストーマ用　79
消化酵素　112
消臭剤　81
症状緩和　151
硝酸銀溶液　139
障害基礎年金　45
障害共済年金　46
障害厚生年金　46
障害者自立支援法　42
障害年金の受給　45
静脈の怒張拡張　134
食事　27
食物繊維　29
心理的サポート　101, 149
身体障害者診断書・意見書　41
身体障害者手帳　41
身体的準備　5
診療報酬　73
新生児期　91
新生児期・乳児期の特殊性　93
親水性ポリマー　77
人工肛門　15
■す
スキンケアの原則　18
ステロイド剤　131, 140, 149
ストーマガイド　56
ストーマ外来　53, 68
　──におけるフォロー　75
ストーマ外来開設までのステップ　68
ストーマ外来記録用紙　71
ストーマからの出血　153
ストーマ陥没　126
ストーマ近接部瘻孔形成　140
ストーマケア総括　56, 62
ストーマサイトマーキング　6, 92
ストーマ支持棒　13
ストーマ周囲陥没　126
ストーマ周囲の壊疽性膿皮症　129
ストーマ周囲びらん　112
ストーマ周囲蜂窩織炎　117
ストーマ静脈瘤　133
ストーマ処置料　73
ストーマ装具　42, 76, 77
ストーマ装具購入の手順　43
ストーマ造設後のケア　13
ストーマ脱出　122, 151
ストーマ粘膜の浮腫　83
ストーマ粘膜皮膚移植　137
ストーマ粘膜皮膚侵入　137
ストーマ粘膜皮膚接合部離開　115

ストーマの位置決め　6
ストーマの観察　14
ストーマの受容　25
ストーマ袋　76, 79
ストーマ袋カバー　39
ストーマ旁ヘルニア　40, 120, 151
ストーマ用品　76
ストーマリハビリテーション　5, 56
ストーマリハビリテーションクリニカルパス　56, 57, 60, 61
水分・電解質バランス　28
水溶性クリーム　82
■せ
セクシャリティ　105
セルフケア　12, 63
　──が困難な場合　16
　──のサポート　56
　──の進め方　24
　──を促進する要件　16
セルフケア開始時期　15
セルフケア指導　17
セルフケア能力　99
セルフケア方法の実際　18
性機能障害　38
性行為　38
性生活　38
青年期のストーマケア　100
静菌作用　24
税金の控除　43
接触性皮膚炎　87
洗剤　82
洗浄剤　19
洗腸　73
専門的アドバイス　66
■そ
疎水性ポリマー　77
双孔式ストーマ　1
相談　154
装具交換間隔の目安　24
装具交換方法　19
装具選択上の留意点　94
装具選択のポイント　84
装具装着　22
　──のタイミング　22
装具密着度　84
■た
タイムリーなサポート　64
タブ　77, 78
ダブルストーマ　10
　──のマーキング　10
たんぽぽの会　99
多機能トイレ　33
多品系装具　78
対象に合わせたケア　24
脱臭剤　81
脱臭フィルター　31, 77, 78, 80

炭酸ガスレーザー　139
単孔式ストーマ　1
単品系装具　77, 79
■ち
蓄尿　82
蓄尿袋　79, 80
腸管粘膜の障害　148
■つ
ツーピース　79
つぼみの会　99
■て
手帳申請の流れ　41
■と
ドレイン型　79
凍結療法　139
特定疾患医療費助成制度　46
凸型の装具　129
凸型嵌め込み具内蔵面板　77, 78
凸面の深さ　129
突発性門脈圧亢進　135
■な
内服薬　29
■に
ニード　104
二品系装具　79
臭い　27, 152
　──の管理　74
日常生活　147
日常生活用具給付券　42
日常生活用品　42
日本オストミー協会　46
日本看護協会　157
入浴　30, 31
乳児期のストーマケア　91
乳児期の特殊性　93
尿管皮膚瘻　3, 86
尿排出口　77, 78
尿路ストーマ　3, 4, 10, 30, 85
　──の特徴　4
尿路ストーマ用　79
妊娠時のストーマケア　107
認定看護師　154
■ね
ネラトンカテーテル　13
練状皮膚保護剤　76, 85
粘着式　81
粘着剥離剤　82
■の
望ましい環境条件　69
■は
パートナーシップ　66
場所の確保　68
排ガス　27
排出口の方向　22
排出口閉鎖具　77, 78, 79
排泄物の観察　14

排泄物の付着　113
撥水性クリーム　82
■ひ
びらん部への粉状皮膚保護剤　114
皮膚洗浄剤　82
皮膚粘着部　77, 78
皮膚の清潔　18
皮膚の保護　18
皮膚・排尿ケア（WOC）認定看護師　154
皮膚被覆剤　82
皮膚被膜剤　82
皮膚保護剤（面板）　76, 77, 78
飛行機　34
微孔性粘着テープ　77, 78
病室でのストーマケア　14
■ふ
フィンガーブジー　140
フードブロッケージ　29
ブーケの会　101
フランジ　76, 80
フランジ（袋部，面板）　77, 78
フリーカット　79
プレカット　79
不織布（裏張り）　77, 78
付属品　81
浮動型　80
浮動型フランジ　78
副腎皮質ステロイド剤の副作用　145
袋接合部　80
分離・反応型　81
■へ
ヘルニア用固定装具　121
ヘルニア用補整下着　121
ベルトタブの位置　22
ベルト連結部　77, 78
平坦型ストーマ　126

閉鎖型　79
閉鎖式持続吸引　142
（便）排出口　28
便秘　28
（便）袋　82
■ほ
ボディイメージ　12, 101
　　──の変化　105
ポリウレタンフィルム剤　132
ポリドカノール　136
膨潤　24
没ストーマ　126
■ま
マーキングの基準　7
マーキングの実際　7
マスキング型　81
マナー　32
■め
面板　76, 78
　　──の穴あけ　19, 21
　　──の密着　23
面板（皮膚保護剤）　77, 78
面板ストーマ孔（既製孔）　77, 78, 79
■も
目標のステップアップ　63
門脈圧亢進　134, 135
■ゆ
ユーリンバッグ　80
床用蓄尿袋　80
■よ
溶解　24
溶剤　82
幼児期・学童期のストーマケア　96
■ら
ライフコース　104
ライフステージ　90, 104

■り
リハビリテーション看護　56
離開　115
旅行　33, 34
■る
ルール　32
れ
レッグバッグ　17, 80
■ろ
ロック式　80
ロッド　13
ロールガーゼ　19, 21
ロール式　79
老人保健法　45
老年期のストーマケア　107
瘻孔　140
瘻孔形成　145
■わ
ワンピース　79

■欧文索引
CD　144
CMC　77
ETナース　154
IBD　144
JOA　46
QOL　104
SIS　77
TRY・あんぐる　99
UC　144
WOC　154
WOC看護認定看護師　154
　　──の活動　155
　　──の役割　154
WOCナース　154

ナーシング・プロフェッション・シリーズ
ストーマケアの実践　　　　　　　　　　ISBN978-4-263-23778-6

2007年9月10日　第1版第1刷発行
2015年4月10日　第1版第5刷発行

　　　　　　　　　　　　　　　編　者　松　原　康　美
　　　　　　　　　　　　　　　発行者　大　畑　秀　穂
　　　　　　　　　　　　　　　発行所　医歯薬出版株式会社
　　　　　　　　〒113-8612　東京都文京区本駒込1-7-10
　　　　　　　　TEL.（03）5395-7618（編集）・7616（販売）
　　　　　　　　FAX.（03）5395-7609（編集）・8563（販売）
　　　　　　　　　　　　　http://www.ishiyaku.co.jp/
　　　　　　　　　　　郵便振替番号　00190-5-13816

乱丁，落丁の際はお取り替えいたします　　印刷・三報社印刷／製本・愛千製本所
　　　　　　　　Ⓒ Ishiyaku Publishers, Inc., 2007. Printed in Japan

本書の複製権・翻訳権・翻案権・上映権・譲渡権・貸与権・公衆送信権（送信可能化権を含む）・口述権は，医歯薬出版（株）が保有します．
本書を無断で複製する行為（コピー，スキャン，デジタルデータ化など）は，「私的使用のための複製」などの著作権法上の限られた例外を除き禁じられています．また私的使用に該当する場合であっても，請負業者等の第三者に依頼し上記の行為を行うことは違法となります．

JCOPY ＜（社）出版者著作権管理機構　委託出版物＞
本書をコピーやスキャン等により複製される場合は，そのつど事前に（社）出版者著作権管理機構（電話03-3513-6969,FAX 03-3513-6979, e-mail:info@jcopy.or.jp）の許諾を得てください．

●スキルアップを目指すナースのための実務必携シリーズ！

ナーシング・プロフェッション・シリーズ

好評発売中

ナーシング・プロフェッション・シリーズ　ISBN978-4-263-23789-2

高次脳機能障害をもつ人へのナーシングアプローチ

■石川ふみよ／奥宮暁子 編著
■B5判　200頁　定価(本体3,800円+税)

疾病や障害特性に応じた援助について解説し，治療や訓練など具体的な看護援助のプロセスを示すことで，日々の看護援助に活用しやすい内容となっている．

ナーシング・プロフェッション・シリーズ　ISBN978-4-263-23788-5

看護理論の活用
看護実践の問題解決のために

■正木治恵／酒井郁子 編著
■B5判　128頁　定価(本体3,000円+税)

看護理論を活用することの意味と具体例をわかりやすく解説．看護現場における具体的な問題解決を図ることに役立つ．

ナーシング・プロフェッション・シリーズ　ISBN978-4-263-23787-8

感染管理の実践

■内田美保 編著
■B5判　194頁　定価(本体3,800円+税)

感染管理の実践者から医療現場に働くスタッフのために，感染対策の実践について解説した．

ナーシング・プロフェッション・シリーズ　ISBN978-4-263-23779-3
がん看護の実践-1

エンドオブライフのがん緩和ケアと看取り

■嶺岸秀子／千崎美登子 編
■B5判　212頁　定価(本体3,600円+税)

「緩和ケア」や「看取り」の過程に取り組む看護職に必須の内容を，図・写真・イラストを多用し，事例紹介などわかりやすくまとめた．

ナーシング・プロフェッション・シリーズ　ISBN978-4-263-23780-9
がん看護の実践-2

乳がん患者への看護ケア

■嶺岸秀子／千崎美登子 編
■B5判　202頁　定価(本体3,500円+税)

現状における課題から病期経過に応じた看護ケアのあり方までを，豊富な図・写真・イラストで解説．

ナーシング・プロフェッション・シリーズ　ISBN978-4-263-23782-3
がん看護の実践-3

放射線治療を受けるがんサバイバーへの看護ケア

■嶺岸秀子／千崎美登子／近藤まゆみ 編著
■B5判　182頁　定価(本体3,600円+税)

がんサバイバー・家族のパートナーとなって，看護ケアを展開するための実践書！

ナーシング・プロフェッション・シリーズ　ISBN978-4-263-23781-6

スキントラブルの予防とケア
ハイリスクケースへのアプローチ

■松原康美 編著
■B5判　164頁　定価(本体3,200円+税)

皮膚・排泄ケア認定看護師が実際にケアを行う時にどのようにアセスメントし，ケアを実践しているのか，そのノウハウを解説．

ナーシング・プロフェッション・シリーズ　ISBN978-4-263-23783-0

地域高齢者のための看護システムマネジメント

■吉本照子／酒井郁子／杉田由加里 編著
■B5判　206頁　定価(本体4,400円+税)

地域高齢者看護システム構築のための活動(計画・実施・評価)の事例などを盛り込んだ実践書．

ナーシング・プロフェッション・シリーズ　ISBN978-4-263-23785-4

腎不全・透析看護の実践

■松岡由美子／梅村美代志 編
■B5判　248頁　定価(本体4,200円+税)

病期，原疾患，病態ごとに必要となる知識・技術を解説．透析療法の継続により現れてくる合併症についてもくわしく扱った．

ナーシング・プロフェッション・シリーズ　ISBN978-4-263-23778-6

ストーマケアの実践

■松原康美 編著
■B5判　172頁　定価(本体3,200円+税)

皮膚・排泄ケア認定看護師の役割，資格取得プロセスを明記．ストーマを造設した患者とその家族にケアの方法などをアドバイスしていくための知識と技術を提供する手引き書．

ナーシング・プロフェッション・シリーズ　ISBN978-4-263-23786-1

手術室看護
術前術後をつなげる術中看護

■草柳かほる／久保田由美子／峯川美弥子 編著
■B5判　292頁　定価(本体4,800円+税)

手術室看護師に必須の知識と役割，手術室での看護展開を可視化した．患者家族の心理的ケア，術前・術後の継続看護の視点についても収載．

医歯薬出版株式会社　〒113-8612 東京都文京区本駒込1-7-10　TEL03-5395-7610　FAX03-5395-7611　http://www.ishiyaku.co.jp/